扫 码 观 看
真人教学视频

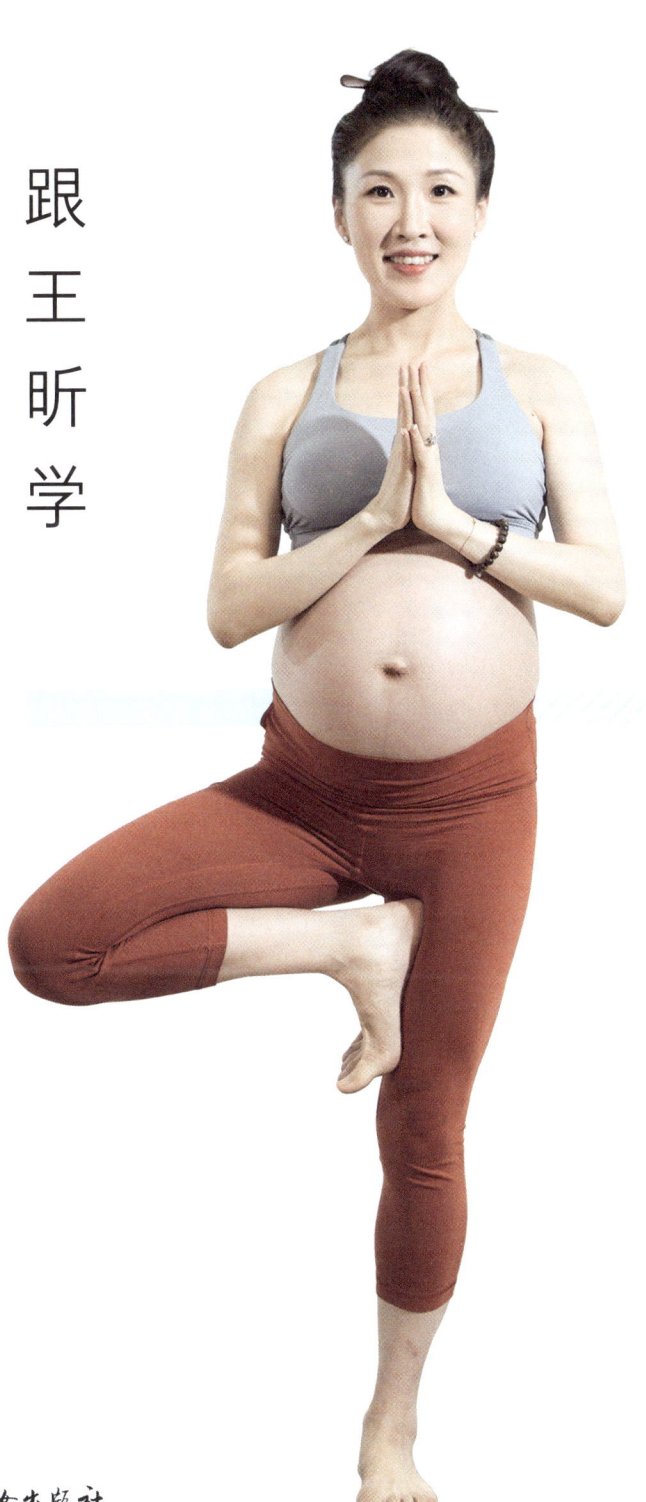

好好生 好好美

跟王昕学 孕期养护瑜伽

王昕 著

中国妇女出版社

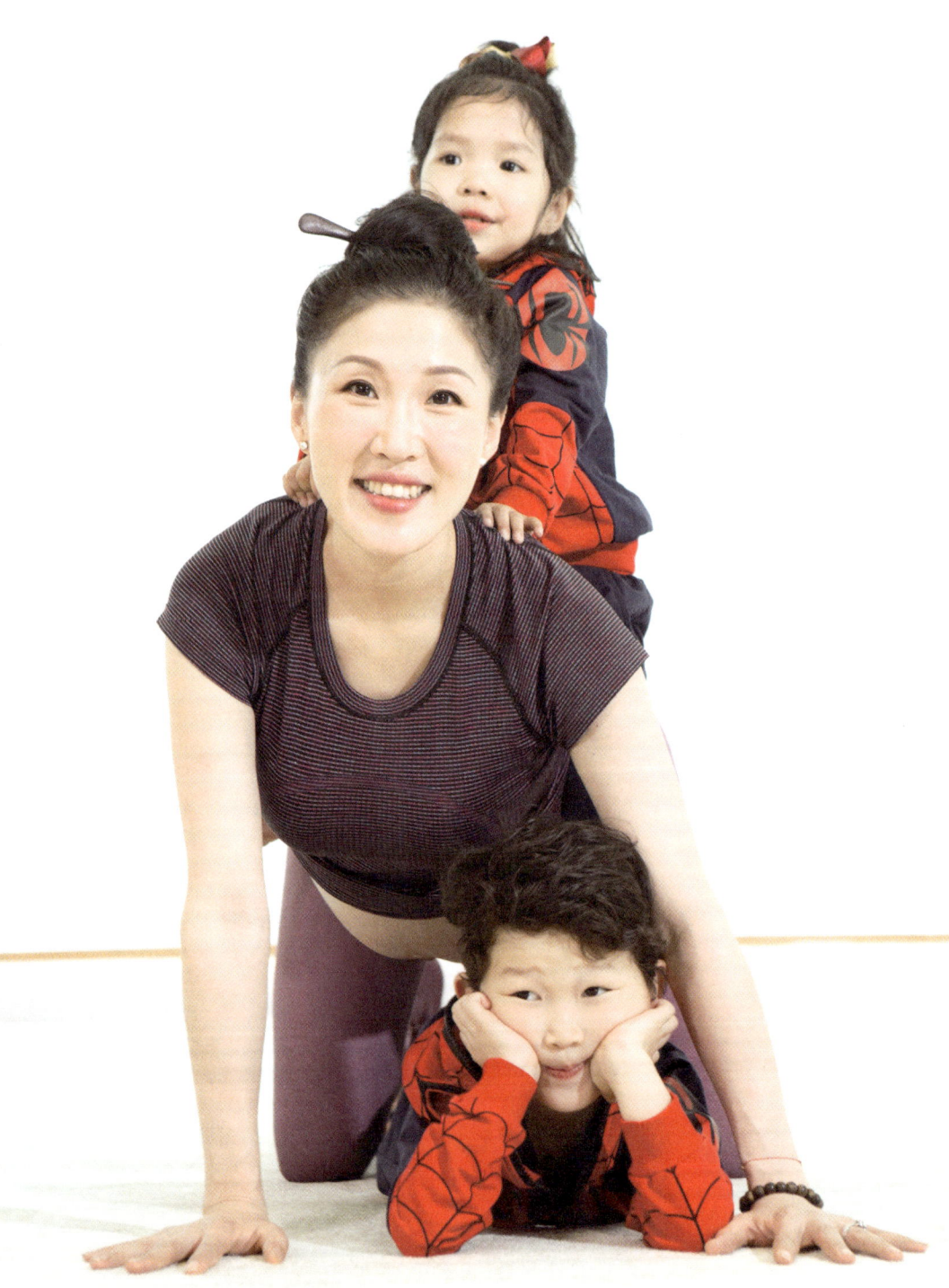

王昕和儿子漠漠、女儿萨萨

目录 CONTENTS

推荐序一　女人如歌 / 001
推荐序二　响亮的美丽 / 004
推荐序三　让她们永远美丽下去 / 008
自　　序　不做被孕产"绑架"的中国女性 / 011
前　　言　怀孕是生理时期，不是病理时期 / 020
写给读者　给练习瑜伽的孕妈妈们 / 029

1 孕期必须知道的知识

正确的孕期姿势 / 002
正确地呼吸，敏锐地觉察 / 024
爱笑的女孩孕期不会差 / 042
孕期体重控制 / 058
孕期营养 / 062
孕期两性生活 / 091
孕期检查种种 / 119

2 / 孕期最想解决的问题

孕期便秘 / 128

脐带绕颈和胎位不正 / 154

孕吐 / 168

孕期常见疼痛 / 169

3 / 生产必须注意的事项

产程中与医护人员的配合 / 230

顺还是剖，谁说了算 / 233

胎儿娩出后，妈妈要做的事 / 235

附录1　孕期瑜伽必备工具及挑选方法 / 239

附录2　孕期瑜伽常规课表 / 246

后　记　一切为了母婴健康 / 248

推荐序一
女人如歌

快过年了，王昕给我打来电话，说两个孩子自愿跟姥姥去山东过年，她留在北京又可以干点活儿了。我认识王昕，是从和她探讨孕产妇能不能做瑜伽开始的，她是学过医的，2004年进入瑜伽行业，2007年开始专攻孕产瑜伽，2010年开始孕产瑜伽教学。从见到她的那一刻起，我就喜欢她了，她为人大方、热情，工作认真、温和、耐心，有现代女孩的时尚和美丽，又有传统女孩的沉稳和优雅。和她接触后，就看到了她的长着一头卷毛、活泼可爱的儿子。不久，她又生了女儿，两个年龄相差不大的孩子给她增加了不少事务和劳作。她一边工作，一边管孩子，甚至生老二后，坐月子期间还安排了讲课，工作安排得总是那么多、那么满，我真心疼她。即使这样，也没有看到她丝毫懈怠，没有听到她诉苦，每次见到她依然是高高兴兴、风风火火地在干活儿，我被她打动了。

最近她又拿来写的关于孕产瑜伽的《好好生 好好美》系列图书让我写序，我一辈子做妇幼保健，不十分懂瑜伽，我怕不能胜任想推辞，但她仍希望我来写。翻看书稿，里面的内容又一次打动了我，这是她工作的总结，生活的体会，真实、生动，有针对性，语言通俗明了，有时还有些随意而谈。书中不但讲了孕产妇瑜伽，还讲了一些妇幼保健知识；不但包含了瑜伽对人体美的重塑技巧，还涉及了心灵的提升，满满的正能量。本书看点很多，是一本有用的书，也是一本好看的书。

  一个女人既要好好生，又要好好美，对妇幼保健来说是一个好的命题。一个女人变成妈妈是一次重大的蜕变，要成为健康、智慧、有爱心、有担当的漂亮妈妈，需要付出努力，需要学习——不仅需要学习方方面面的知识和技能，还包含了学习如何和孩子一起成长。一旦目标明确，我们就勇往直前吧！

  女人如歌，由自己作曲、自己演唱，不同的歌有不同的风格和味道，如歌的女人在不同的人生阶段又有不同的歌、不同的美学享受，它将弥漫在每一个家庭和每一个社会空间，甚至如潺潺溪流，在起伏跌宕中，带着对美的近似永恒的追寻，裹入女人的情怀。

  在人类生存发展长河中，对美

与健康的追求,一直是女人耳畔一首永恒、动听、优美的乐曲。在乐曲中律动,在乐曲中塑造形体美,这是王昕希望告诉读者的。这本书,女人可以读,她们的另一半也可以读,一起提升对美学与健康的理解,想一想都是一件十分快乐的事情。

中国妇幼保健协会副秘书长　宋岚芹

推荐序二
响亮的美丽

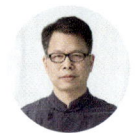

毫无疑问，在瑜伽的历史长河里，不乏女性习练者和成就者的身影。在一些瑜伽的神话传说中，女性甚至往往就是某个瑜伽传统流派的创始者之后的第一传承人，例如，希瓦（Siva）和他的妻子夏克提（Shakti），耶纳扶科亚（Yajnavalkya）与他的妻子噶姬（Gargi），等等。瑜伽并不存在对女性习练者的歧视，但对这些女性传承者的详细修持和传承经历则鲜有完整的记载。传统观念中，瑜伽一直作为人类（无论男女）共享的灵性修持、人文关怀、终极追问的可靠手段和道路，但其习练团体和传承脉系，则主要保留在男性之中。

一个多世纪之前，瑜伽在印度还仅仅是某种古老的退藏于密的修行体系，哈达瑜伽几乎沦为街头展示的越来越少见的卖艺炫技。但经过诸多大师的努力，瑜伽完美转身，成功地完成了其现代化过程。瑜伽的现代化，真正在社会实践层面上实现，有赖于两个方面的转变：一是瑜伽从修行的学问与技术转变成促进身心健康与保健的有效途径，从服务于特定人群的灵性诉求转向普罗大众的健康需求；另一个转变则来自女性瑜伽的兴起，瑜伽习练者开始从以男性为主转变为有越来越多的女性参与。真正意义上的女性瑜伽的出现，还不到90年的时间。女性瑜伽开始切切实实关注女性特有的生理特征和生理阶段，关注女性特有的担负人类继承和繁衍的特殊使命，包括瑜伽文化传承的重任。瑜伽士尤金德拉（Sri Yogendra）把哈达瑜伽教给了他的夫人萨提·黛薇（Sati Devi），后者于1934年左右写出了第一本女性瑜伽的简明指南。而现代瑜伽之父克里希那玛查亚（Krishnamacharya）于1937年左右完成了祖传秘籍《瑜伽奥秘》（*Yoga Rahasya*）的文本重建。《瑜伽奥秘》相传由9世纪传奇瑜伽士那达牟尼（Nathamuni）所撰，有详细的女性孕期瑜伽习练的指导。克里希那玛查亚在教学中明确地指出瑜伽对女性的重要性，以及女性对瑜伽的重要性，他极富远见地认为：长远而往，女性是瑜伽传承和复兴的重要力量。由此，瑜伽与女性之间就形成了互相成就、相得益彰的关系，而且这种关系随着时间的推移，仍在不断地磨合与发展中。同时，瑜伽更成为帮助女性实现意识觉醒、成就事业和人生的非常坚实可靠的自我激励的伙伴。

女性瑜伽的推广和传播，颇具现代意义和时代价值。瑜伽特有的实践性和实用性，使得它既契合科学理性，又属于文化教养；既具备哲学深度，又能够抚慰心灵。由于以前无完备的体系可以借鉴，女性又往往是经济文化、家族传统、社会发展的综合体现者，女性瑜伽就必然需要经过多年的观察实践、大面积的教学，通过不断修正，才能真正走向成熟。女性瑜伽理论和书籍的出现无不源自深厚的实践总结和提炼，不同的文化背景之下也会形成自己独有的特色。

王昕老师倾注许多心血完成的作品，正是在这一大背景之下出现的富有中国特色的女性瑜伽书。王昕老师是国际孕产交流大会的创办者，两届青年瑜伽大会的主讲教师，也是诸多国际、国内瑜伽大会的主讲者，是一位富有探索精神并富有成就的瑜伽老师。她为人热情真诚，勤于学习和钻研，胸怀大爱，富有奉献精神，学员遍布全中国。她还是一位优秀的母亲。此书及其后续系列总结提炼了她十多年来的亲身体验和严谨负责的教学经验，非常珍贵。通贯全书，文笔真挚坦诚，深入浅出，浅显易懂。

瑜伽的魅力在于，无论你出于何种需求、因为何种原因邂逅它，你都会从中获得益处。瑜伽，它让我们从喧嚣中保持宁静，于炙热中寻得一份清凉，于贫瘠中获取丰富，于平凡中独步自在。它帮助我们内在自如平定，收放有度，雍容面对浮世不断的流变。"瑜伽是女性的瑰宝。"吉塔·艾扬格大师说。

愿王昕老师的书带给你自我突破、破茧成蝶的力量。愿它为你的幸福人生助力，愿它成为你每一个进步的阶梯。

瑜伽教育者　闻风

于浙江大学

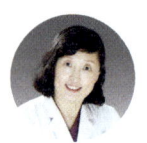

推荐序三
让她们永远美丽下去

算起来我跟王昕老师认识已有十余个年头了,是看着她从一个医务工作者华丽转身,一步一步成长为广受认可的孕产瑜伽培训导师的见证人。她多年来专注于孕产瑜伽的教学和培训,现在已经桃李满天下。看到越来越多的孕产妇因她的帮助而获益,我深深地为她的成就感到自豪。今天听闻她在百忙之中,把自己多年来的孕产瑜伽教学培训的经验整理成书,分享给大家,让更多的女性朋友受益,更是为她高兴!善良会让她更美丽!

每位女性都希望自己有一个安全、健康的孕产期。《奥义书》上说:"健康给生命长寿、坚实和力量,借此,整个尘世便变得丰富多彩。"健康是身与心的平和状态,既不能通过金钱买到,也不能通过捷径获得,它是自身的一种修炼:科学饮食,适当锻炼,身心平衡以及合理休息。

怀孕和生产是一个美好而艰辛的过程,会给女性的身体和心理带来很大的冲击,但正像王昕书中所说的那样,怀孕是一个特殊的生理时期,不是一个病理时期,所以孕妇不是病人。很多孕妇都被当成大熊猫似的保护起来，吃得好、运动少，造成自己和宝宝营养都过剩，导致孕期出现高血压或糖尿病等并发症，影响孕期安全和健康，甚至给孕妇后半生的健康留下隐患。许多妈妈产后不能科学坐月子，导致产后恢复不良。据统计，我国已婚已育女性中，45%的人有不同程度的盆底功能障碍，轻则性生活不和谐、尿频、便秘，重则走路漏尿、腰酸背痛，更严重的甚至子宫脱垂。怀孕和生产过程中造成的盆底肌肉损伤未及时获得修复，是出现这些问题的主要原因。另外，孕产妇由于体内激素水平和身体的变化，会产生一些情绪上的波动，会有焦虑、怀疑、自卑、沮丧、烦躁等不良情绪产生，如果不能及时排解这些不良情绪，也会危及孕期及产后的安全和健康。

孕期瑜伽练习可以带来完美的身心平衡。孕期瑜伽会针对怀孕的身体做出针对性的训练，有助于良好的消化、良好的血液循环和轻松的呼吸，有利于缓解孕期疲劳和精神紧张，有利于排出体内毒素，缓解生产时的疼痛。产后适时开始瑜伽练习，有利于子宫恢复到正常位置，促进受损的盆底肌肉和韧带的弹性恢复，加快腹部肌肉的复位，减少脂肪囤积，恢复皮肤张力，减轻身体水肿，有利于新手妈妈体形的恢复，缓解产后焦虑情绪，促进母乳分泌，降低产后抑郁症的发生概率。

感谢王昕老师让更多的女性能与孕产瑜伽相遇，让她们有机会科学、合理地管理自己的妊娠分娩和产后恢复，让她们永远健康美丽下去。

该书语言风趣幽默，通俗易懂，又不失医学的严谨，难能可贵。

希望孕产瑜伽能帮助到更多的女性朋友！

北京协和医院教授　杨文东

自 序
不做被孕产"绑架"的中国女性

如果不是亲自生儿育女，同时还是孕产瑜伽的老师，我从来没有想过怀孕这件事有这么多需要我们"注意"的地方。

我们常常听到老一辈的妈妈们这么说，都是月子里落下的病根，所以才会腰疼、手腕疼、肩膀疼、脊背疼，一到变天腿疼、浑身难受，等等。确实，以前的经济和物质条件艰苦，很多妈妈含辛茹苦才能把我们拉扯大。可是现在，依然有这么说或者这么想的妈妈，真的就是孕产的误区了！

孕产过程，从备孕开始，贯穿整个孕期，到生完孩子，充满了种种误区。

备孕时，明明是两个人生孩子，却只见夫妻中一人为此事操劳，老婆吃药、调理，苦不堪言，老公却"不得不"社交应酬，抽烟、喝酒一样没少。

怀孕后，女性几乎就成了一个"废人"，这也不让干，那也不让干，任务就是多吃、多喝、多睡，无条件哄着、宠着。同时，你变胖了，别人说"正常的，怀孕都这样"；你下肢浮肿，"正常的，怀孕都这样"；你腰疼，"正常的"；

腿疼,"正常的";长妊娠纹了,"正常的";漏尿,"正常的"……

"你真是辛苦了啊,生完孩子就好了!"

终于,生完孩子了,你却慢慢发现,肚子怎么还是那么大,屁股怎么还是那么大,腿成了大象腿,腰疼、背疼、浮肿、妊娠纹、漏尿……这些都还在!

"哎呀,怀孕都这样!生完孩子都这样!"

于是,你万念俱灰、怨气丛生:都怪老公,要是不生孩子就不会这样;都怪孩子,不然我还是少女身材……

就这样一步步,不少中国女性走入了孕产的误区,成了自己最讨厌的那种人——众多絮絮叨叨的怨妇之一。

即使一些有知识、有文化的"现代派"妈妈,也很难避开一些误区,要进行很多的斗争和严格自律。但作为舌尖上的中国人,我们五千年的美食文化恨不得在孕期全部展现,各种山珍海味、十全大补诱惑着你。从备孕开始加强营养,到怀孕,到产后坐月子,你一直在吃吃吃、补补补。孕妈妈如果想控制体重，周围几乎都是反对的声音，甚至会被指责："怀孕了还减什么肥啊，不能都为了自己！哪能自己不吃，让孩子缺呢！"

这是最大的撒手锏，但也是最错误的观点，因为孩子真的不是这样补的啊！

这些传统习俗、生活理念和对待孕妈妈的方式，在长久的文化习惯和一代代婆婆妈妈的念叨中，在为了省去麻烦的一些医生的认可下，成了大行其道的观念，甚至是大众的共识。怀孕后就是辛苦的，生孩子就是"鬼门关"；怀孕后你就是会变胖、变丑，哺乳就是会导致胸下垂；生孩子后你就是会变邋遢，你就不能有自己的工作，不能有自己的生活……

完全没必要这样！

请记住第一个知识点：**怀孕是生理时期，不是病理时期**！

意思就是说，只要没有医疗上认为不能运动的禁忌证，医生没有说你只能、必须、一定得躺着养胎，那么你该做什么还是可以做什么的。实际上，所有的孕妈妈都应该活动。

总听人说："腰疼啊？那你辛苦了！"辛苦了？怎么就不为你想想，应该做些什么让腰不疼呢？

你腰疼、腿疼、脚疼、脊背疼、手腕疼，更多是不运动、不科学的饮食、不良的生活姿态造成的，是可以避免的！

现代的孕妈妈和宝宝们，营养过剩的远远大于营养缺乏的，妈妈超重、宝宝过大在分娩和产后都是大问题，但这是可以避免的！

孕期肥胖附带妊娠期并发症，高血压、高血糖等导致"糖妈妈""糖宝宝"，这也是可以避免的！

妊娠纹、产后漏尿、产后性交痛等，都是可以预防的！

……

知识改变命运，科学饮食、合理运动，孕妈妈的孕期就会舒服、顺利很多！

我从2007年开始专门开设孕期瑜伽私教课，2010年开始做孕产瑜伽教学培训，这十多年来，上过我孕产瑜伽私教课的孕妇很多，有的有运动习惯或者瑜伽基础，也有的瑜伽零基础或者完全没有任何运动习惯。妈妈们带着犹疑和忐忑来练习：行不行啊？安全不安全？

刚开始上孕妇的私教课时，只有一两个孕妈妈来，她们在孕产瑜伽的帮助下，疼痛减少了，生产也顺利，预防了身材的走形，产后健康地恢复了，做了妈妈也依然自信、美丽。她们的受益和变化，给了我坚持做下去的无限信心和动力，来的人也慢慢增多。甚至有些孕期来练习的妈妈，产后也继续练习，因为孕期瑜伽让她们的日常生活和生产过程都顺利了很多，确实比没有练过的妈妈们少受罪。妇产科的大夫们也反馈，会正确呼吸和配合产程发力的妈妈们都是练过瑜伽的，健康的体魄也让她们更有力量去生产。在我们这里坚持上孕期瑜伽课的孕妈妈们，顺产率高达96%，而且99%都成功预防了妊娠纹。

事实证明，孕期瑜伽行！安全！

忐忑的妈妈成了自信的妈妈，产后及时的运动修复让她们可以健康、快速地融入日常快节奏的生活，自信的她们成了健康的辣妈和身心轻盈的少女。

国人对瑜伽的认识，这些年也发生了很大的变化。大家开始知道瑜伽适合所有人。瑜伽的理念和太极有相通之处，它是一种身、心、灵相结合的运动，追求的是一个人身、心、灵整体的调和、稳定和健康。它增强伸展、力量、耐力，强化心肺功能，协调机体平衡。软的人呢，要练得硬一点，要更有力量；硬的人呢，要练得伸展一点、柔韧一点——硬则不通，太硬的话经络不通畅，反倒容易引起一些身体问题。

对于孕产瑜伽也是一样的，大家逐渐知道走路、瑜伽和游泳是适合孕妇的运动，而专业的孕产瑜伽是在很安全的基础上，让每个孕妈妈去做该做的事。目前中国的剖宫产率远高于世界卫生组织给出的15%的警戒线。这几年国家开始推广顺产，大家越来越认识到顺产对孩子好，对妈妈也好。同时，三胎政策放开，更多的高龄产妇出现。这些需求让孕产瑜伽越来越流行，市场也越做越大，对于安全的考量也越来越严格。

怀孕几乎是每个女性都会经历的时期，也是我们最没有安全感的时期。几乎所有的孕妈妈甚至包括家人都会充满担心，既要保证孕期安全，又想产后恢复迅速，怀孕成了既甜蜜又忧虑的事情。

孕期运动的人不多，这有可能是习惯的问题，有可能是工作、生活压力太大，有可能是时间的问题，但更多的是知识、理念不够。

本书以我十多年来孕产瑜伽教学的经验和数据为基础，以我遇到的上万名孕妈妈的需求和状况为参照，从孕产的医学知识开始讲起，拓展到能帮助机体恢复的瑜伽体式。书中内容以孕妇安全为第一原则，针对中国孕妈妈的体质、需求和常见问题，更具有功能性和可操作性。

我们同为中国女性，大多都是要做或已经做妈妈的人，既要看见自己的勇敢和坚持，也要看见自己的懦弱和懒惰。据说第一个孩子生下来的前3年，对家庭关系来说是个考验期，婆婆说这样、妈妈说那样，万一公公或者爸爸再插嘴，而老公没有任何意见，孕妈妈就得疯。我们家就面临过这样的考验，妈妈和婆婆都有主意，而我更有主意，于是，哪个都没少得罪……幸好我老公跟我学习孕产瑜伽多年，他坚定地站在了我这一边。

希望每一位中国女性在孕产期这段可能孤独难熬的时光里,找到同伴,不辜负自己,也不辜负孩子,用科学的运动和健康的生活习惯武装自己的身体和头脑,拥有更舒服、更美丽的身体。请享受孕育生命的幸福时光,不做被孕产"绑架"的妈妈。

希望处于孕产阶段的中国女性,为了母婴健康,利用好这本工具书,保持健康的生活习惯,坚持科学的锻炼。不要被社会或者家庭的错误观念动摇,不要被老式的生活习惯和诱惑限制,不要为自己的懒惰找借口而把责任推给宝宝,不要因为生完孩子而自我"打折",更不要成为怨念丛生的妈妈!

女本柔弱,为母则刚。用知识武装自己,拒绝做被孕产"绑架"的中国女性。

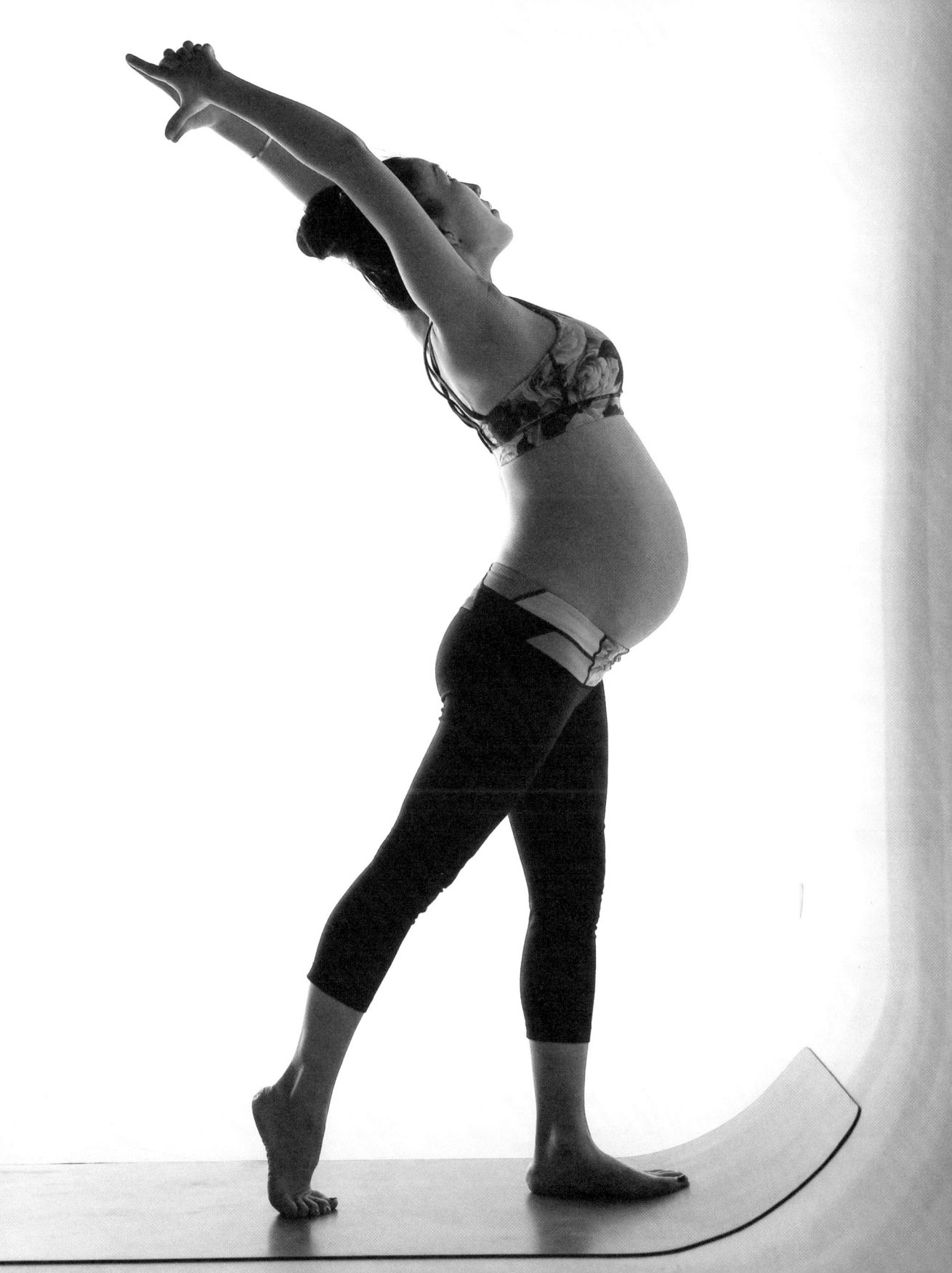

前 言
怀孕是生理时期，不是病理时期

这是头一次，我把写书当成"必需品"来看待，甚至边写边惋惜没能再早一些做面对大众科普孕期瑜伽的事情。但是，我也边写边庆幸，终于还是有机会出版这本书，为我自己，也为广大的已经面对或者可能要面对生育问题的女性。

这一系列的孕产瑜伽书，如果说我最希望的结果，就是希望大家读后能记住一句话：

孕期，是生理时期，不是病理时期！

这似乎是一句正确的废话，但是这句话一点也不多余。孕期，是一段特殊也珍贵的生理时期，除身体存在问题的以外，妈妈们只是怀孕了，不是生病了！我们不要把孕期弄得像养病一样，把妈妈们限制得像病人一样。

我们中国女性的孕产期总是会发生很多"神奇"的现象：

- 一旦怀孕了，妈妈们便会开始挺着大肚子、迈着"外八字"走路——即使以前走路姿势很正常。
- 一些妈妈没怀孕的时候注意身材管理、健身、跑步、游泳，运动不停，怀孕了突然就不让动了。家人说是为了保胎，孕妇要"多吃，少动"。

- 以前喜欢吃的食物突然不能吃了，喜欢喝的不能喝了，不能穿得美美的出门逛街，不能化美美的妆开心工作。
- 月子里，不可以洗澡、不可以刷牙、不可以洗头。

……

怀孕传统，让妈妈们突然开始不再坚信自己还像原来那样健康、正常，让她们不知所措也理所当然地"弱"了下来……

要男女平等，首先不要夸大女性的弱点。很多人认为，经历怀孕、分娩之后，女性的身体会逐渐走下坡路，开始变得不美好。事实上，确实有种"不美好"，但往往不是从身体开始的，而是从心态开始的。

孕期是大部分女性都会经历的一段美丽的"变化"时期，有期待的愉悦，也有身体生理的不适和精神焦虑的不安。孕期的不适和不安，不是理所当然的，而是在确保医疗安全的前提下，通过合理运动，就可以避免和缓解的。

孕期运动，是一件需要医疗专家努力科普、瑜伽老师认真普及的事。

每年，全国各地会有很多瑜伽老师来跟我学习孕产瑜伽。回去后，她们再教自己的孕妇学生。

老师本来教得好好的，但有些孕妇产检的时候问她的医生："我去练孕妇瑜伽了，可以吗？"有的医生就会回答："你怎么想的？干吗不老老实实待着啊！还去练瑜伽？！"长辈知道了也会说："瑜伽是什么啊？是不是就是要把脚放到脑袋后面？太危险了！不准去！"

孕产瑜伽老师可能苦口婆心地跟孕妇学生说了很多话，花了一两个小时介绍，才让孕妇开始了孕期运动。可医生、长辈一句话，这位孕妇可能就再也不敢运动了。

当然，现在这种现象比以前少多了。中国妇幼保健协会在不断推广安全的孕期运动。很多医疗机构和妇产科医护人员开始重视孕期运动。我也常常被邀请去一些省妇幼医院，给妇产科的医生、护士讲课，互相学习、沟通，为的就是让这样的事情更少发生。

孕期运动应该被更专业、更权

威的人认可并科普。孕产瑜伽从医护人员处得到了认可，孕妇才能真正放心地学习，孕产瑜伽才能更好地被科普、教授、学习。

我在"抖音"账号上常发我的孕期运动小视频，还有私教时的一些教学场景。视频中，一群大肚子妈妈运动着，健康、欢乐又平和，但评论里却常常会有惊讶和质疑的声音：

● 肚子这么大了还运动啊？多危险啊！

● 没有瑜伽基础，这些动作可以做吗？害怕。

● 这样动来动去，孩子舒服吗？会不会把孩子弄成脐带绕颈？不怕把孩子大脑摇坏吗？

……

当然也有懂的人很惋惜地说，她就是因为没有支持自己的医生、家人，所以一直观看我的视频，却不敢运动……

我们国家地大人多，全民普及科学的孕产瑜伽运动还需要很多时间和努力。孕期瑜伽、游泳、散步都是非常适合孕妇做的孕期运动，只要在专业的老师科学指导下，在孕妈妈没有任何运动禁忌证的前提下，孕期运动就是可以进行且应该提倡的！

我从事孕产瑜伽教学多年，现在也是孩子妈。我怀胎十月都是在工作、教学、运动中度过的，每个月子里都曾跑出去上课（只要别受寒受风，不过度疲惫就行）。我没有任何产后问题、月子病，腰不疼，胸不垂，屁股没有大到夸张走形，子宫依然健康如初。这一切，都是坚持孕产瑜伽运动带给我的。

当然不是每个人都像我，我们尊重个体差异性，但女人一定要为自己花点时间。你用在自己身上的时间，它一定会回馈给你想要的！千万不要觉得，因为我是瑜伽老师，才能取得这样的效果。不是的，任何人都可以做到越努力越美丽，而越美丽的人往往也越努力。

我的私教课，节节爆满。每每见到的孕妈妈都是化着淡妆，穿着专业的瑜伽服，头发梳得利落齐整，目光有爱，漂亮又优雅。我问那些漂亮的妈妈，平时运动过的举手，80%都举手；练过瑜伽的举手，60%都举手；还有30%的妈妈，怀孕之后也继续运动。

而在公立医院的公开课上，

孕妈妈们往往穿着背带裤，有时候甚至有些不修边幅。公开课一般会有100～200位妈妈，我问"有运动习惯的举手"，举手者寥寥；继续问"怀孕之后做过运动的举手"，下边开始窃窃私语："怀孕了谁还做运动……"偶尔有举手的，我问："做什么运动？"多数回答是走路，间或有一两个游泳的。可以说，100个人里面3个运动的都少见。我再问有没有练过孕期瑜伽，她们开始几乎都当笑话听。没上过课的人，冲着几十块钱的宣传随手礼来，但上过课的会知道听课的价值远远大于此——上完课，可能她的耻骨就不疼了，可能就从剖宫产转顺产了，可能从孕期开始运动，整个人就开始改变了……

私立医院因为人少，科普得好些；公立医院因为超负荷的就诊量、工作量，科普工作相对就难一些。因此，更需要我们在社会文化领域做更广泛的科普。

孕期，孕妇或多或少会出现身体和心理的问题。这些问题通过合理而有效的运动，完全是可以避免的！

科学、专业的孕期瑜伽，既可

以增强孕妈妈体力、肌肉张力和身体的平衡感，又能提高整个肌肉组织的柔韧度和灵活度，帮助孕妈妈避免、减轻身体的不适，缓解准妈妈精神的焦虑和不安。同时，宝宝在肚子"暂住"的这段时间，可以更加健康地成长。

我真心建议大家，要给自己一点点的时间——能练习孕期瑜伽的时间也就五六个月，让自己变得身心轻盈，有力分娩，这也是妈妈给宝宝最好的见面礼。五六个月的时间虽短，但是这个时期尤其应该锻炼。孕期瑜伽是现代孕妈妈的选择，也是瑜伽馆常设的私教课程。

我们孕产瑜伽馆为会员提供孕期、产后、亲子、月子、孕妇水中瑜伽等全方位的瑜伽教学及相关服务，告诉会员孕早期、孕中期、孕晚期应该注意什么，用科学的孕产医学知识和合理的瑜伽运动，帮助会员解决在孕产期遇到的各种问题，为孕妈妈和宝宝创造更广阔的时空，帮助每一位孕妈妈度过轻松愉悦的怀胎十月。

很多人觉得女人天生就懂生产，总是说"到那个时候，你自然就懂了、会了"。哪有什么自然而然的事？学习孕产医学和瑜伽运动知识，提前准备，科学应对，才会让女人自己少受罪，真的懂生产。对宝宝来说，孕期是临时停靠，需要妈妈多多关照，从母胎开始就给他最好的养护。孕产瑜伽，唤醒人的内在本能，练出孕妈妈与宝宝的温柔盔甲。

我真诚希望越来越多的孕妈妈加入孕产瑜伽这个大家庭。孕期保持健康的生活习惯，坚持科学的孕期锻炼，享受健康、快乐、美丽、高品质的孕期生活。这本关于孕期养护瑜伽的书，针对中国女性体质和生活环境，专为新手孕妈打造。希望每一位妈妈在孕期都能适当运动，强大自己，善待自己和宝宝，以最好的状态迎接新生命的到来！

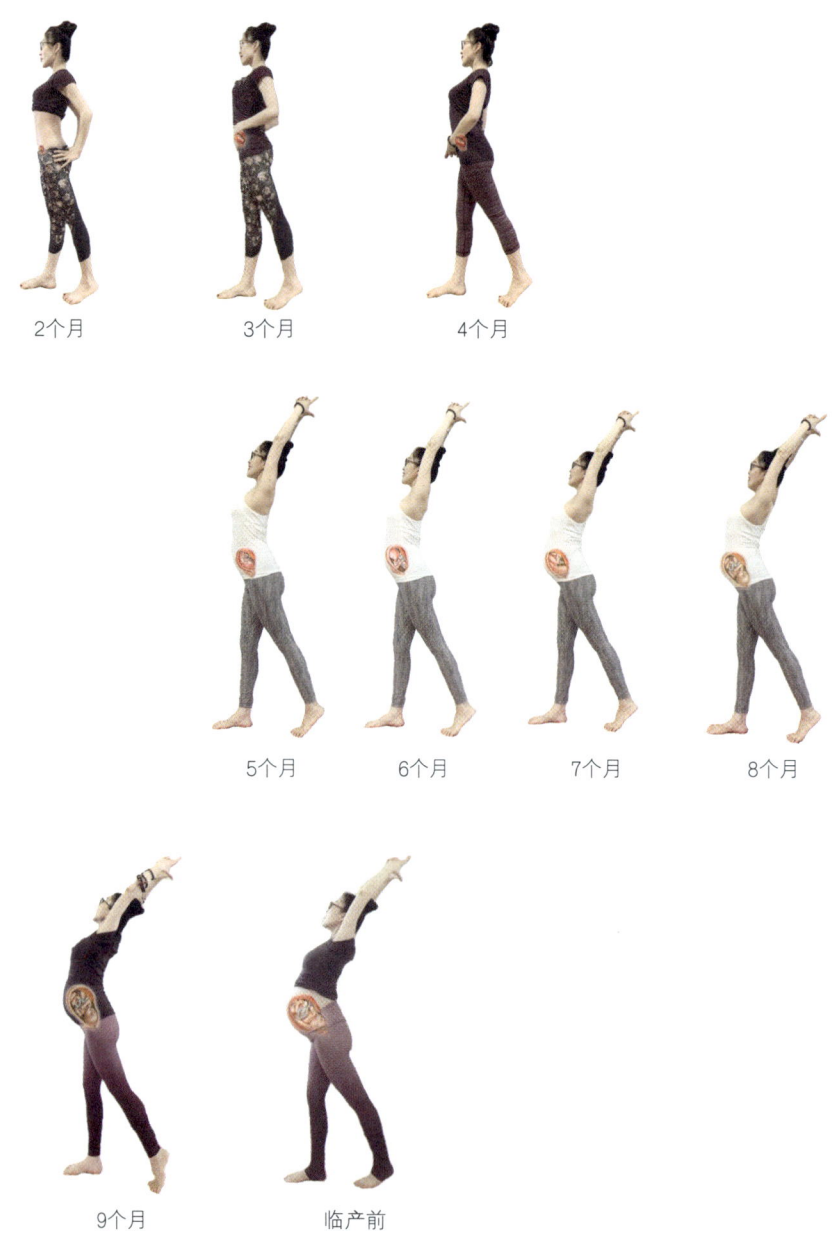

怀胎十月真人变化图

写给读者
给练习瑜伽的孕妈妈们

孕期瑜伽的益处

传统的孕期生活，孕妇基本是能坐着不站着，能躺着不坐着，更别说运动了。事实上，适量做一些简单的运动，就能给孕妈妈和胎儿带来非常多的益处。

孕期瑜伽是建立在医学与运动科学基础上，最适合孕妇的运动之一。美国妇产科医师学会建议，无医疗运动禁忌证的孕妈妈，从孕中期开始，每天都应该做30分钟及以上中等强度的孕期瑜伽练习。

"孕"是女性生活中非常重要的一个阶段，孕育一个新生命的过程中会面临很多身体和情绪的波动，生产的不确定性，等等。而瑜伽是一门调整情绪、稳定身体、拓展心灵的运动科学与人生哲学。

孕期瑜伽的课堂上，不会有也不应该有任何对孕妇或者胎儿造成危险的体式动作。孕期瑜伽，就是针对孕产阶段的孕妈妈量身定制的瑜伽运动，比一般的瑜伽习练更舒缓，动作也相对简单，同时结合孕产阶段的医疗建议，帮妈妈在身体、心理、知识三个方面，做好为人母的准备。

身体：母好则胎好，让自己的身体和孩子的身体都更好，利于整个孕产期。

心理：给孕妇精神和情绪上的支持和稳定，愉快度过整个孕产期。

知识：在科学知识武装下，心态和情绪都能积极面对，享受孕育过程。

孕期瑜伽对孕妈妈的益处

▶ 增强体力，增强肌肉张力，增强身体的平衡感，提高整个肌肉组织的柔韧度和灵活度，防止孕期因重心不稳而可能造成的摔跤；加速血液循环，预防水肿等不适，使身体更健康；孕妈妈不仅可以改善体态，还能拥有更好的体能。

▶ 有效帮助孕妈妈的身体适应妊娠期的不良反应，对早孕呕吐反应、情绪低落等有减缓作用。

▶ 学会调整及控制呼吸。孕妈妈因身体激素的变化很难专注于当下，瑜伽可以让你专注与呼吸的连接，平衡身心，更了解自己的身体和呼吸。产程阶段，宫缩来临时，通过正确呼吸帮助应对产痛和迎接孩子，同时配合助产士的指令，可以更好地缩短产程。

▶ 可显著减少、避免孕期出现的各种身体疼痛，比如预防耻骨痛、腰酸背痛、坐骨神经疼痛等；可改善小腿抽筋、下肢浮肿等现象。

▶ 可消除很多女性在怀孕期的疲劳感。

▶ 可控制孕期体重，从而帮助控制血糖、血压，降低妊娠糖尿病等风险，同时预防巨大儿。孕期运动的孕妈妈比不运动的孕妈妈体重少增长5～10千克，并且身体仍保持健康。

▶ 可改善睡眠质量，避免孕期的失眠状况。

▶ 可减轻孕妇抑郁程度，让人心情愉快、精力充沛，免疫力也会得到增强。活跃的孕妈妈比久坐的孕妈妈焦虑程度要轻。

▶ 可增加身体肌肤柔韧度和弹力，减少妊娠纹，预防孕期乳房过度下垂。

▶ 可稳定身心及全身的肌肉组织，降低剖宫产的风险，增加顺产的可能性，预防侧切和撕裂的发生。有活力的肌肉和健康的心血管系统，可以让孕妈妈有更多的耐力和精力，有助于顺产。产前经常进行有氧运动的妈妈比不运动者减少58%的止痛药需求。

▶ 可让孕妈妈分娩的时候有力气，也会用力气，有助于缩短产程，减少分娩及分娩后的疼痛。产前瑜伽练习帮助孕妇释放内啡肽，在分娩过程中产妇会感觉更加放松，从而缩短产程。

▶ 能够帮助改善孕妇子宫内的环境，促进子宫—胎儿—胎盘的良性循环。

▶ 促进肠胃蠕动，预防孕晚期便秘。

▶ 孕期瑜伽控制、减少了分娩可能引起的并发症，产后也会恢复得更好。

妈妈好了，孩子自然就更好。

孕期瑜伽对胎儿的益处

▶ 利于胎儿脑发育和身体发育。

▶ 建立母子早期互动。

▶ 预防出生后的感统失调。妈

妈练习瑜伽，孩子先天的感统会更好。

▶ 增加孩子先天的安全感。

▶ 瑜伽练习增加肺活量，孕妇和胎儿吸入更多的氧气，胎儿成长更健康。

▶ 瑜伽放松、舒缓孕妇情绪，孕妈妈心情愉悦，有助于孩子形成比较开朗的性格，且出生后安乐易养。

▶ 避免了"糖妈妈"和"糖宝宝"。

整个孕期，如果你一直在坚持练习瑜伽，你就会发现练瑜伽时的拉伸、微汗，以及持之以恒的坚持，会换来最后的舒爽、畅快。这将成为你整个孕期最有价值的部分，也是你送给自己和宝宝最宝贵的礼物。

十个月漫长的孕期，身体和激素的各种变化，会让孕妇疲惫不堪，很自然地会有很多担忧和负面的焦躁情绪、压力。学会深度放松，对于敏感的孕妈妈来说，简直是一种生存技能。

孕期瑜伽最大的益处，是让孕妈妈学会放松身体和心灵。

安全习练原则、停减标准

如果要练习，一定要寻找有专业孕产瑜伽资质的老师，他们受过专业的、专门的孕期瑜伽培训。孕妈妈们不可以自己随意练习，也不要找非专业瑜伽老师练习，要对自己的孕期和腹中的孩子负责——安全第一！

孕期的安全习练原则，是所有练习孕期瑜伽的妈妈、教授孕期瑜伽的老师一定要时刻谨记的。孕期安全习练原则包含两个部分：一个是练习的绝对禁忌证，另一个是练习的相对禁忌证。

绝对禁忌证就是绝对不能练瑜伽的状况。有绝对禁忌证的孕妇可继续日常生活中的常规运动，但不应参与更剧烈的运动。

有相对禁忌证的人其实是最应该习练孕期瑜伽的，并且能从专业孕期瑜伽中得到帮助和改善。但是，习练之前一定要确定授课老师绝对专业、可靠、经验丰富。

孕期瑜伽习练的绝对禁忌证

绝对禁忌证

患有严重心脏病或肺病

未经控制的甲状腺疾病或癫痫

胎盘早剥、胎盘老化及明确诊断出胎盘前置

阴道出血或腹部痉挛、绞痛

宫缩≥5次/小时

有习惯性流产史（流产3次及以上），或/并有早产经历、胎膜早破

做羊水穿刺后未满3天

孕早期

宫颈口松弛或有宫颈环扎术史

体重严重超标或不足

胎儿发育迟缓，且小于正常发育两周

关于绝对禁忌证，简单解释如下。

▶ 患有严重心脏病或肺病

肺病，指有呼吸代谢系统相关疾病。虽然一般感冒引发的肺炎不在此列，但是如果感染了，不建议再去上集体课，以防传染。

▶ 未经控制的甲状腺疾病或癫痫

换句话说，治疗后病情控制稳定的，可以练习。比如甲状腺疾病，只要配合医嘱常规用药，在控制良好的情况下，可以常规练习孕期瑜伽。

▶ 胎盘早剥、胎盘老化及明确诊断出胎盘前置

如果已经明确诊断出胎盘前置（普遍情况下明确诊断都是28、29周之后），不建议运动，但不需要完全卧床。具体情况请遵医嘱。

▶ 阴道出血或腹部痉挛、绞痛

阴道出血有生理性的，也有病理性的。有些孕妈妈会延续按照以往的月经周期少量出血，而本身并无不适。如果子宫内有肌瘤，也会出血。不管是生理性的，还是病理性的，只要有阴道出血，都不能上课练习。

▶ 宫缩≥5次/小时

如果宫缩≥10次/小时，必须就医。未到预产期，如果宫缩≥5次/小时，需要及时就医，暂停瑜伽练习。

▶ 有习惯性流产史（流产3次及以上），或／并有早产经历、胎膜早破

有这些经历的都不建议运动。其中有早产经历的不一定不能练习瑜伽，但是为了安全，不建议运动。

▶ 做羊水穿刺后未满3天

做羊水穿刺后未满3天，有1%的流产率，所以建议3天之内不做任何运动。

给准妈妈的TIPS

注意，孕妇及家属强烈不相信、不支持孕期瑜伽，也是绝对禁忌。

偶尔我们会遇到这种情况，孕妇不懂孕期瑜伽，家属也不支持练瑜伽，但是又想凑热闹，得些好处。这种情况下，我们一般都拒绝对方来练。

还有这种情况，孕妈妈身体没有问题，但是她和自己的婆婆或妈妈拉着教练的手，追着问："老师，你确定没有问题吗？你确定我们练这个不会有事吗？"这种也不要习练瑜伽。

这些都有可能引发危险。孕期瑜伽是一个系统专业的体系，需要严谨学习和注意细节。如果来习练的人是凑热闹、抱侥幸心理的，学习不认真又随意，很容易出问题。如果她家人总是不支持，她自己又强行坚持，对她和家人都不好，她也练不好，所以就不要练。

孕期不易，希望孕妈妈和家人把对孕妇和胎儿的担忧都变成祝福。

▶ 孕早期

孕早期存在一定的自然流产率。0～13周加6天，属于孕早期。

▶ 宫颈口松弛或有宫颈环扎术史

这些都属于宫颈机能不全，不建议孕期瑜伽运动。

▶ 体重严重超标或不足

体重严重超标指的是孕前BMI数值大于32，不足指的是BMI小于9。这两种情况都不建议习练瑜伽。

▶ 胎儿发育迟缓，且小于正常发育两周

胎儿发育迟缓，小于正常发育两周的，为避免各种不必要的纠纷，不建议习练，孕妈妈一切遵医嘱。

以上都是孕期瑜伽习练的绝对禁忌证，不建议这样的孕妈妈参与任何剧烈运动。

孕期瑜伽习练的相对禁忌证

相对禁忌证是孕期容易出现的一些轻微问题，能通过专业的孕期瑜伽方法来预防或者解决。当然，

相对禁忌证
孕前或孕后患有高血压、糖尿病
胎盘低置
人工流产3次以上
孕早期曾经有过保胎经历，但后来胎儿情况稳定
进行过人工授精或试管婴儿
双胎或多胎妊娠
有肢体残疾或患有肌肉骨骼疾病
胎位不正并伴随脐带绕颈大于两圈以上
中重度抑郁症或焦虑症
有呼吸道疾病
羊水过多或过少

前提是医嘱没有规定不可以进行孕期瑜伽习练，如果医嘱明确不能进

行，一定要遵守。有相对禁忌证的孕妇应与产科医师、护理人员及专科运动指导人员共同评估中度至剧烈强度体力运动的利弊后，再决定是否进行相应的运动。

▶ 孕前或孕后患有高血压、糖尿病

有高血压的孕妈妈，上课不做倒立的体式——头低过心脏的体式都算是倒立体式；任何动作的进入和还原都要缓慢；不做长时间手高举过头的体式；可以做清凉式呼吸、月亮式呼吸。

有高血糖的孕妈妈，控制体重，改善饮食种类，调整饮食结构，少食多餐，每餐不宜过饱，两餐之间间隔不宜过久，餐后建议适度运动。可配合孕期瑜伽或别的适合自己的孕期运动。

▶ 胎盘低置

胎盘低置的孕妈妈，如果大夫让你天天卧床或不要运动，那就不要练瑜伽了。如果大夫只让你稍微注意，那基本就可以练习，只是练习的时候让老师多关注一下，别累着，别憋气。

胎盘低置的孕妈妈首先要控制体重，使其合理增长，避免无支撑深蹲的练习和体式，多做瑜伽猫式。在没有仰卧综合征的情况下，孕妈妈可适度做仰卧桥式的练习。日常注意，尽量不要蹲坑大便，预防便秘。

▶ 人工流产3次以上

人工流产3次以上有可能形成子宫记忆，当想要孩子的时候，会导致习惯性流产，因为子宫内膜、内壁、子宫的厚度可能已受损。真想运动的话，孕妈妈要多关注自己的心理、身体状态，以及自己对教练和运动的信任程度。

▶ 孕早期曾经有过保胎经历，但后来胎儿情况稳定

现在有些孕妈妈孕酮低，医生让卧床，不让运动，但到了14~16周情况已很稳定了，再次评估身体条件后，可习练瑜伽。

▶ 进行过人工授精或试管婴儿

进行过人工授精或试管婴儿，如果没有医疗上的禁忌证，一般14周以后就可以开始训练，为保险起见，也可以从16周后开始，因为16周后胚胎会更加稳定。

不管是人工授精还是试管婴儿，一般问题都出在精子质量、卵子质量、输卵管上。若胚胎质量不好，就可能会自然流产。所以，只

要着床稳定了，孕妈妈的身体一般是可以习练的。

安全而合理的孕期运动，是不会让有这种情况的孕妈妈出现任何问题的。但对于借助特殊手段妊娠成功的，夫妻往往会有更多的担忧和顾虑。这种担忧和顾虑对孩子、对妊娠期的损伤，是远远大于运动本身的。就孩子发育而言，如果已经着床稳定了，宫腔状态非常好，胎盘位置也非常好，就没有问题。不要总是担忧，天天焦虑，否则反而会引发问题。

运动对这一类妈妈还有一个好处，可以转移其注意力，如过度焦虑、紧张的情绪。这些情绪不利于孩子发育，也不利于孕期生活。

▶ 双胎或多胎妊娠

双胎或多胎妊娠的孕妈妈，14～16周以后再开始练习即可。练习时要避免长时间的仰卧和对心脏有压迫的动作，力量型的体式要酌情选做。

▶ 有肢体残疾或患有肌肉骨骼疾病

酌情学习动作。

▶ 胎位不正并伴随脐带绕颈大于两圈以上

正常状态下，这是没有什么问题的。只要孕妈妈能够遵医嘱，每天都数胎动，记录胎动规律，就没有任何问题。

▶ 中重度抑郁症或焦虑症

这两种疾病需要从心理、生活多方面干涉，所以要谨慎、酌情习练孕期瑜伽。

▶ 有呼吸道疾病

患了感冒发热等呼吸道疾病，暂时不习练，好了之后可以继续习练孕期瑜伽。

▶ 羊水过多或过少

在医疗安全数值之内（产科医生会做出诊断）的孕妇，可以常规习练，但要注意避免过度疲惫、倒立以及仰卧平躺，或任何让自己感觉到有压力的体式。

有绝对禁忌证或相对禁忌证的人群，要关注自身情况，谨遵医嘱，及时进行产检，适当运动。

从怀孕到生产，孕妈妈需要很多力量、柔韧和持久的耐力，瑜伽就是最适合发展这三种能力的。瑜伽通过这三种能力，让你寻找到自身全然的安宁、舒适、稳定。每个人按照自己所需来进行习练，一旦有任何不舒服或不放心就去医院看看，谨遵医嘱运动。

什么情况下停止运动

▶ 阴道出血

孕期阴道出血可能是先兆流产、先兆早产，甚至是前置胎盘、胎盘早剥的表现，因此无论处于妊娠的哪个时期，只要出现阴道出血就应该停止正在进行的运动，前往医院检查处理。

▶ 运动前呼吸困难

正常情况下，运动强度较大时，大多数人都会出现呼吸急促甚至喘息。但是，若在开始运动前或过程中出现呼吸困难，属于病理情况，应该暂停运动计划，立即就医。

▶ 头晕、头疼等症状

当出现头晕、头疼、恶心、呕吐、胸痛等不适时，不能放松警惕，应立即停止运动，及时就医。

▶ 腹痛

出现腹痛时，很多孕妇会以为是运动过量引起，常常仅暂停运动而不及时就医。实际上，正常运动不会引起腹痛。腹痛可能会引起更加严重的医疗问题，因此若短暂休息后疼痛没有减轻甚至加剧，而孕妈妈本身未到预产期，则必须立即就医。

▶ 胎动异常

胎动异常可能是胎儿缺氧的一种表现，所以无论何时出现胎动异常，均要及时就医。

▶ 胎膜早破

运动过程中出现阴道流液，怀疑或确定是胎膜早破，应该及时就医。

什么情况下减少运动

▶ 宫颈机能不全

宫颈机能不全患者容易发生复发性流产，孕期多数需要宫颈环扎。建议这类患者多躺少动，甚至绝对卧床休息。

▶ 前置胎盘

前置胎盘的孕妈妈应该多休息，遵医嘱，酌情适度运动，但是不应练习瑜伽。

▶ 先兆早产高危人群

孕晚期有频繁宫缩或有临床证据证实有先兆早产嫌疑的孕妈妈，应该多躺少动，防止早产。

▶ 有心脏病等限制运动的疾病

有限制运动的疾病，如心脏病、未经控制的甲状腺疾病等，应尽量减少运动，注意休息。

前置胎盘的种类

1. 完全性前置胎盘,指胎盘组织完全覆盖了宫颈内口

2. 部分性前置胎盘,指胎盘组织的一部分覆盖了宫颈内口

3. 边缘性前置胎盘,指胎盘附着于子宫下段,边缘达到宫颈内口,但未超越

4. 低置胎盘,指胎盘附着于子宫下段,边缘与宫颈内口的距离小于20厘米

写给第一次习练的孕妈妈

十几年来，我看到无数孕妈妈因为习练孕期瑜伽，度过了一个健康、顺利的孕期。她们的产程更顺利，产后恢复也更快，宝宝的发育和亲子关系也很好。随着孕产运动的科学普及，越来越多的孕妈妈加入习练孕期瑜伽的行列。对于第一次参加习练的孕妈妈，我依然要像一个老母亲一样，叮嘱几句。

如果你准备习练孕期瑜伽，无论你之前是否习练过普通瑜伽，都应该先咨询你的产检医生。

在确定医生允许你运动且没有医疗禁忌后，你再挑选专业合格的孕期瑜伽教练或机构进行习练，才是比较安全的。有绝对禁忌证的孕妈妈不适合参加瑜伽运动，绝不可以私自习练，要对自己和宝宝负责。

课堂上习练时，你有任何不舒适，或者想跟老师沟通的情况，一定要随时举手示意，没有必要不好意思或者忍耐。

瑜伽老师讲课时偶尔会指引呼吸，这会儿吸气，那会儿再呼气。新手孕妈妈一定注意：不要憋气！不需要为了跟上老师的指引而憋气等待，一定要自己怎么舒服怎么来。

瑜伽是一个认识、感知自己身体的运动，我们首先要学会尊重自己。有需求就提，有问题就问，上课的过程中想上厕所，也可以随时去上。憋尿特别容易引起宫缩、尿路感染等，孕妈妈一定要注意。

上课时，没有必要跟别人攀比，没有必要做得跟老师或者别人一模一样，做到自己适合的、舒服的程度就好。每个人的身体条件是不一样的，要根据自己的实际情况，循序渐进，不能着急。

第一次习练完之后，你也许会特别想吃东西，这说明锻炼后气血运行变快，身体很通透。加上运动过程中的体力消耗，会更渴望进食。孕期建议多吃五谷类或根茎类主食，如玉米、山药等，也可以吃一些含糖量比较少的蔬菜、水果，如西红柿、黄瓜等，不建议吃大量水果。

练完第二天早上，你可能会感

觉身体有一点点酸胀，但是不会像过电一样刺痛，这是非常正常的。酸是因为我们的身体被锻炼到了，多练几次就不会这样了。坚持锻炼下去，准妈妈的面色、体力和状态都会越来越好。

习练一两次后，你可能会觉得腿没那么肿胀了，身体的不适也减少了很多，于是开始犯懒，不太想再坚持了；或者觉得身体好像还是老样子，没有改善，开始怀疑孕期瑜伽的效果和自己的选择……

切记，孕期瑜伽不是灵丹妙药。它既不是速效止痛片，练一节课就再也没有不适了，也不是什么长效药，练几次就能管整个孕期。所有运动都一样，有效的秘诀，唯有持之以恒的坚持。一般孕期瑜伽的习练强度是所有人都适合的，没问题的话建议你一直练到分娩之前。除非你的医生不建议你再运动了，这时要以自己的身体状况变化为准，遵医嘱。

孕期瑜伽除了可缓解各种孕期不适外，还有一个重要作用，即提高自然分娩率。自然分娩对宝宝和妈妈都有利无害。但怀胎十月，孕妈妈随着宝宝的迅猛发育，肚子越来越大，到孕晚期体形变得笨重，需要一个有力的、强健的身体来支撑体内这个"小宇宙"，还需要有力量驾驭、分娩宝宝。需要力量就需要强度，那什么样的强度和频率是有效的、可促进自然分娩的？中等强度的练习，也就是运动过程中你可以说话但没有力气唱歌。中等强度练习要每周进行150分钟以上。

所以，瑜伽老师上课常常引导大家出声、呼吸或说话，就是在检查习练者是否说不出话或憋气。

母教永远是最好的胎教。孕14周及以上、身体状况良好、医生评估可以运动的准妈妈，开始你的运动吧！无须担忧，放轻松，把自己交付给专业的老师，坚持运动，顺利生产，完美恢复，一步步让自己变得越来越好。

对健康和美的追求，什么时候开始都不晚，而结果永远值得期待！

一堂标准孕期瑜伽课流程（供学习时参考）

课程安排

小班教学，每节瑜伽课时长不超过75分钟，以60～70分钟为宜。

- 上课频率

建议孕妈妈每周练习地面瑜伽2～5次为最佳，若有条件，可每周增加水中孕期瑜伽1次。

- 课前准备

运动前1～1.5小时不能大量进食，可以补充少量水分。运动前一晚保持充足睡眠。穿有弹性、透气、舒适的衣服上课。

上课内容

- 交流评估（3～5分钟）

1. 课前询问

课前要参与相关情况询问：第几孕周？是否建档？医生是否让运动？身体有没有什么特殊症状（如阴道出血、保胎经历等）？最近一次检测结果（如高血压、心脏病、糖尿病等）一切正常吗？有没有孕晚期已经入盆的？有没有瑜伽基础？身体是否有哪里不舒服？有什么需要改善的地方？……

在确定身体和孕检状况、运动目的等都没有任何医疗禁忌后，孕妈妈即可开始学习。

2. 课堂目标

了解一堂课程的主题、目标、注意事项。

注意：课程中有问题随时告知老师；不要憋尿，可随时外出排尿。

• 静坐（5~8分钟）

1. 简易伸展扭转

放松身体，自然呼吸。

2. 静坐

给出坐姿选择（垫毛毯散盘坐或垫球金刚坐等），要求自然呼吸，孕晚期用鼻吸口呼。静坐过程跟随老师的指引。

• 热身（5~8分钟）

热身顺序：从躯干到四肢；从上肢到下肢或者从下肢到上肢。

活动大关节，动态进行，不静态保持。过程中，老师会适当讲解功效。

- 体式（20~30分钟）

可以按照身体和功能区选择体式：肩颈部、腰背部、脊柱、骨盆（包括骨盆的打开和盆底肌的锻炼）、下肢（包括力量、伸展、平衡的体式）等。也可以按照功能性选择体式：缓解背部疼痛、缓解水肿、缓解抽筋、预防妊娠纹、预防胸部胀痛、助力顺产等。具体由老师安排。

体式参考排列：伸展类3个（舒缓身体）—中立位1个—平衡类1~2个（激活核心，为高峰做准备）—中立位2个—高峰类3~5个（流动性适度，力量练习）—冷却放松类3~5个（放松伸展身体）。

- 放松功（10~15分钟）

这是孕妈妈和胎儿之间最好的沟通方式及胎教。在最后几分钟，孕妈妈要关注自己的身体状态和胎儿在练习中的反应，尽量从容地感受这个过程，感受瑜伽带给自己和宝宝的身心变化、益处。

孕期的放松功一般采用两种方式：一是左侧卧，头和腿的下方用瑜伽辅助工具垫高；二是借助辅助工具的仰卧束角式，孕妈妈的头会高于心脏、心脏高于骨盆，利于呼吸。

- 结束礼仪

孕妈妈脊柱延展，微微低头，大拇指指向眉心，再指向胸口，感谢身体子宫，感谢胎儿选择自己，感谢老师，感谢所有善知善识,感谢家人、同伴,感谢自己和习练。

- 课后建议

一堂课结束后的第一件事,就是先喝口温热的水润喉。同时,说出自己的感受,并听取课后建议。一般孕产瑜伽馆会提前准备果蔬或小点心,孕妈妈可以根据需要补充能量。

课后建议一般包含练习建议、饮食建议、生活建议等。

以上完整的七个部分,就是一堂正规、标准的孕期瑜伽课。

Yoga

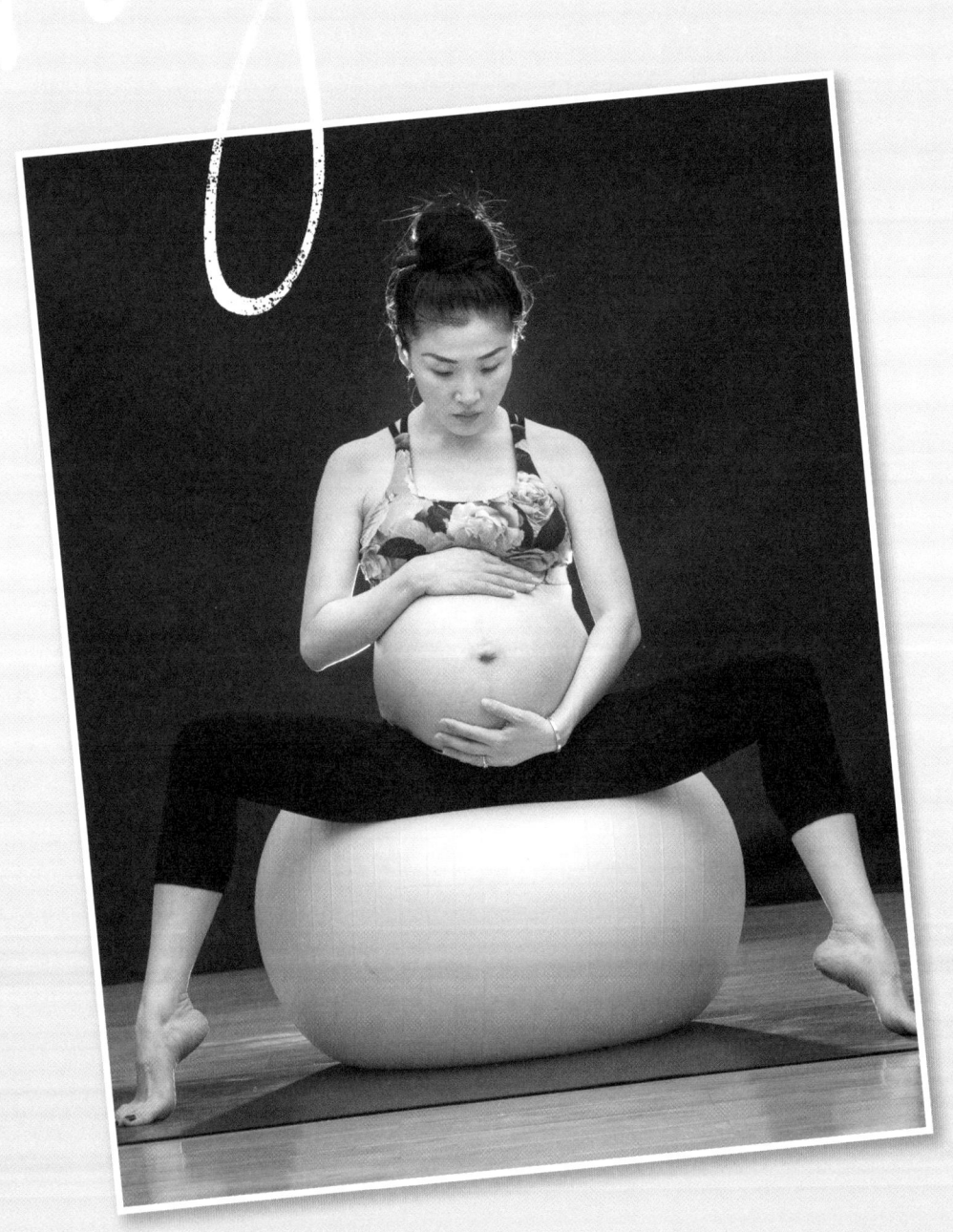

1

CHAPTER

孕期必须知道的知识

正确的孕期姿势

怀胎十月,在孕激素的分泌刺激和新生命即将到来的愉悦期待中,孕妈妈应该享受一个光彩照人的幸福孕期。而实际上,大多数的孕妈妈苦不堪言:

● 不运动会便秘、消化不良,运动则会气喘胸闷,从而不敢动;

● 随着肚子一天天变大,腰越来越不舒服,整天经历着"腰斩"的折磨;

● 孕中、晚期严重水肿,尤其下肢,慢慢需要穿上大两码的鞋,但脚依然被勒出印子,走路像踩玻璃碴一样;

● 坐卧起身艰难,翻身时耻骨总像要裂了一样疼痛难忍;

● 夜夜难以入眠,喘不上气、胸口憋闷……

孕期原本的幸福感因为这些一下降至冰点,怨念和无名火丛生。

孕期的这些问题,大多是由不正确的姿势、体态导致的,很多孕妈妈不会站、走、坐和休息。只要掌握了正确的孕期姿势,以上的不适、疼痛就能大大减少甚至消失。

站立姿势

孕期最常见的三种错误站姿如下。各种疼痛的根源就是错误的用力位置、支撑位置。

进而影响自然分娩。

● 总窝着肚子的孕妈妈胸椎段容易疼痛，总喘不上气、胸闷，骶尾关节、骶髂关节也会痛。她们多数骨盆后倾，胸椎弧度变大，腰椎弧度消失。

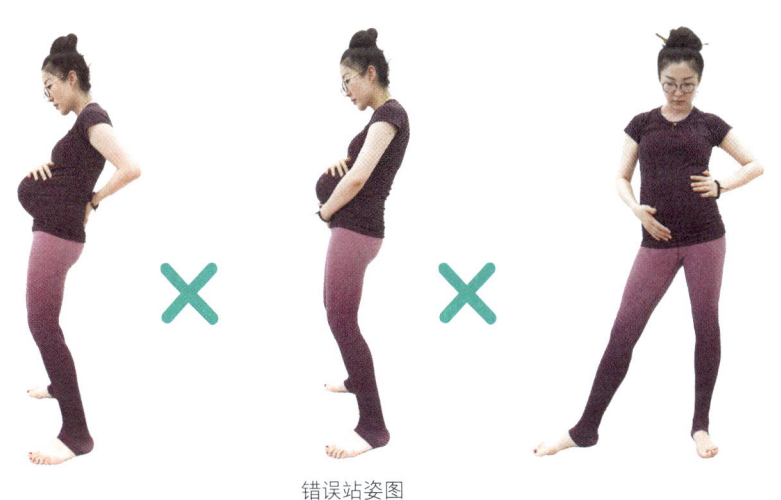

错误站姿图

● 总挺着肚子的孕妈妈容易水肿、耻骨疼、腰椎疼痛。这类孕妈妈几乎都会骨盆前倾，装宝宝的肚子感觉要掉下去了，容易造成"悬垂腹"，影响足月后的胎儿入盆，

● 总向左或者右斜倾的孕妈妈，因用力不均，会感到腰疼、腿疼、脚疼等。

正确的孕期站姿，脚一定不要并拢，但也不建议过度"外八字"

打开；双脚应正常分开，与骨盆同宽，脚趾指向正前方就可以。孕晚期的妈妈、腹部过大的妈妈，双脚打开骨盆1.5倍的宽度，脚趾略向外打开到自己舒服的位置，脚底大拇指根、小拇指根和脚后跟中间三点均匀用力，支撑身体（三点贴不上的，可能是扁平足、足弓塌陷或足部肌肉无力）。站定，微收下颌，让头顶引着整个颈椎往上延展，后脑勺在后背的延长线上。胸口上提远离肚脐，手臂自然垂落，肩膀端平，膝关节不要超伸，保持膝盖窝柔软，眼睛温柔地平视前方，面带微笑。

走路姿势

普通人走路姿势不正确，一般不会引发问题，但孕妈妈不同，随着孕期体重增加、关节变松，很多人会膝盖疼、骨盆带周围疼痛等。从根本上说，这些往往是因为不正确的走路姿势造成的。孕期大部分医嘱都要求每天散步1小时。走姿不正确，会使人越走越疼、越走越肿，孕妈妈会产生运动后身体不舒服的感觉，这成了孕妈妈拒绝运动的理由。采用正确的山式走姿，走完会觉得自己浑身通透，很舒服，这才起到运动的作用。

坐的姿势

坐还有坐不对的吗？

当然！

岂止孕妈妈，多少人习惯窝在沙发或床上，没事就低头看手机？

长期坐姿不对会造成尾骨和骶髂关节及周围韧带压力过大，进而引起臀部及腰背部疼痛，以及胸闷气短、便秘、消化不良，甚至漏尿、尿频、尿急等盆底功能受损的症状。

正确的坐姿有两种，在山式体态的基础下，简易坐或者金刚跪坐都可以。不管哪一种，坐骨坐实地面等载体，而不是用尾骨支撑；胸部上提，给腹中宝宝更多空间；下巴略微抬高，眼睛平视前方，自然地呼吸。

坐下的过程，孕妈妈要保持脊柱不弯，腹部不受压——孕期运动最大的原则就是"累"腿、"累"臀，不"累"腰。脊柱按照人体生理曲度分为四个有弧度的部分：颈曲，向后；胸曲，向前；腰曲，向后；骶尾曲，向前。很多人都逆着自然弧度放松，低头玩手机、含胸弓背、弯腰捡东西、窝着坐……这样非但不能放松，反而对脊柱的压迫更大，后果体现在孕妈妈身上就很明显，如头疼、胸闷气短、腰疼、耻骨疼、漏尿等。

翻身耻骨疼也是姿势不当引发的：没有正确使用身体核心的力量，而是靠两腿分开牵引耻骨的惯性带动身体。孕期翻身请记住一个理论：圆筒理论。我们的身体躯干应该像一个圆筒一样协作，因为圆筒在翻滚的时候是最容易的，也是最牢固的，要靠整体的力量带动。

从怀孕第一天开始，孕妈妈体内就产生了一个"小宇宙"——宝宝从一个小细胞到小枣核那么大，再到分娩时3200克左右。妈妈把自己所有的能量都赋予了这个"小宇宙"。"小宇宙"能感知到子宫内外发生的一切，有自己的需求，会促使孕妈妈改变饮食习惯，增加更多的睡眠休息，从而使母子双方都得以更好地新陈代谢，宝宝更好地成长。好的睡眠对孕妈妈和宝宝都有益处，正确的卧姿才能让孕妈妈休息得更好。

● 孕早期，可以选择任何舒服

的休息姿势，但不建议长期俯卧。

- 孕中期，建议首选侧卧休息，可以左右交替侧卧。如果侧卧感觉不舒适，也可以选择仰卧。记得选择舒适的枕头。

- 孕晚期，建议首选左侧卧休息，也可以左右侧交替。尽量不要仰卧，如需仰卧，要保持头高过心脏、心脏高过骨盆。

因为子宫偏向右旋，脊柱和子宫之间有腹主动脉，仰卧会压迫腹主动脉、下腔静脉，造成缺血、缺氧，引发下肢水肿、静脉曲张等。左侧卧可以减轻子宫对静脉的压迫，降低对腿、脚的静脉压力，纠正子宫右旋。高血压的孕妈妈更应选择左侧卧。孕妈妈不适宜任何无辅助工具的仰卧放松，否则会造成仰卧综合征（体位性低血压）。

现代生活节奏飞快，越来越多职场孕妈妈出现在早晚高峰的地铁、公交上。她们"带球"穿梭人群，和宝宝一起努力生活，除了工作，还要做家务、照顾大宝……保持正确的姿势行走、站立、休息，将胸式呼吸换成腹式呼吸，这些瑜伽要点可以随时随地帮助和保护她们。

有数据显示，不运动的孕妈妈整个孕期摔跤的概率约为26%，而摔过一次后，若不调整，再次摔跤率高达70%。这多由体重的增加、松弛素的分泌，以及姿态不正又力量不足导致。正确的姿态让我们像大树扎根土地一样，核心稳定，行走坐卧都保持着内在的平衡。只有时刻保持正确的姿态，孕期才能轻松自由，愉悦幸福。

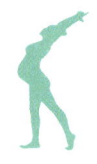

跟我学
FOLLOW ME

● 站姿

山式站姿：双腿打开与骨盆同宽，双脚内侧平行，足弓上提，保持脚后跟、坐骨、后脑勺在一条直线上；双手自然垂放在身体两侧；头顶、脊柱延展向上，骨盆稳定。

注意：不塌腰，不驼背；想象身后有面墙，后脑勺、臀部、脚后跟正贴在墙面上，腰部位置与墙面有一个手掌的厚度。

好处：建立正确的站姿；预防并缓解因不良的站姿引起的孕期腰背疼痛，以及预防孕期悬垂腹的发生；助力顺产。

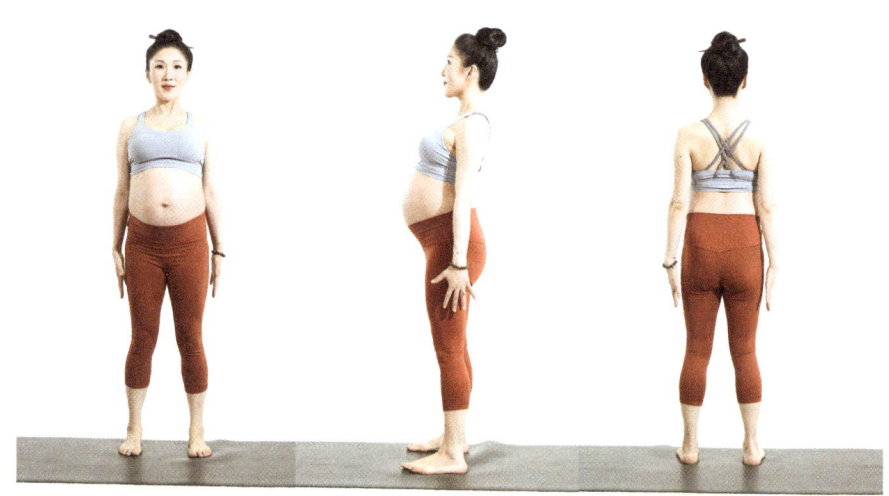

全部做到才是一个正确的站姿，即山式站姿。小秘诀是记得随时微收腹部，找到肚脐再找后背，使后背有拥抱腹中胎儿和肚脐的感觉。

卧姿1：仰卧

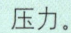 自然放松双膝并向两侧展开，双脚掌心互推，坐骨压实地面，膝盖下方垫腹枕或毛毯来支撑。

注意：孕32周以上的妈妈做仰卧体式练习，时间不能超过5分钟；有仰卧综合征的孕妈妈应选择侧卧位进行休息。

好处：释放及缓解孕期疲劳和压力。

❷ 将两块瑜伽砖重叠,斜放于抱枕1/2~2/3位置处;孕妈妈坐在抱枕前侧一拳处,双手压住抱枕,向后仰卧;放松双手置于身体两侧,或者双手抱住腹中胎儿进行放松休息。

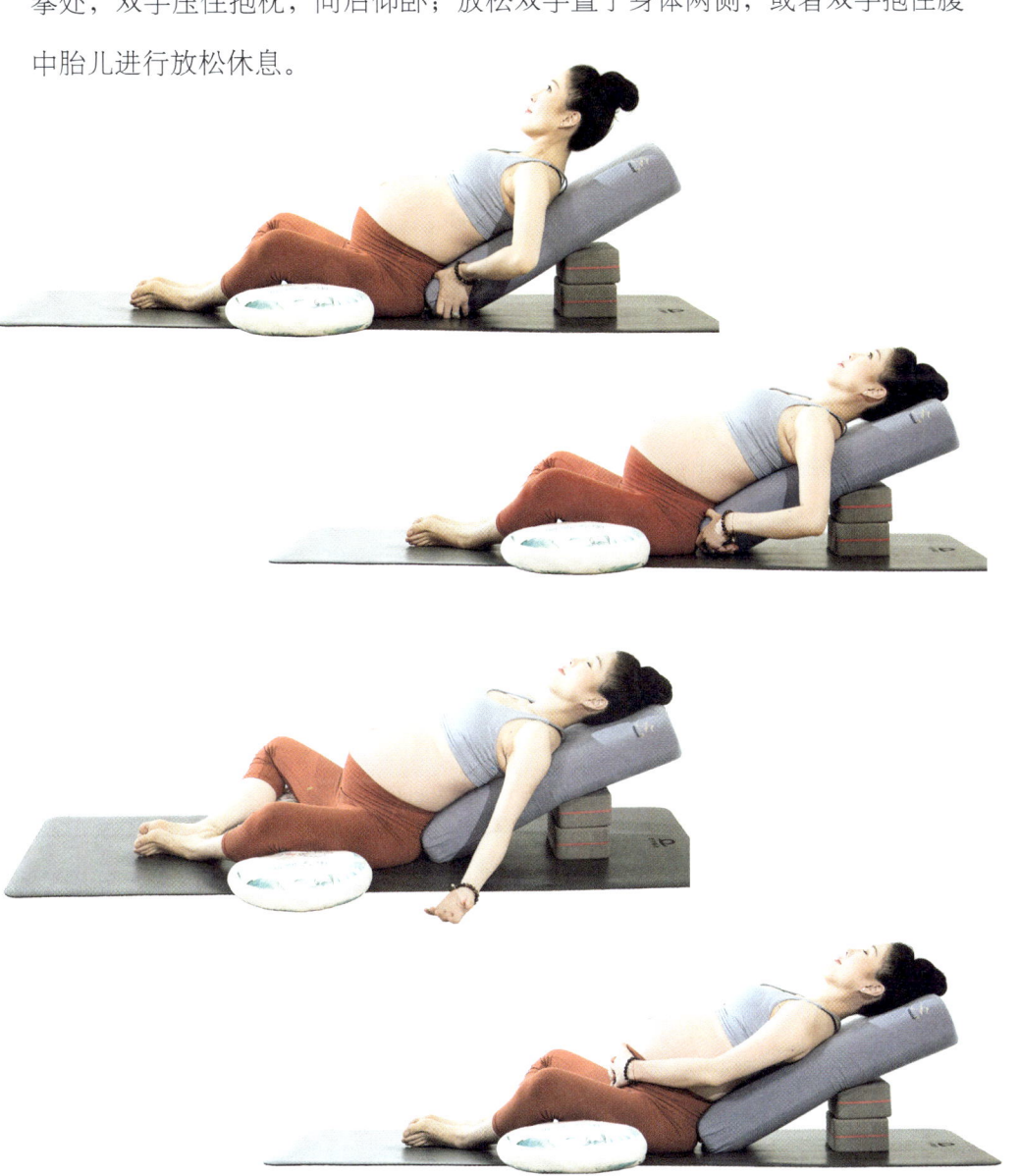

卧姿2：侧卧

左侧卧位：双肩放松，在腹部的下方垫腹枕，右腿微向前，弯曲膝盖；将抱枕置于右膝盖和小腿的下方，给腹部创造充足的空间。

> **注意**：抱枕在放置时，不要抵在耻骨区域；左侧卧位不适合悬垂腹和心肺压力大的孕妈妈。
>
> **好处**：缓解孕期腰背疼痛和单侧肋骨疼痛；纠正子宫右旋；让胎位更利于分娩，增加顺产概率。

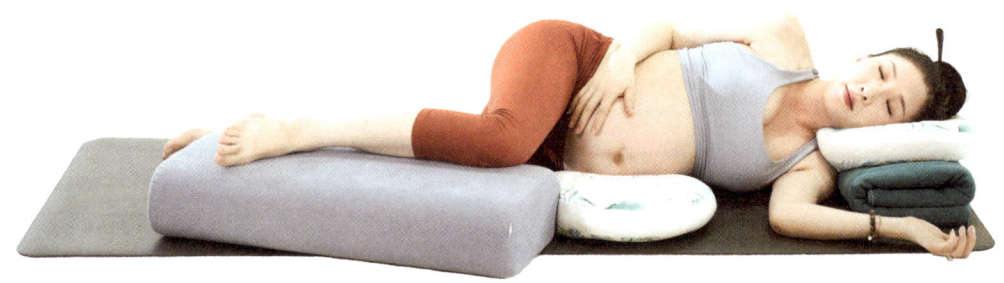

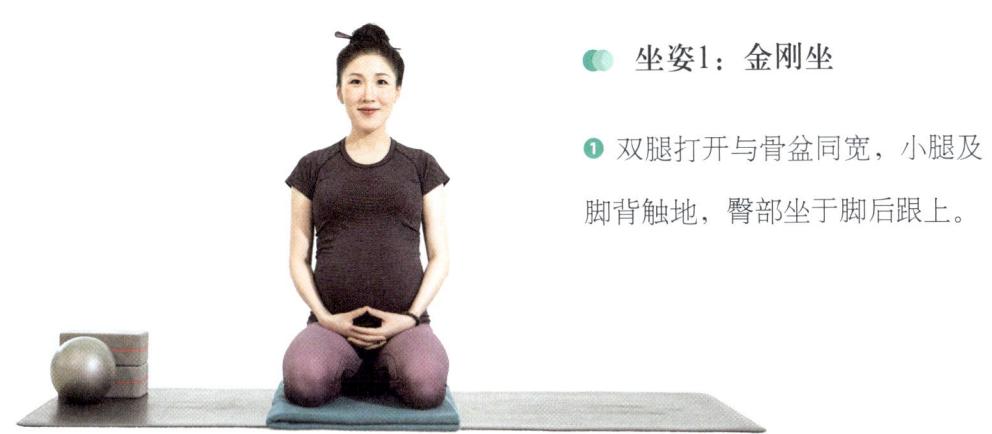

- 坐姿1：金刚坐

❶ 双腿打开与骨盆同宽，小腿及脚背触地，臀部坐于脚后跟上。

❷ 脊柱延展，保持坐骨、双肩、后脑勺在一条直线上，双肩放松。脚背感到有压力的孕妈妈，可以在臀部的下方垫一块瑜伽砖，也可以放瑜伽小球，更好地支撑盆底肌。

注意：如果有严重的下肢水肿和静脉曲张，则不适合做此体式。

好处：滋养脾胃，促进消化，预防及缓解孕期便秘。

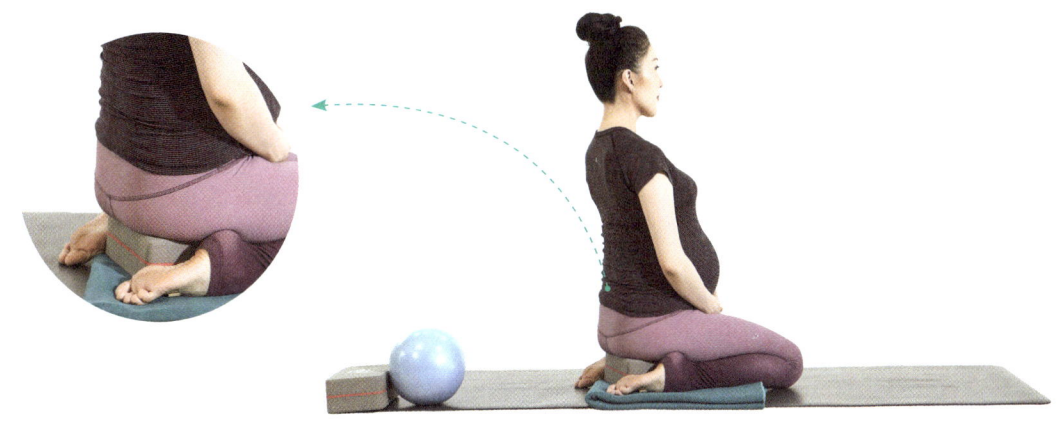

坐姿2：简易坐姿

❶ 双小腿中段交叉盘坐，臀部下方垫毛毯，脚掌回勾有力，膝盖自然向两侧展开；保持双脚在双膝的正下方，骨盆在双肩的正下方，延展脊背向上；双手掌心向上，自然置于双膝上。

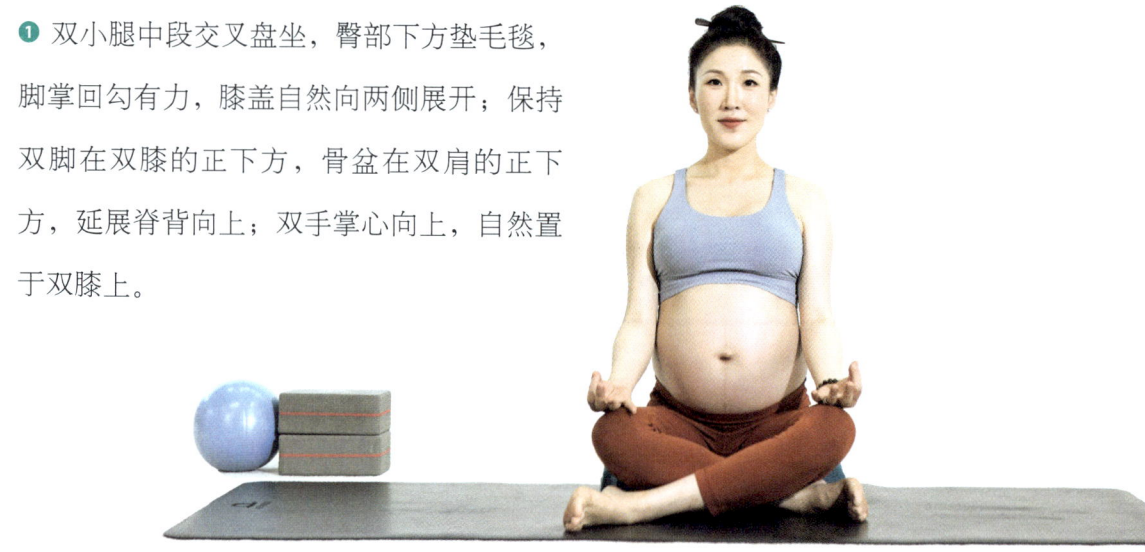

❷ 可以结手印，也可以将手心贴于腹部，与宝宝互动。

好处：正确坐姿，稳定骨盆，预防及缓解腰背疼痛。

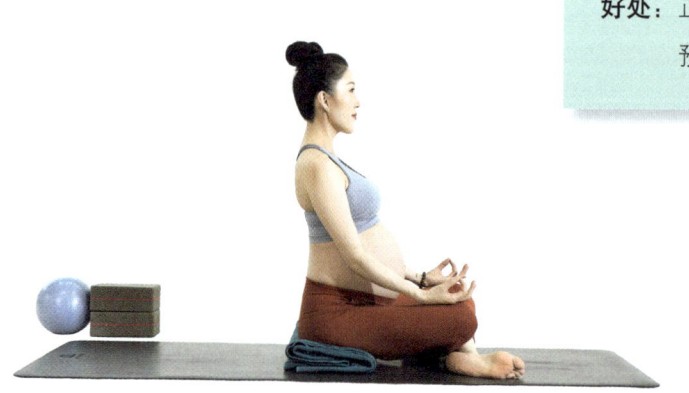

◐ **从跪姿到站姿**

❶ 四脚板凳式准备。

❷ 上身前倾，膝盖离开地面，依次将双手向回收。

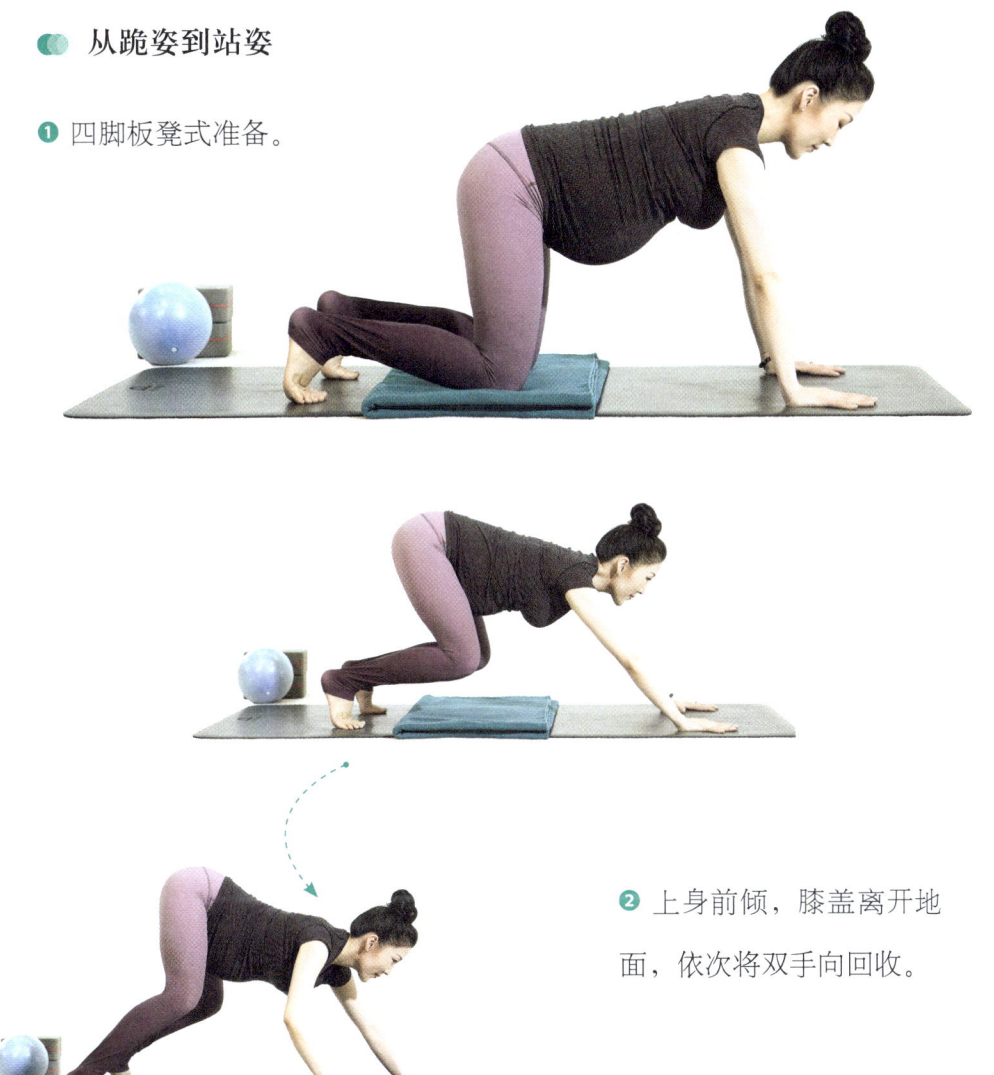

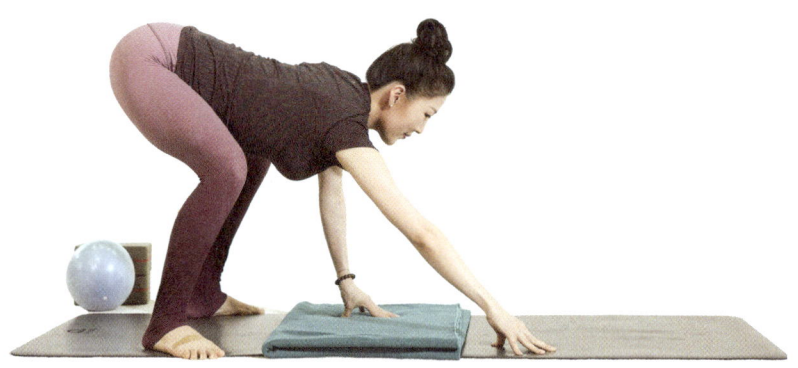

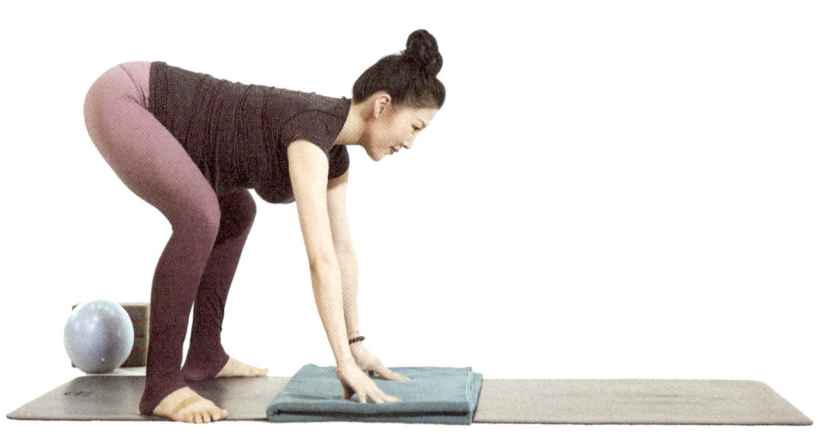

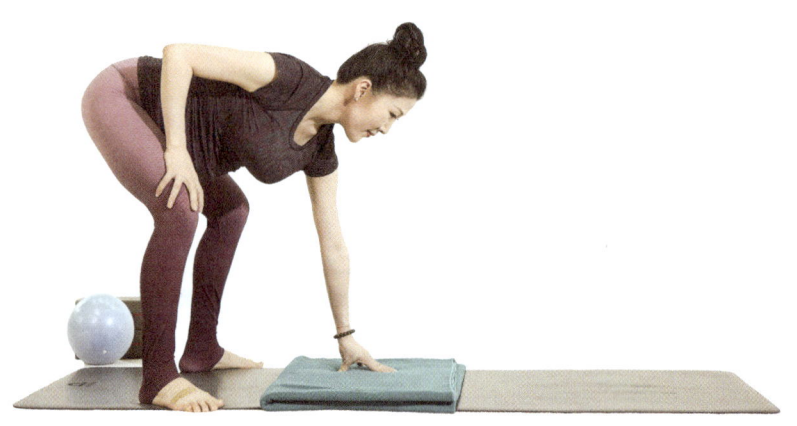

❸ 至脚跟着地，重心稳定后，依次用手扶住膝盖，延展脊柱向上，逐渐蹬直双膝来到站立位。

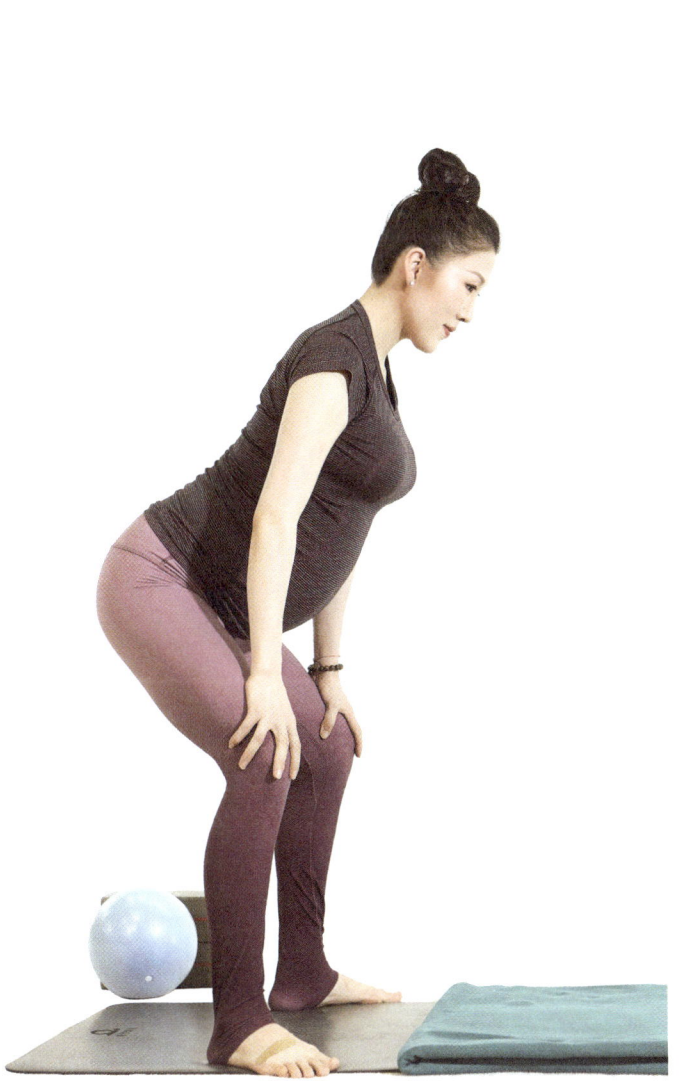
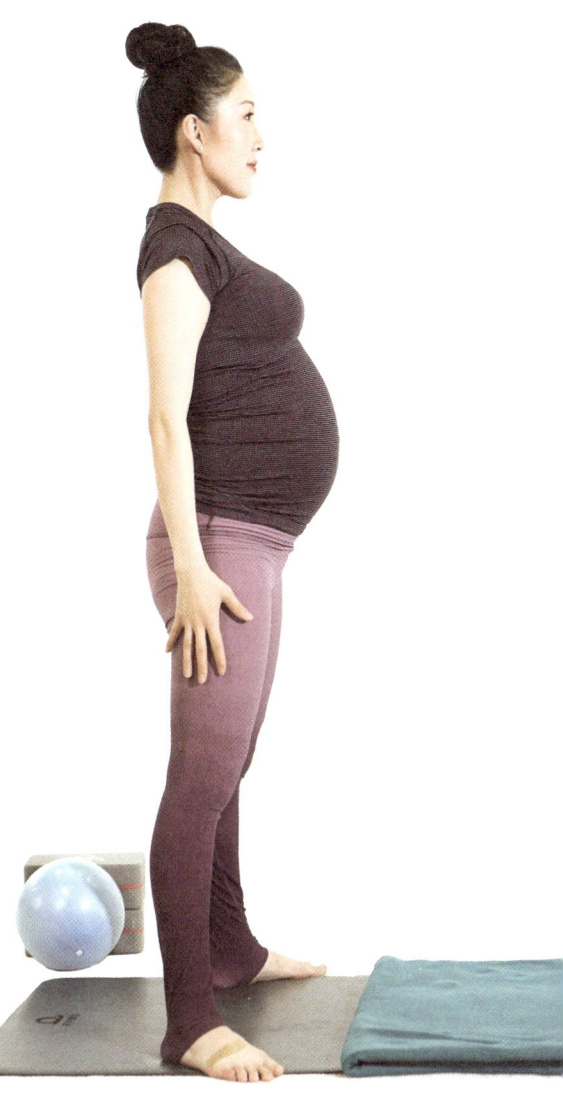

从站姿到坐姿

❶ 山式站姿，双手扶髋。

❷ 屈膝、屈髋向前。

❸ 重心转移至左腿，抬右腿向后撤一大步。

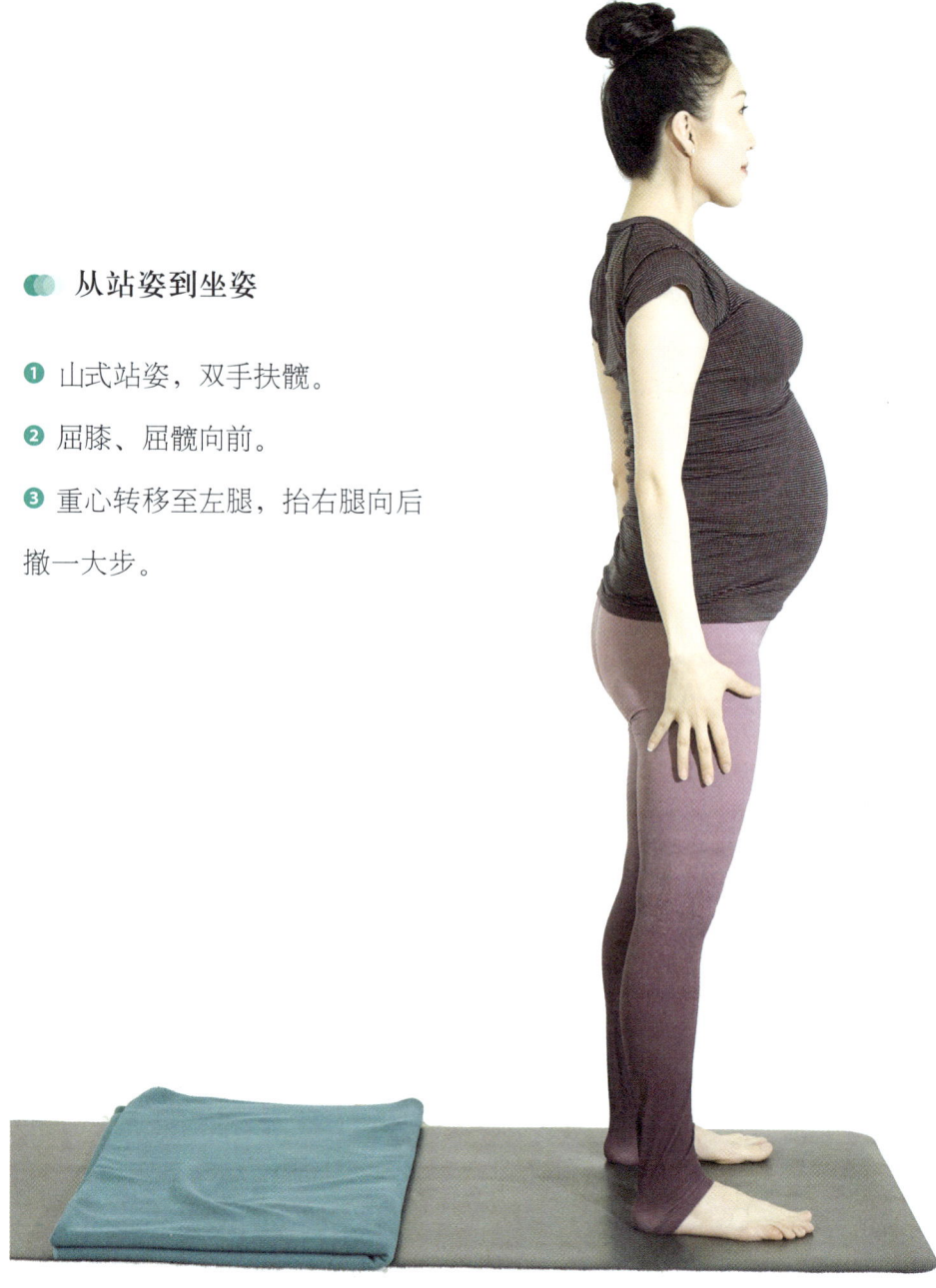

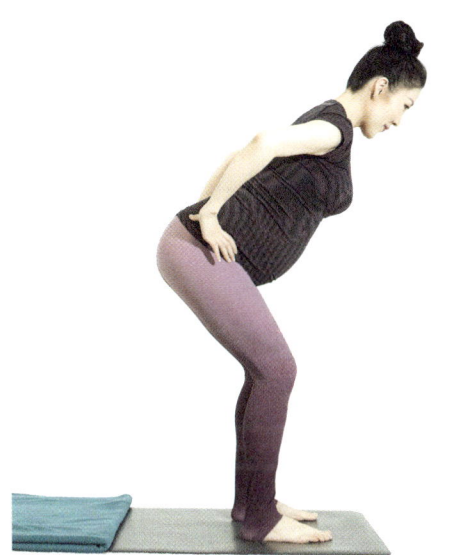
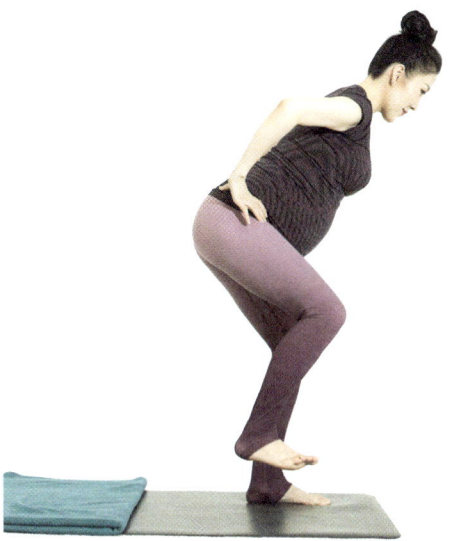
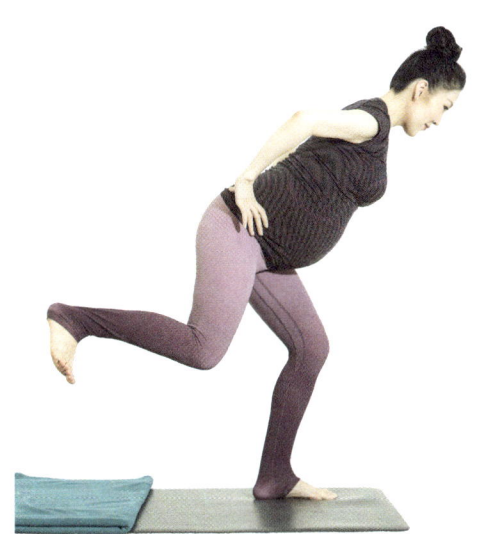
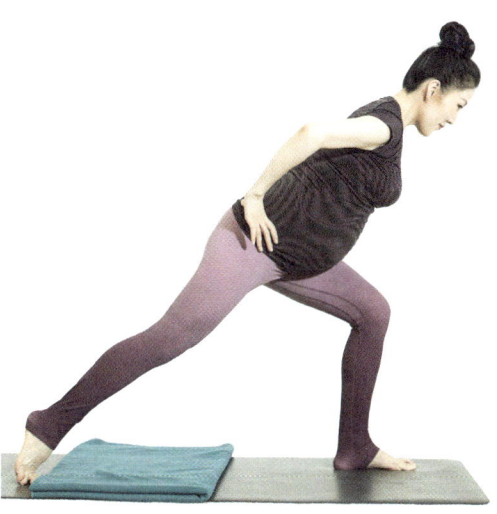

❹ 稳住重心，身体继续前倾至单手撑地。

❺ 屈右膝跪地，双手撑地，左膝盖向后撤一步。

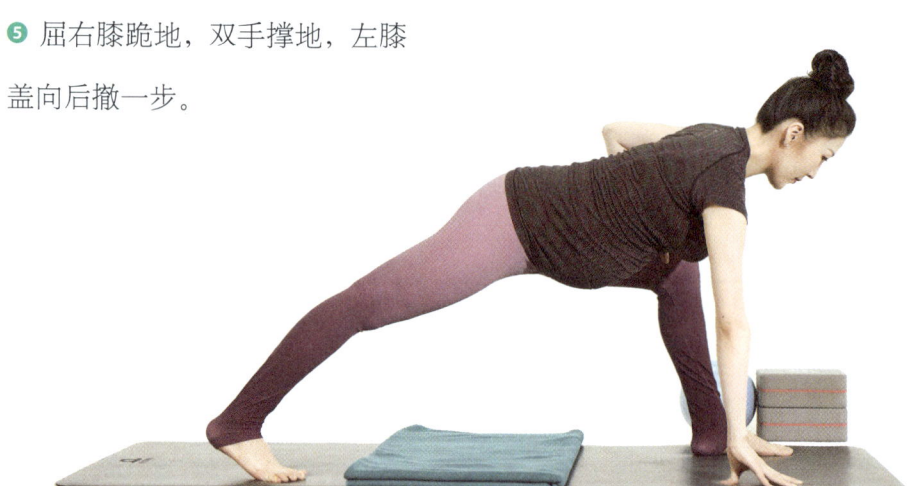

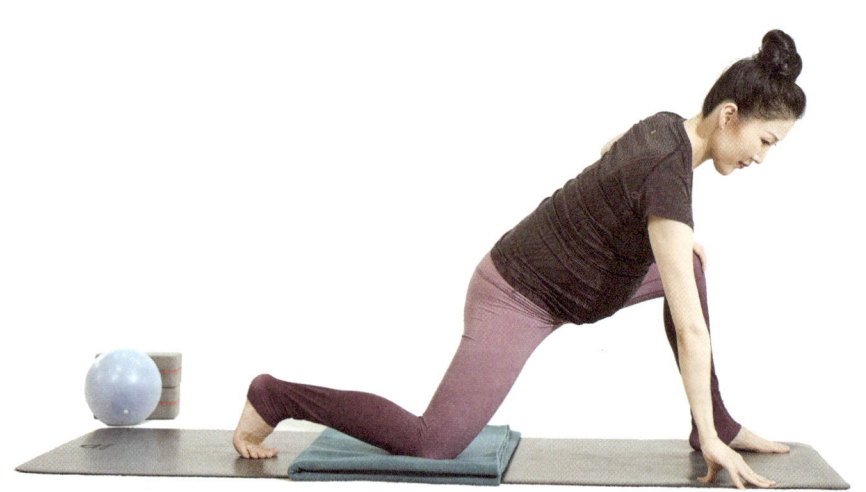

❻ 双膝跪地后,臀部向后坐,双手向后,逐渐推直脊柱向上。

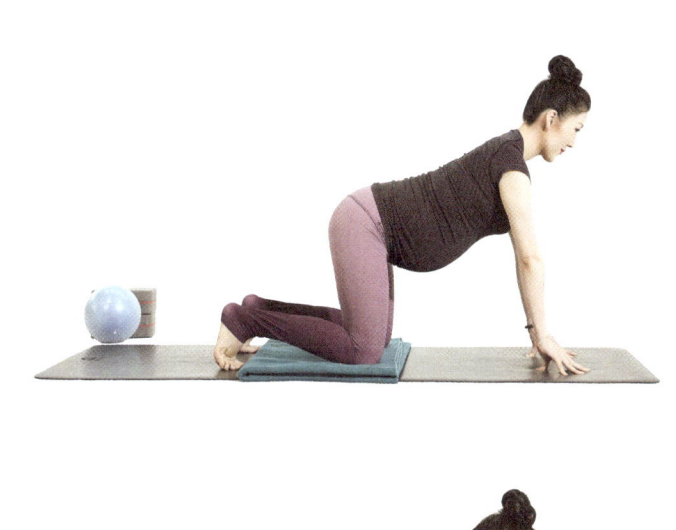

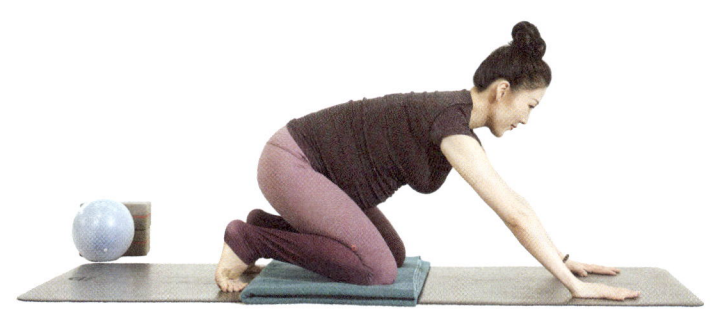

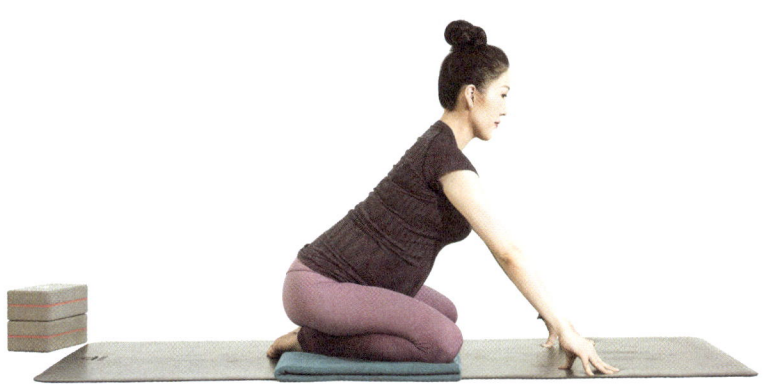

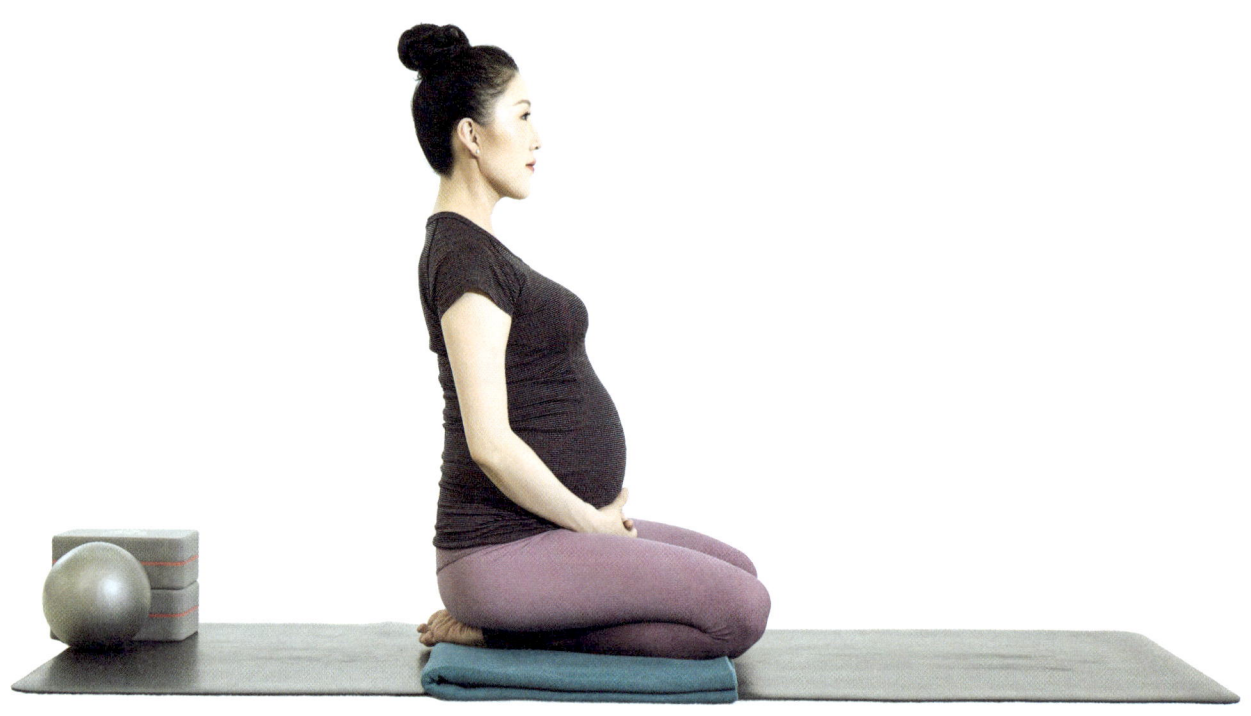

从坐姿到卧姿

❶ 坐姿。有耻骨疼痛的孕妈妈可以在双腿之间夹瑜伽小球。

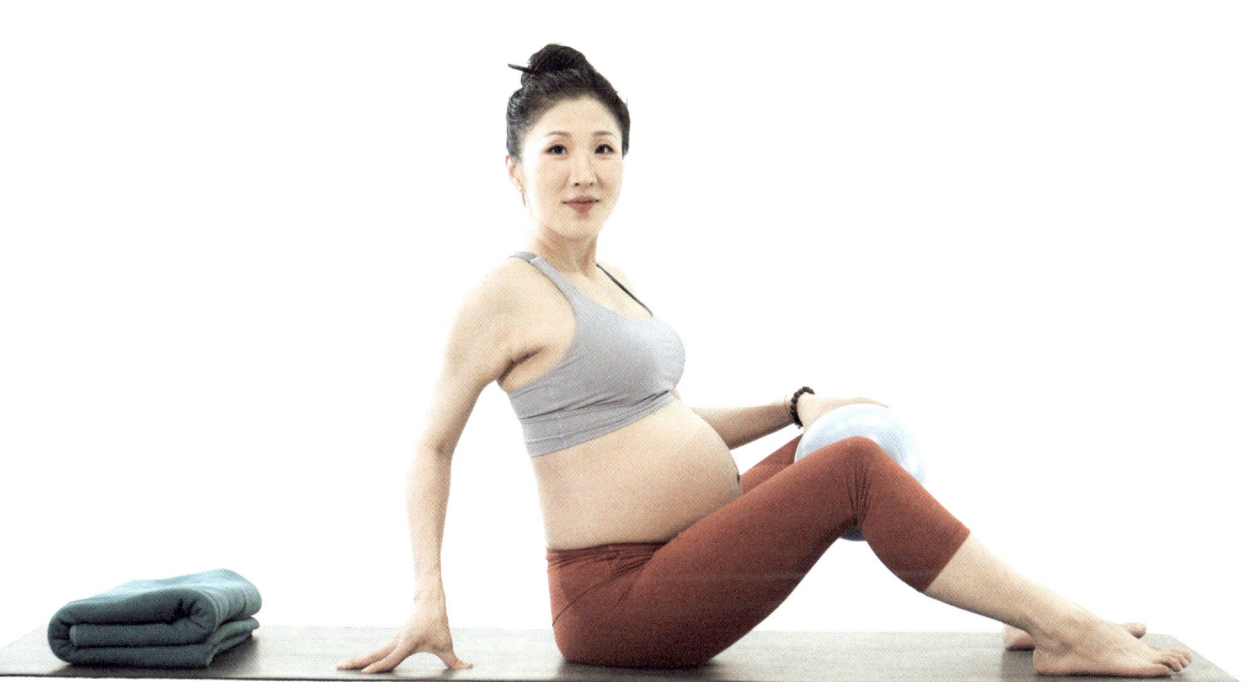

❷ 上身微向后倾,双臂撑地。

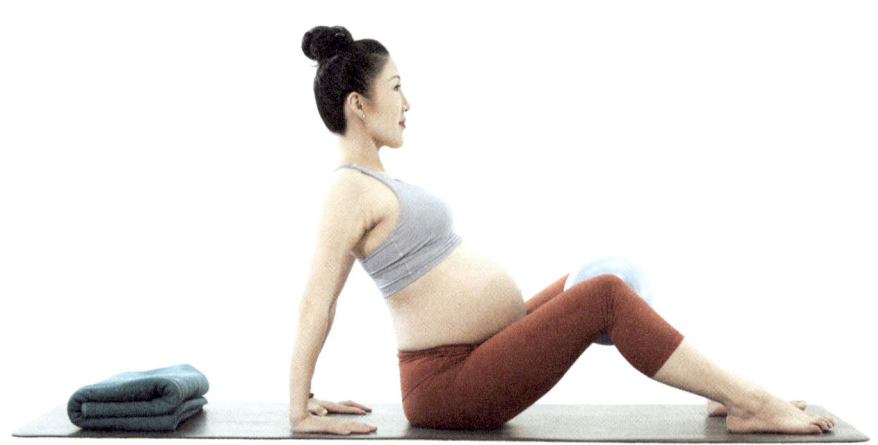

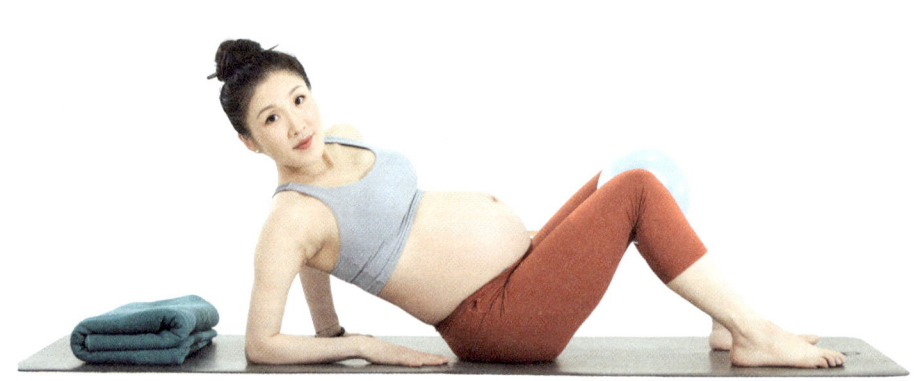

❸ 依次屈双肘呈仰卧位。

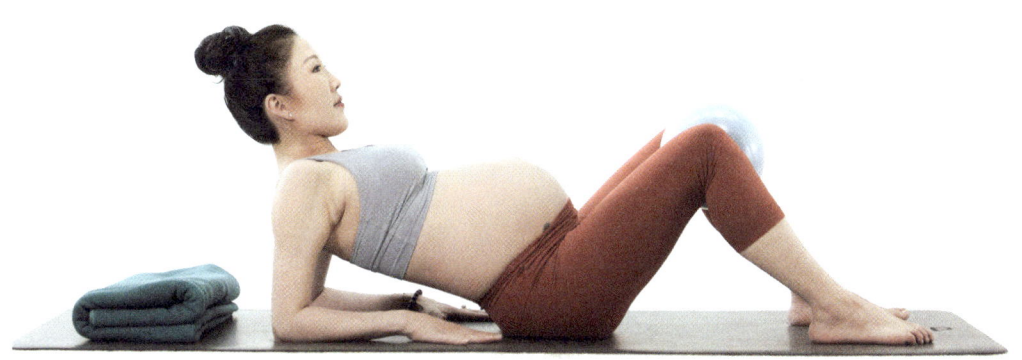

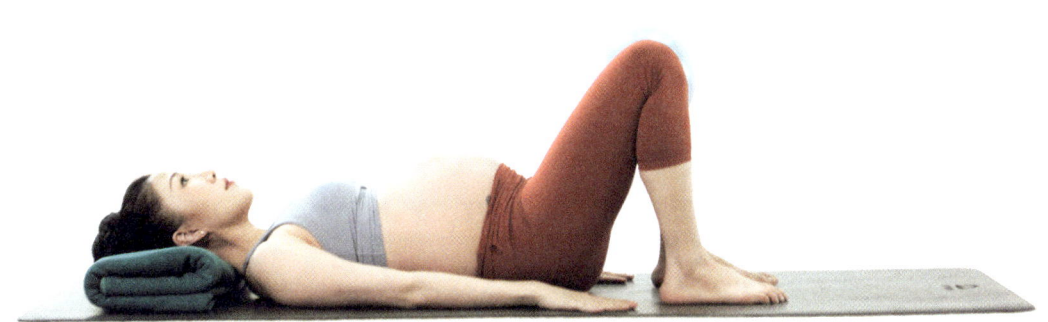

正确地呼吸，敏锐地觉察

呼吸，人人都会，但不一定人人都知道自己是正在呼还是吸。

呼吸，看似简单，但不是人人都会调整、控制自己的呼吸。正因为人们对此太习以为常了，反而缺乏对呼吸的觉察。对呼吸缺乏觉察的人，对身体的变化也会缺乏觉察，反应迟钝。

很多年前，我在产科做护士期间，遇到过一次很严重的孕期意外。一位孕30周的妈妈，产检时发现重度宫内窘迫，需立即做紧急剖宫产，被送进了手术室。重度宫内窘迫无法及时处理的话，有可能造成胎死宫内。可是上一次产检，医生并没有发现她和孩子有任何异常。

怀胎十月，从一次产检到下一次产检，中间可能相隔一个月、半个月或者一周。由于胎儿成长快、变化大，医生每次都会提醒孕妈妈：不适随访——有异常立马问医生。孕28周之后，医生还会提醒孕妈妈每天要监测胎动，不适随访。

重度宫内窘迫一定不是突发的，它往往要经历胎动频繁、胎动渐缓、胎动消失这样一个过程。可那位妈妈全程没有觉察，这么危险的情况还是产检医生发现的。

为什么会这样？

不是孩子没有"求救"，而是妈妈没有觉察。

很多人对自己和孩子盲目自信，不遵医嘱数胎动，觉得不会发生什么，没有意义。可是，如果这位妈妈平时有运动习惯，她可能就会敏锐地感受到身体的变化。在胎动频繁的那些瞬间，她可能就会感到有什么和之前不一样，觉察到异常，及时寻求专业人士帮助，就不会导致如此严重的后果了。

呼吸，是发展觉察能力的最简单方法。

人只要活着，就一定有呼吸，所以从觉察呼吸开始，培养觉察的习惯和能力，最方便不过。

觉察呼吸的第一步，是先意识到自己正在呼吸；意识到正在呼还是吸；意识到为什么呼吸变急促了，或变得轻慢绵长了。持续练习，再觉察呼吸跟情绪、所处情境、所遇事件、身体变化有什么关系，就能觉察自己的起心动念，以及身体、情绪、思想的变化。

自然式呼吸

练习觉察，用最常用的自然式呼吸练习即可。

自然式呼吸，顾名思义，就是在最自然的状态下，未经引导、调整，现在正在用的呼吸方式。每个人的自然式呼吸都不同，有可能是胸式呼吸，有可能是腹式呼吸；有可能是完全式呼吸，有可能是不完全式呼吸。这些都可以。初期练习时，孕妈妈可选择让自己最舒服的方式，如鼻吸鼻呼或者鼻吸口呼都可以。

孕期练习呼吸时一定要注意四个重要前提：

第一，骨盆稳定；

第二，脊柱伸展；

第三，相对空腹；

第四，不憋气。

稳定的骨盆承载着宝宝十个月的"家"，让宝宝居于安稳；脊柱的中通正直让气息进出的管道通畅；刚吃饱饭就练习的话，容易反胃、恶心、头晕，所以要相对空腹；一定不能憋气，以保障孩子和妈妈随时的氧气供给。

练习呼吸时，孕妈妈选择自己最舒适的坐姿，保持骨盆的稳定和脊柱的中通正直，闭上眼睛（阻断外在干扰更容易专注），把意识放在鼻孔的周围，感受吸气的时候清凉的气息进入鼻孔，呼气的时候温热的浊气从鼻孔或嘴巴排出。正常呼吸，保持舒适，不用刻意延缓呼吸的节奏和频率，只要持续保持意识清醒、头脑专注，知道自己在呼吸即可。

如果你能随时专注于呼吸，这个练习随时都可以展开。觉察呼吸能有效地缓解焦虑，释放压力，睡前练习还能缓解失眠，帮助孕妈妈更好地入睡。

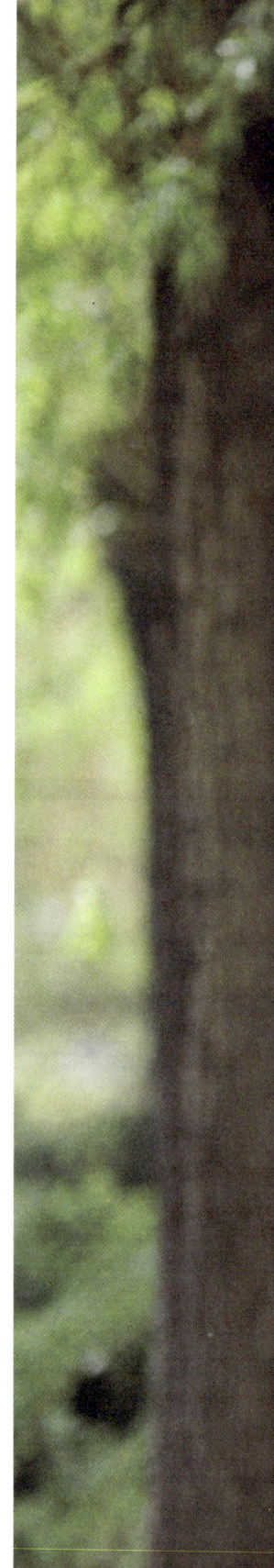

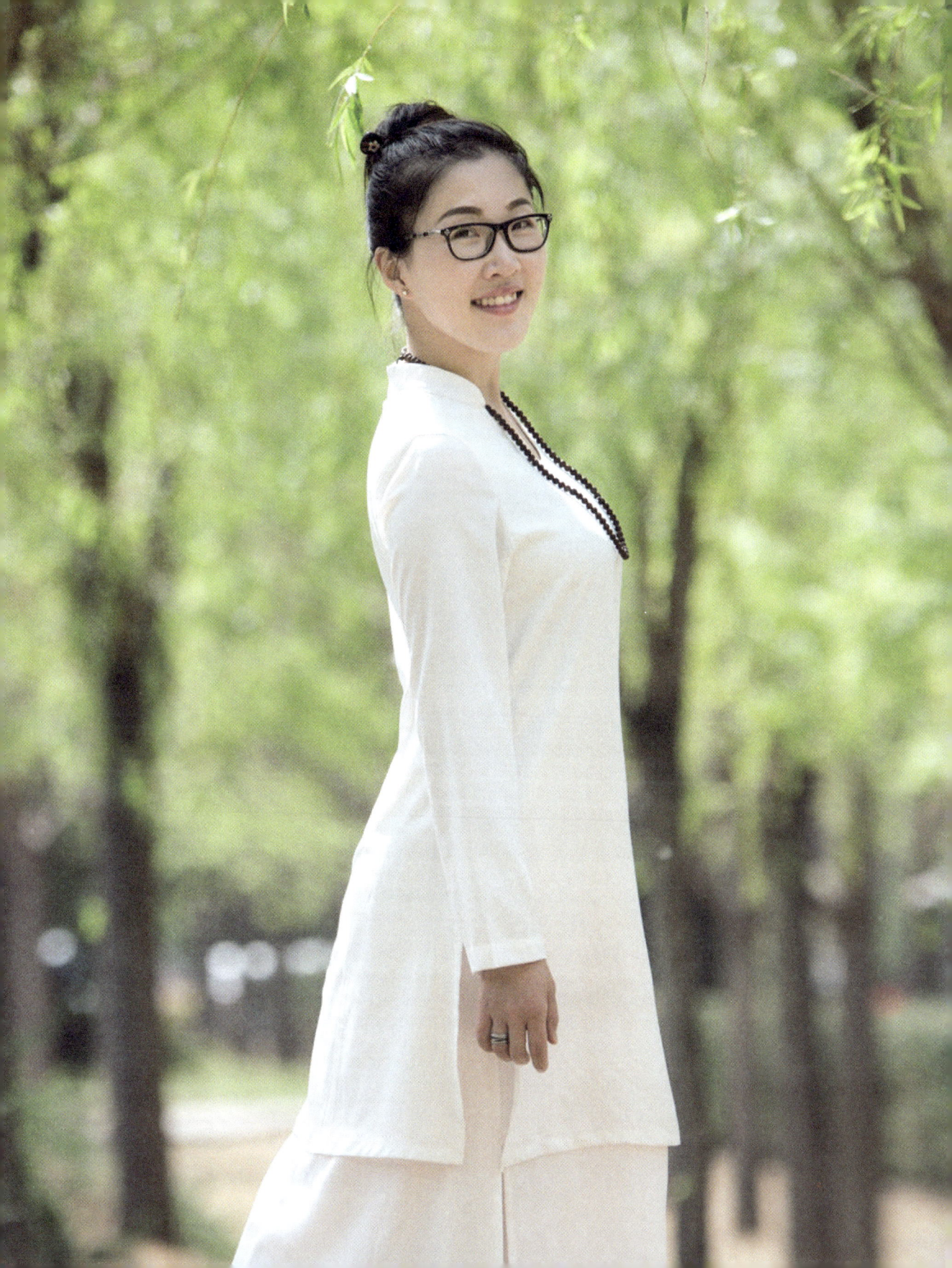

腹式呼吸

当你可以意识、觉察到自己自然状态下的呼吸之后，你就可以进入腹式呼吸的练习。它也是瑜伽等各类运动最常见、最推荐的呼吸方式。

正常状态下，腹式呼吸要适度拉长气息、放慢节奏，让气息充盈整个肺部后再到腹部。它悠长缓慢，可以增加体内氧含量。但孕期坚决不能憋气。大部分孕妈妈的气息不算长，如果严格进行腹式呼吸很容易憋气，导致宝宝短暂缺氧、胎动频繁等不适，这是没有必要的。孕妈妈只做最简单的腹式呼吸，即把意识放在腹部，保持脊柱延展，不含胸驼背，吸气时腹部微微隆起，呼气时腹部回收。

练习时，孕妈妈选择最舒服的坐姿，左手放在腹部跟孩子形成连接，右手搭在右腿上，闭上眼睛，始终保持肩膀放松、脊柱延展、不塌腰、不驼背、不憋气。吸气，感受腹部向外隆起，左手被推向外；呼气，肚脐主动收缩向后找后背，后背拥抱腹部，左手随之向内，感受浊气排出。这个过程当中，孕妈妈要始终感受和宝宝的沟通互动；吸气时，仿佛把宝宝推向远方，如同他长大了会离开妈妈；呼气时，宝宝再回来，就像他不管离家多远依然会回到妈妈的怀抱。这期间你有可能会感觉到胎动，说明宝宝意识到你在跟他做游戏，可以用手心轻轻地拍拍他，跟他说说话。

腹部呼吸通过腹部起伏，刺激肠胃蠕动，帮助排气、排便，还可以增加皮肤弹性，预防妊娠纹。孕晚期，很多孕妈妈会出现心慌、胸闷、气短的感觉。这是胎儿增大，子宫挤压膈肌导致。孕32～34周尤甚，因为宫底在最高位，宝宝真的是在顶妈妈的肺部。只要不是病理性问题引发的，做10~20分钟腹式呼吸，给体内摄入充足的氧气，就可以很好地改善气短、憋气的现象。

我们依赖呼吸活着。通过觉察呼吸，觉察身体，再通过调整呼吸，来影响身体，建立一个良性的循环。觉察是方法，目的是更好地调整、控制身体，平安地度过孕期。

更有效、正确的呼吸，能让孕期更顺利、舒适。正确的呼吸配合孕期瑜伽，对孕妈妈更是事半功倍的好事。

做瑜伽体式时，呼吸带动动作，动作追随呼吸，利于集中精力，也利于释放压力。一般吸气向上，呼气向下；吸气向外，呼气向内；吸气吸入能量做动作，呼气排气还原动作；吸气延伸动作，呼气加深动作。保持体式的时候，自然呼吸，不要憋气。这些是比较严谨的呼吸跟体式的配合，孕妈妈做不到的一定不要勉强，保持自然呼吸就好。

孕妈妈还可以根据自身需求做以下呼吸练习，为身体带来更深层次的能量。

跟我学
FOLLOW ME

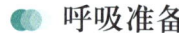 **呼吸准备**

金刚坐

膝盖下方垫毛毯，双腿分开与骨盆同宽，双脚向后，脚背推地。臀部下方可以垫瑜伽砖或瑜伽小球。

简易坐

小腿中段交叉盘坐，脚踝在膝盖的下方，臀部下方可以放毛毯。保持脊柱直立向上。

注意：下肢严重水肿及静脉曲张的孕妈妈可以选择简易坐姿势练习呼吸。

● **自然式呼吸**

轻轻闭上眼睛,保持脊柱的延展;吸气的时候感受气息从鼻孔进入,呼气的时候感受气体的排出。每次吸气时脊柱都要延展,呼气时都要感受气体的排出,并整体感受气息的顺畅。

注意:保持骨盆稳定,脊柱延展,呼吸顺畅不憋气。

好处:刺激胃经,改善孕期胃肠胀气;集中注意力,释放压力。

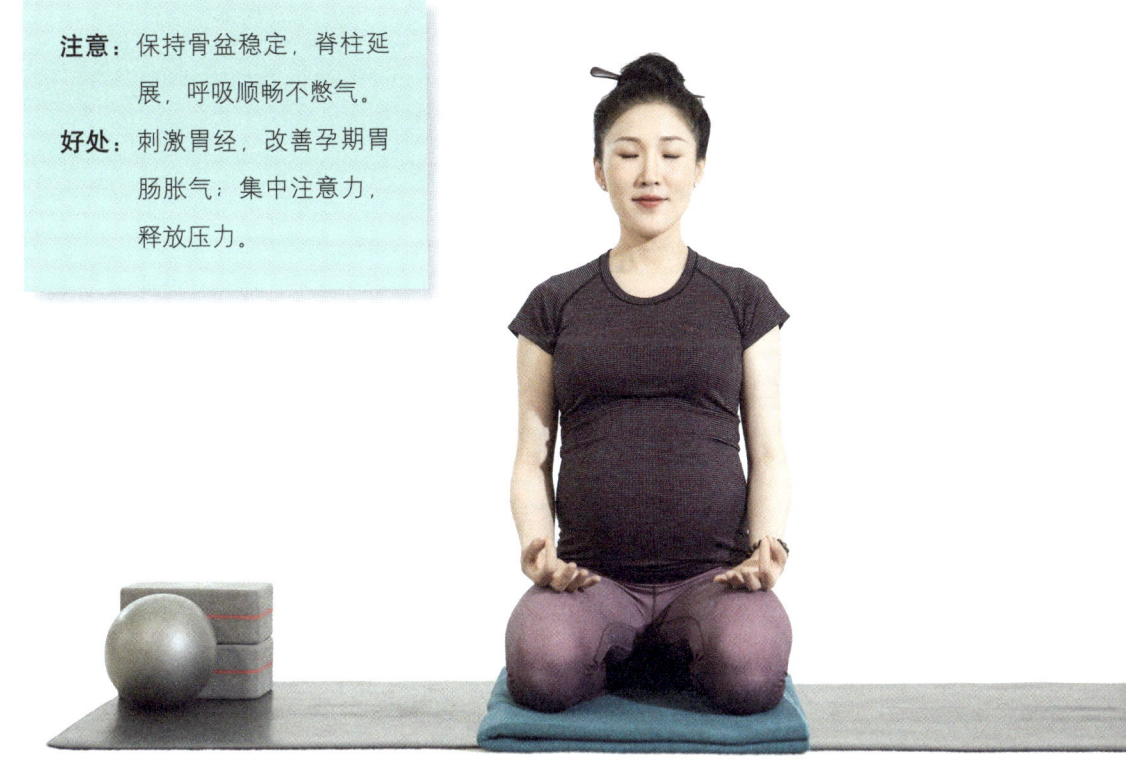

腹式呼吸

❶ 双手拇指轻触，其他四根手指相交，置于腹部，保持脊柱拉长；吸气时腹部轻轻鼓起，双手被推向外侧。

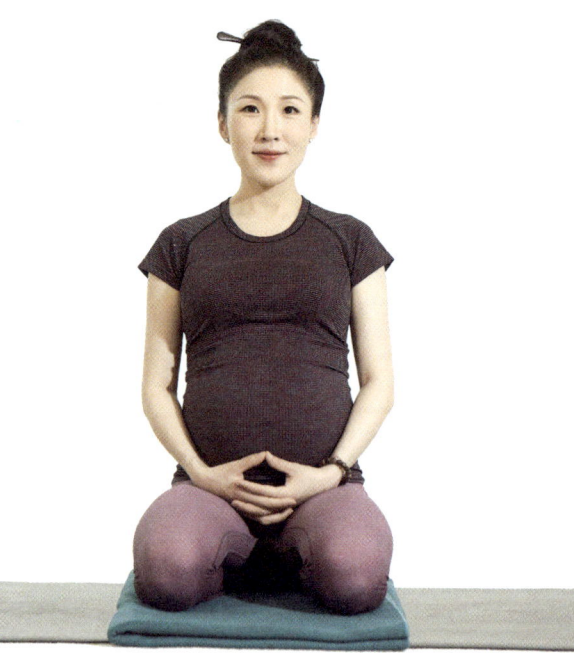

❷ 呼气的时候，腹部向后，后背拥抱腹中的胎儿，同时双手向内收回。

❸ 重复数次。

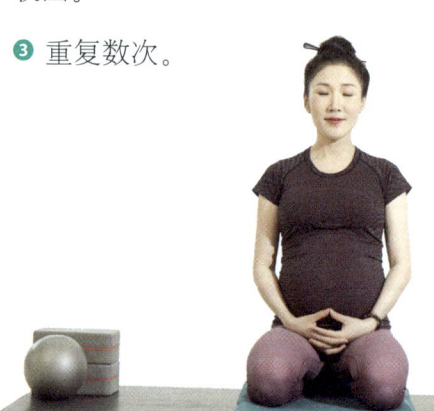

注意：吸气推腹时，脊柱延展不塌腰；呼气收腹时，胸口上提，不拱背。

好处：促进肠胃蠕动，预防及缓解便秘。

完全式呼吸

❶ 右手放在腹部，左手向上置于胸口，保持脊柱拉长；吸气时，气体充满肺下部，腹腔隆起，同时右手微微被推向外侧；气体继续充满肺的中上部，胸腔扩张，同时左手微微被推向外侧。（每人情况不同，也可能是先胸腔扩张，后腹腔隆起。）

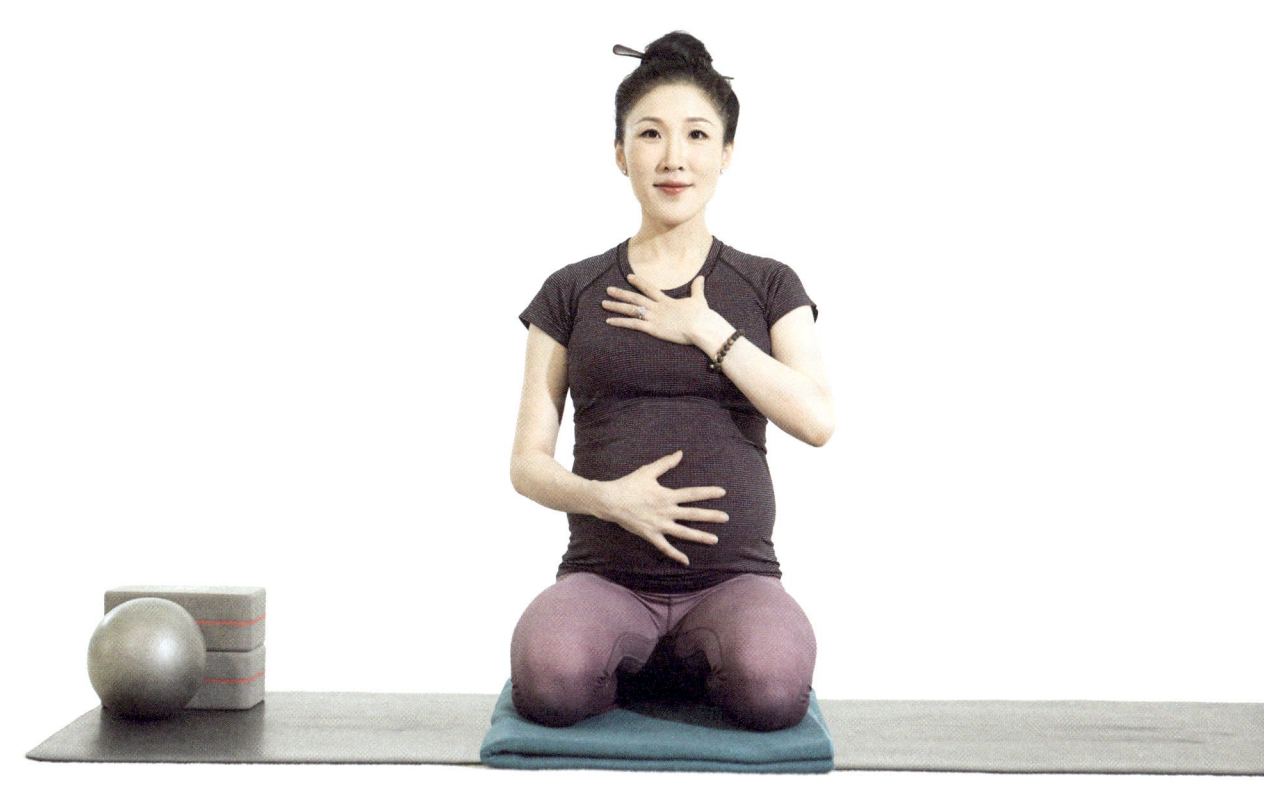

❷ 呼气的时候，放松胸腔和腹部，同时左右手随之向内，将气体逐渐排出体外。

❸ 重复数次。

> **注意**：保持呼吸的顺畅，不要憋气。
>
> **好处**：增加肺活量，改善心肺功能，为胎儿的发育提供充足的氧气；最大限度地排出体内的浊气，增强整个呼吸系统功能。

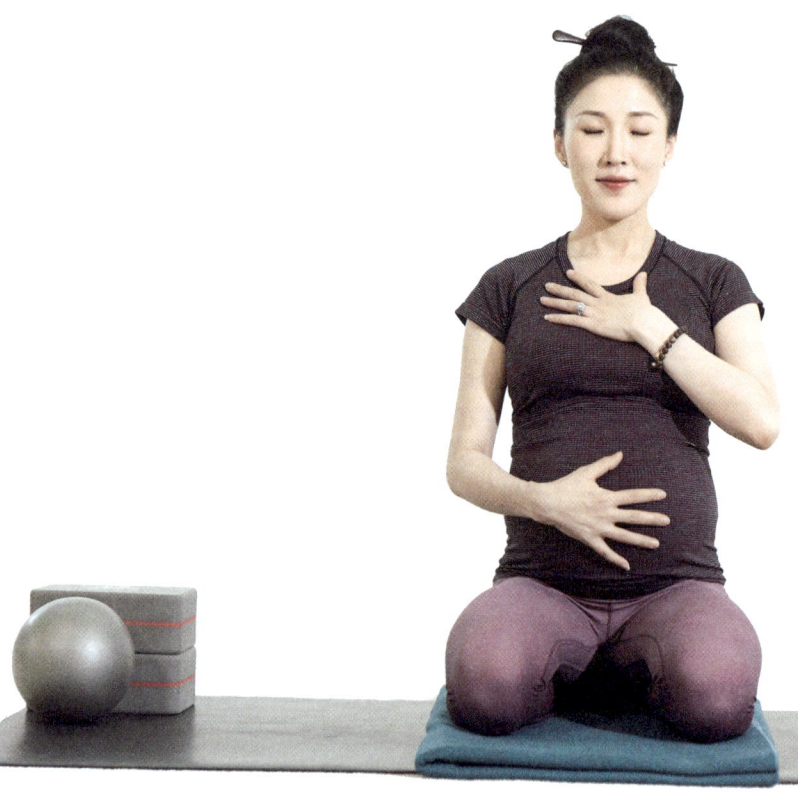

● **孕期常用的三种呼吸法**

鹿角手印准备：右手食指、中指并拢，其余三指放松。

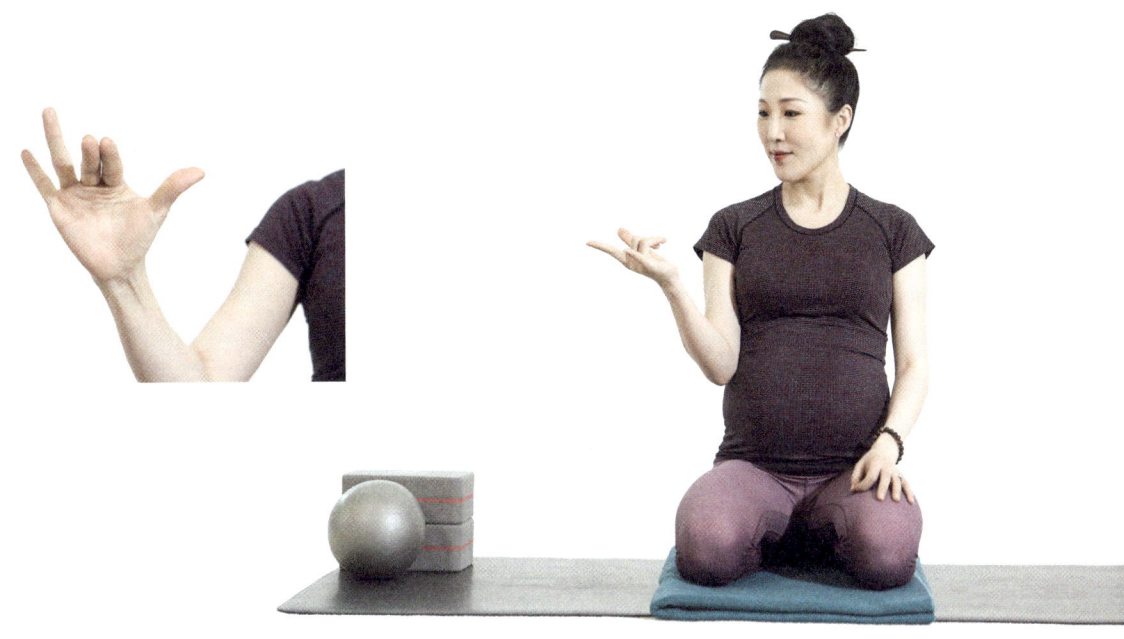

阳式呼吸（左呼右吸）

❶ 右手食指、中指抵住眉心之间，大拇指放在右侧鼻翼处，无名指放在左侧鼻翼处。

❷ 右手大拇指按压右侧鼻翼，呼气，左侧鼻孔吐气。

❸ 左侧无名指按压左侧鼻翼，吸气，右侧鼻孔吸气。

❹ 关注气息的进入和排出，重复7～10次。

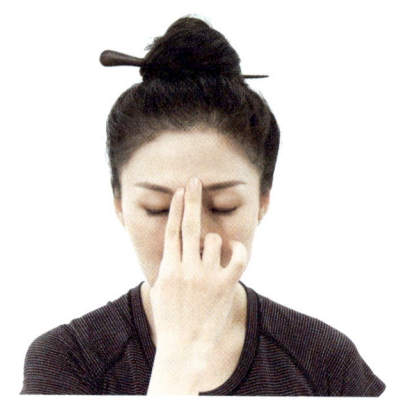

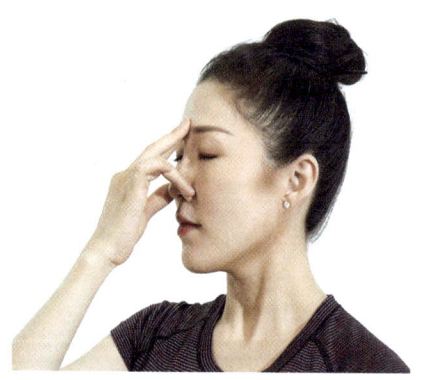

好处：适合清晨起床后和上午练习；精神萎靡、情绪低落、低血压及低血糖者可以多多练习。

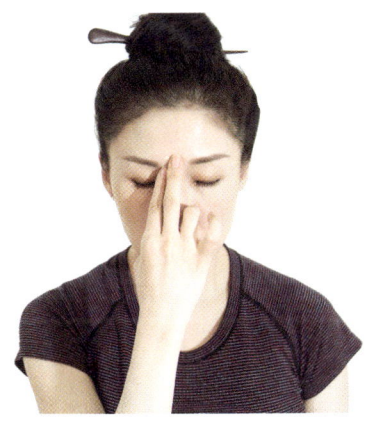

阴式呼吸（右呼左吸）

❶ 右手食指、中指抵住眉心之间，大拇指轻放在右侧鼻翼处，无名指放于左侧鼻翼处。

❷ 右手无名指按压左侧鼻翼，呼气，右侧鼻孔吐气。

❸ 右手大拇指按压右侧鼻翼，吸气，左侧鼻孔吸气。

好处：适合睡前练习，特别是烦躁不安时；有高血压、高血糖者可以多多练习。

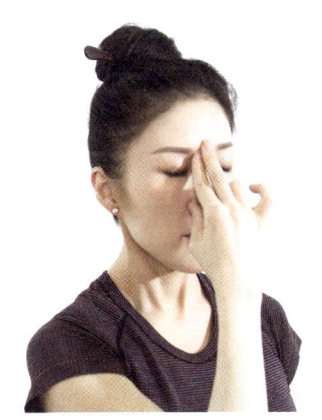

清理经络呼吸

❶ 右手食指、中指抵住眉心之间,大拇指轻放在右侧鼻翼处,无名指放于左侧鼻翼处;两个鼻孔同时吸气,然后堵住右侧鼻孔,左侧呼气。

❷ 左侧呼完,接着吸气,然后按压左侧鼻孔,右侧呼气;呼尽后,接着右侧吸气。

❸ 左呼左吸,右呼右吸,都完成为一个回合。

注意:每次都是以一侧鼻孔呼气开始,吸气结束,再到另一侧鼻孔呼气开始,吸气结束,这为一个回合。

好处:适合所有孕妈妈,特别是感觉疲惫,想让自己精力旺盛的孕妈妈。

会阴收束法

❶ 臀部下方垫毛毯或瑜伽砖,双腿向外侧打开,膝盖外展,双手扶住膝盖的外侧,给腹部创造充足的空间;双坐骨压实地面,保持脊柱向上延展。

注意:若腹部过大,可选择金刚坐或简易坐姿,甚至侧卧姿势来练习会阴收束法。

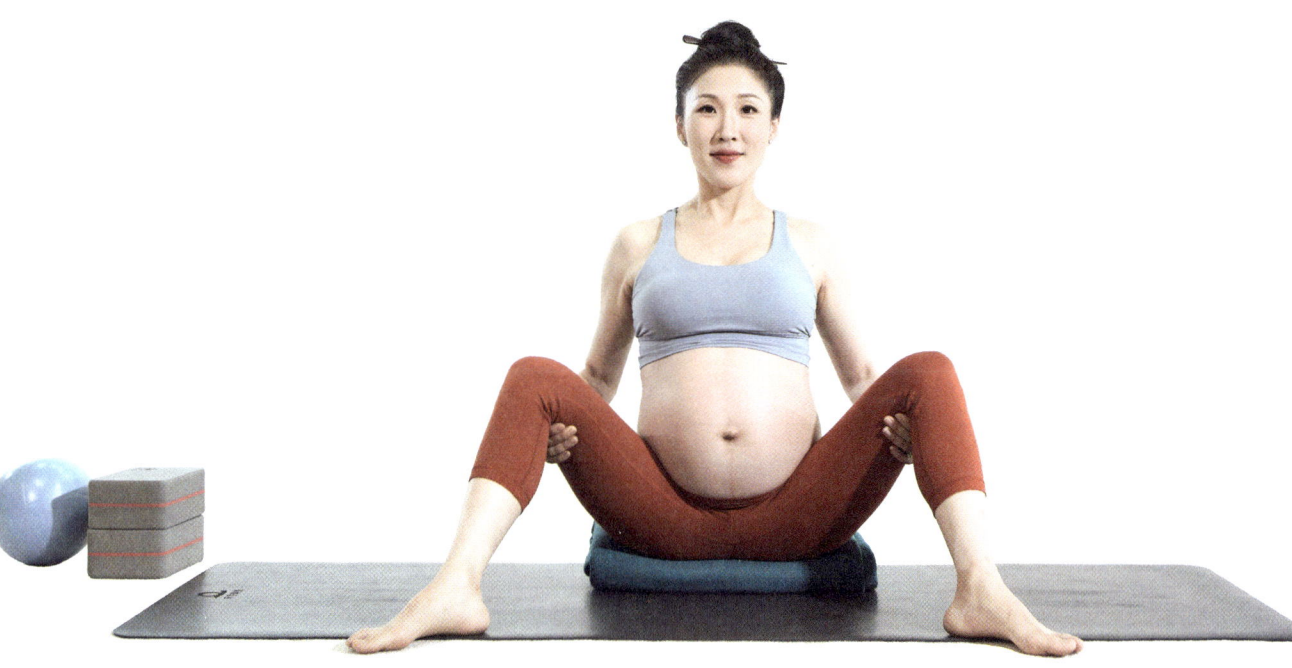

❷ 双手肘抵住膝盖内侧，双手掌心相对，指尖向上延展；闭合双眼，想象小便时突然憋住，从阴道口开始收紧，直到阴道最深处；吸气上提，憋住，内心默数"3，2，1"，然后放松呼气，想象正在小便，从阴道深处慢慢放松，直到阴道口，内心默数"1，2，3"；3秒钟后又憋住，如此循环。

❸ 重复10次为一组，每日进行3组以上，逐渐增加到25次为1组。

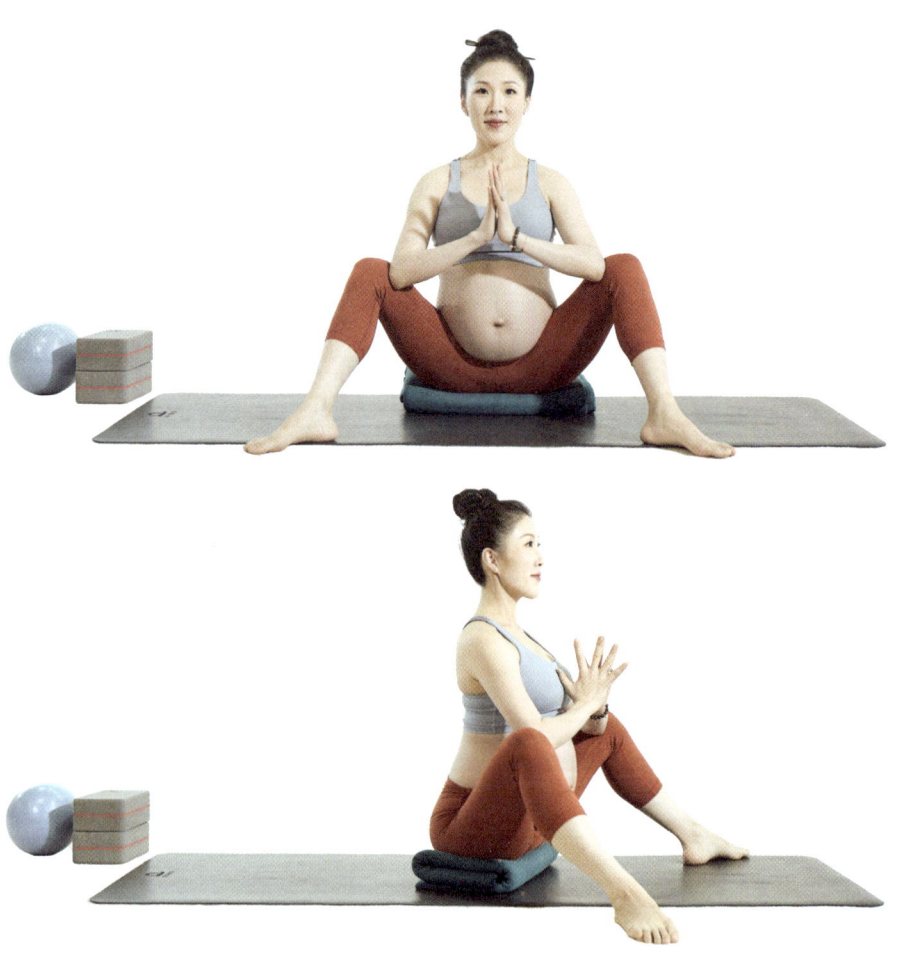

注意：不要真在小便时憋尿进行练习；运动的过程中保持正常呼吸，身体其他部分放松。

好处：会阴收束练习可以增强盆底肌肉组织的弹性，预防产程中的侧切和撕裂，同时帮助治疗孕期尿失禁，减轻便秘和痔疮。

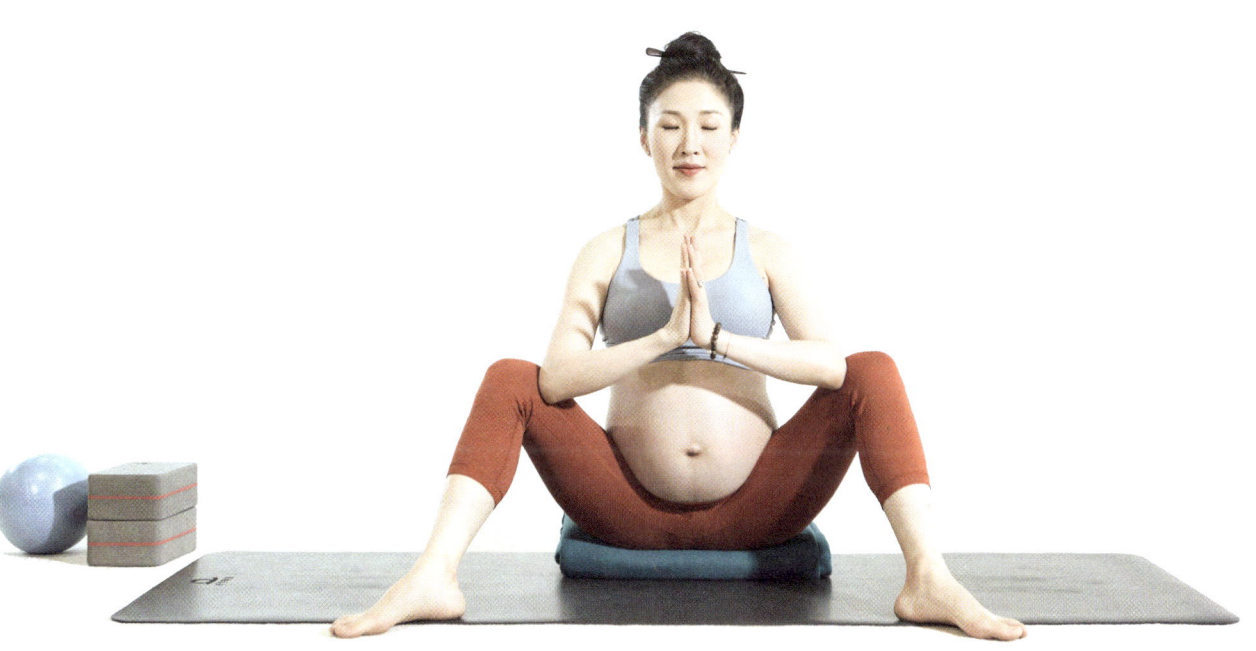

爱笑的女孩孕期不会差

怀孕，是女性一生中非常重要的一个时期。胎儿的生长发育，不断给母体增加压力和负担，使孕妈妈身体紧张、心理负担加重。加之激素作用，身体稍有风吹草动，生活中再受点小委屈，孕妈妈情绪极易波动起伏，甚至抑郁。

产科学经典著作《产科学：正常和异常妊娠》中的数据显示，女性深度抑郁症的患病率是12.0%，这几乎是男性的两倍，而生育期会形成一个明显的峰值。从20世纪初开始，心理学就有了"围产期抑郁"这个概念，但直到2000年以后，母婴死亡率随着医疗的发展而下降，大家才发现，因抑郁导致的自杀是孕产妇死亡的主要原因之一。西方有"Mom Blues"的说法，就指孕产期女性的情绪抑郁。

所以，孕期除了照顾好孕妈妈的吃喝拉撒、坐卧起居之外，尽量理解和照顾她们的情绪、感受，也是非常关键和重要的。当然，孕妈妈自身也要科学面对、自我调节、

微笑就是阳光,能消除人脸上的冬色。

——维克多·雨果

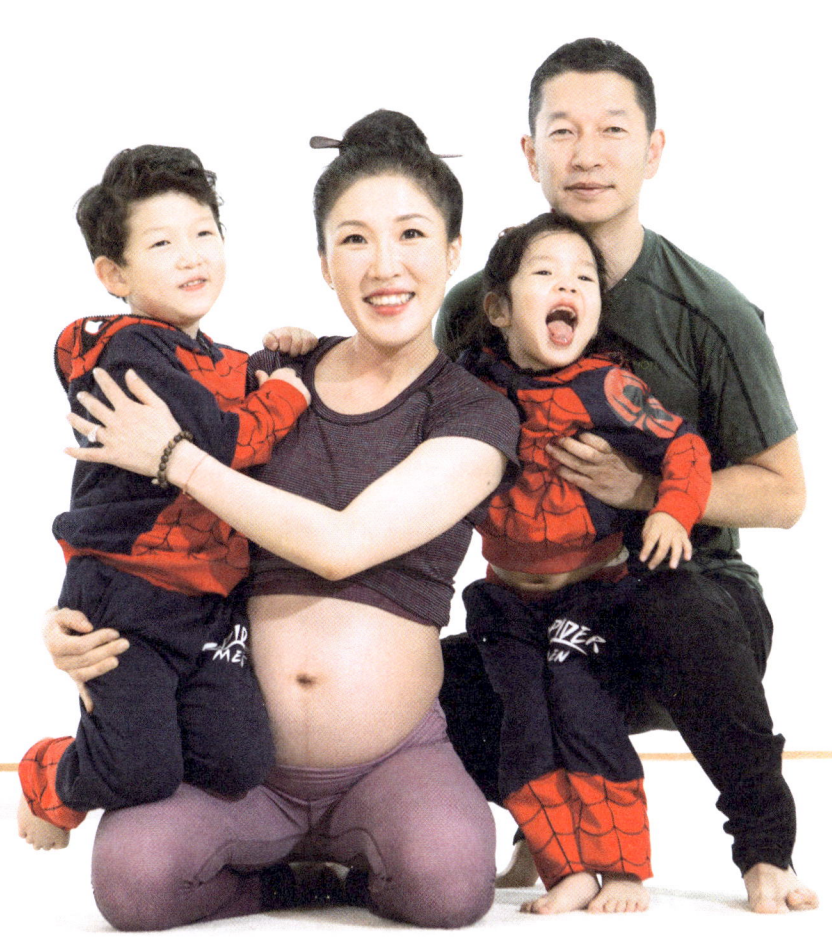

理性控制情绪，保持自信、稳定、积极的状态，不要被抑郁操控。

十多年前，我上美术胎教课时发现了一个学生的问题。

美术胎教课就是在冥想的时候，引导孕妈妈放松，想象宝宝和自己未来的家，再把自己的感受和状态画下来。一般孕妈妈的画都是温馨、幸福的，画里常见太阳、房子、爸爸、妈妈、宝宝、宠物、小花小草等很阳光的东西。那个学生当时画了一个倒了的酒瓶，里面的东西洒了一地，以及一个烟灰缸和上面点燃的一根烟。我感到她状态有些低沉，或许已经开始焦虑，有抑郁的前兆。后来通过聊天，我确认我的担心是对的，她自己告诉我，她当时的情绪极不稳定。

这个学生是意外怀孕，这完全打乱了她原来的生活节奏。她非常害怕因为孩子，自己未来什么都干不了，变成一个只围着纸尿片转的妈妈。她身体日渐沉重，内心最阴沉的时候，非常不想要这个孩子。她边说边哭，心里的难受、委屈又不能告诉家人，怕会招来更多压力。所有人都对她说："所有妈妈都是这样过来的。为了孩子，就应该开心，应该多笑；为了孩子，就应该牺牲自己，不能自私任性……"

一个独立、自由的现代女性，怀孕后，原来的生活被剥夺，同时所有责任都"强加"给她，让她猝不及防，所以她一时适应不了角色的转变，也很正常。

不少孕妈妈都跟我抱怨过，怀孕以后，自己消失了，成了一个贮存孩子的容器，一切生活内容都以孩子为中心，还被别人指指点点……孕妈妈太多的焦虑都源于此，可家人的注意力都集中在孩子身上，没有注意孕妈妈的情绪变化。

孕期压力来源

现代女性往往面临着来自事业和家庭的双重压力，她们还需要维持作为女儿、儿媳、妻子、母亲、雇员等多重角色的平衡。大家默认女性天生就是"超人"，生产和照顾孩子无所不知、无所不能，奉献家庭、牺牲自我在所不辞。可女性变成孕妈妈，也依然是个平常人，旁人要以平常心对待孕妈妈，平等看待，或许这才是社会大众对她们最好的关照。不要以"妈妈"的名义绑架她们，"孕妈妈"没有一个标准，不需要达标，每个人都是独立的个体，不可能什么都是一样的。

非常重要的一点是，大众文化要让孕妈妈们知道，"妈妈"并不是万能的超人，而是普通人，不快乐也是正常的，可能大多数成为妈妈的人都是这样。

孕期难免情绪波动，这时一定不要闷着，独处更容易使人抑郁。跟好友约个下午茶，聊聊天，逛街购物，转移一下注意力；跟结识的孕妈妈多沟通，了解面临相似的情境时她们是怎么度过的。更多的同类会让人自信、充满能量，也许还会获得更好的处理方式，使前景更明朗、积极。

家人的作用

孕期情绪疏导，老公、家人尤为重要。

孕妈妈很渴望得到老公、家人的体贴和理解。一点点关心和细节照顾，足以让孕妈妈抵御整个孕期的辛苦。孕妈妈要学会表达难受、困扰，积极寻求帮助，不要抱怨。正确的表达就能得到周围人的理解和包容。

爱情是人生的瑰宝，需要我们用全身心去实践。作为老公，当孕妈妈跟你诉苦、撒娇时，你也要耐心倾听和沟通。孕妈妈也是需要爱情滋养的女人，甜言蜜语和贴心照顾是老公能给宝宝的最好礼物——妈妈开心了，宝宝才能健康。

孕妈妈自我情绪疏导

孕妈妈自我情绪疏导的第一步：调整心态。

有研究认为，我们生活中的事情，10%是自己引发的，90%是由对待发生的事情的情绪引发的。换言之，生活中只有10%的事是我们无法掌控的，而90%都是自己的认知造成的，所以是可以掌控和改变的。扩展自己的认知和思维方式，学会管理和抒发情绪，生活就有可能是另外的样子。更升级、精进的保养一定是内在的保养，你的样子就是你腹中孩子的样子：你乐观向上，他就健康快乐；你愁眉不展，他也会郁郁寡欢，缺乏安全感。

第二步：借助孕期瑜伽。

瑜伽大师艾扬格曾说："只要保持腋窝打开，你就不会再忧郁。"

当人失落、焦虑、情绪不稳定的时候，身体就会呈现出含胸拱背、低头等极度不自信的姿态。打开腋窝，意味着抬头挺胸，深呼吸。从身体层面改为积极向上的姿态，调整好状态，心情就会随之改变。身体和内心、体态和情绪是相互映射、相辅相成的。打开胸腔，舒展身体的同时，还可加入瑜伽调息法（呼吸练习）、休息术（深度放松）、冥想、净化等，从而有效消除精神中的消极因素，扩大积极因素和其效果。

前面案例中的那个学生以为自己是"唯一"有负面情绪的准妈妈。在听了别的孕妈妈"控诉"各自家人和内心的"阴暗"想法之后，她才放松，了解到原来自己并不是唯一。课程结束的时候，她的心情好得不得了。她只用了不到两个月，就将情绪问题调整过来。

几年后，来"昕孕瑜伽"学习的孕妈妈，都会做一个简单的心理测试。如果孕妈妈有重度焦虑、抑郁，我会建议她去寻求专业帮助；中度焦虑、抑郁的，我会视孕妈妈个人和主讲老师情况而给出建议。

美国妇产科医师学会建议所有孕妇，在产前至少接受一次围产期抑郁症常规筛查。围产期抑郁症筛查能让孕产妇及时了解心理状态与问题，现在我国也有很多医院可以进行筛查。希望孕妈妈们能够早筛查、早干预，早疏导、早控制。

· 王 昕 说 ·
WANG XIN SAYS

快乐是"生产力"。漫长的孕期和产程中需要力量，这既包含周围人的力量，也包含孕妈妈自己的乐观力量。

爱笑的女孩，运气不会太差；爱笑的女孩，孕期也不会太差！

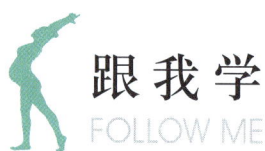 跟 我 学
FOLLOW ME

● 坐立调息

❶ 金刚坐。

❷ 十指相扣,自然搭在子宫前侧的下段;肩膀下沉,微收下颌,眼睛平视前方;脊柱延展,胸口上提,轻轻闭上眼睛。每次吸气时脊柱都要延展,并感受气息从鼻孔进入,呼气时感受气息从口排出。

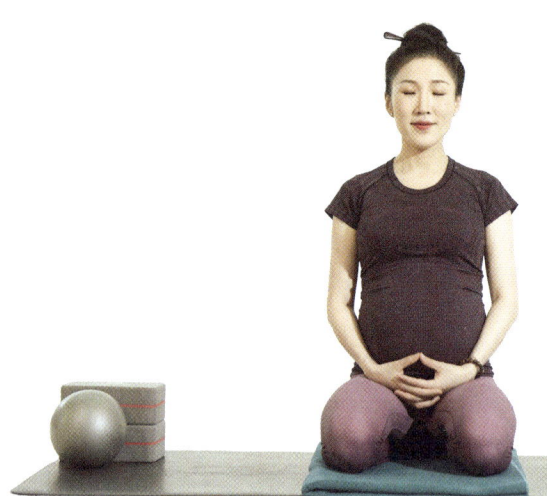

禁忌证:有严重的静脉曲张和血栓不建议练习。
注意:有下肢水肿、会阴水肿的孕妈妈,保持时间不宜过久;如有下肢水肿或膝盖有压力,可以在臀部下方垫瑜伽小球或瑜伽砖(可用抱枕、毛毯代替)。
好处:帮助消化、排便。

❸ 配合腹式呼吸，右手放在腹部，左手放在胸口；鼻子吸气，把手和腹部轻轻往外侧推；张开嘴巴轻轻哈气，后背拥抱腹中胎儿。

❹ 重复尽可能多的次数。

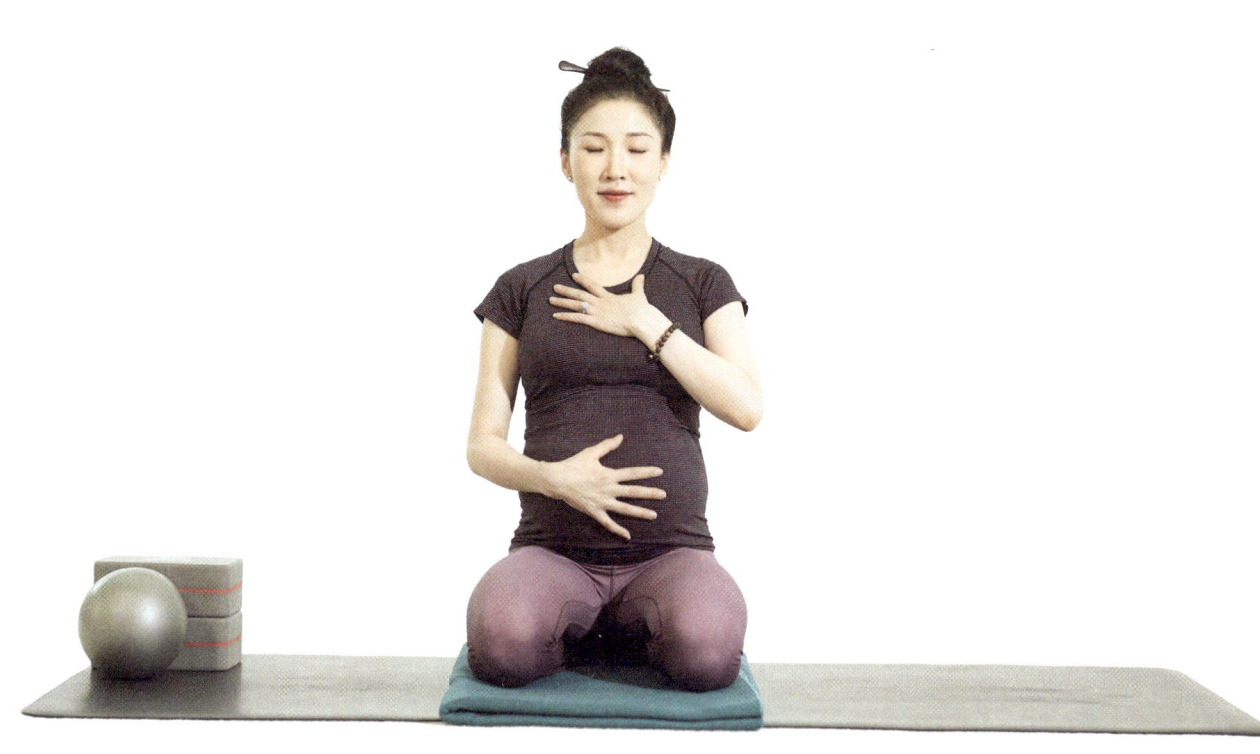

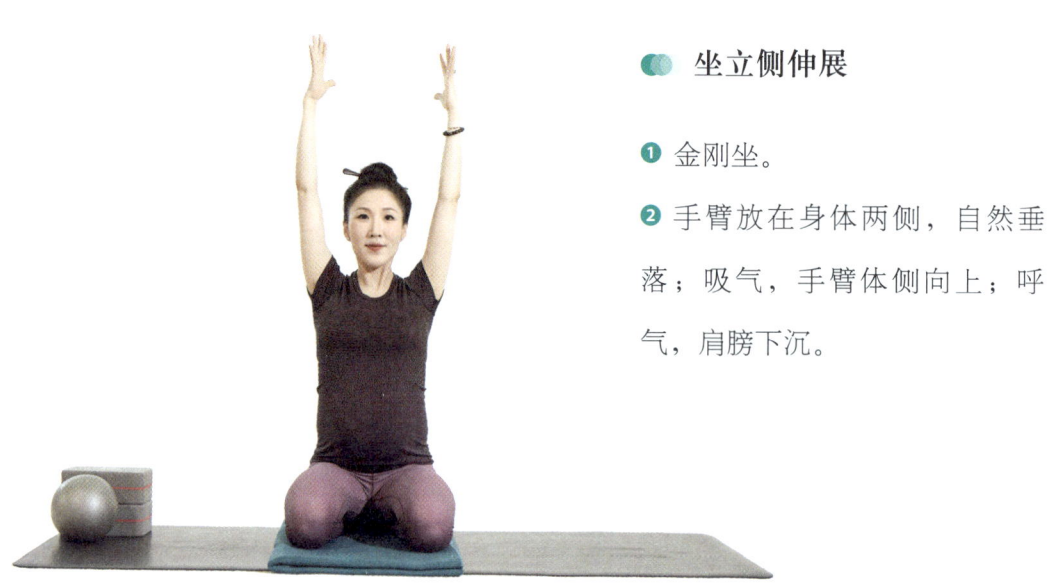

坐立侧伸展

❶ 金刚坐。

❷ 手臂放在身体两侧，自然垂落；吸气，手臂体侧向上；呼气，肩膀下沉。

❸ 落下左臂，五指轻触地；吸气，右臂延展向上。

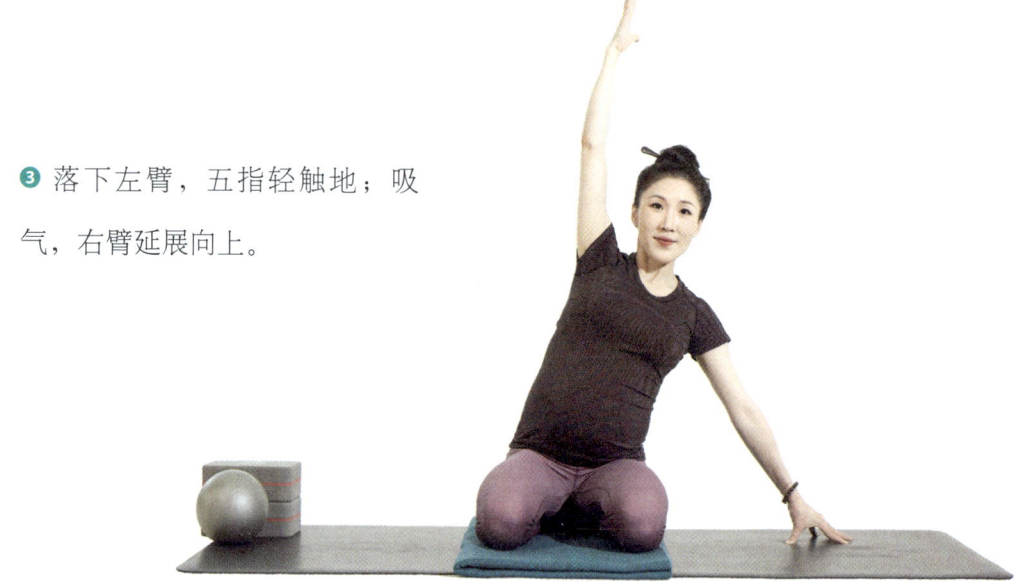

禁忌证：有严重的静脉曲张和血栓不建议练习。

注意：有下肢水肿、会阴水肿的孕妈妈，保持时间不宜过久；如有下肢水肿或膝盖有压力，可以在臀部下方垫瑜伽小球或瑜伽砖（可用抱枕、毛毯代替）。

好处：缓解侧腰及乳腺的压力，预防侧腰妊娠纹的产生，减轻胸部胀痛；预防上肢水肿。

❹ 呼气，胸椎带动右臂向左上方延展，体会整个身体右侧从侧腰、腋窝到指尖的伸展，注意保持右侧骨盆稳定；吸气，胸椎带动双臂向上指向天花板，身体还原，呼气，反方向延展。

❺ 动态重复5～8次。

坐立扭转

❶ 在金刚坐基础上,双膝微微开大,耻骨、肚脐、胸口上提。

❷ 双手搭在双膝上,吸气,左臂体侧向上,高举过头,呼气,胸椎带动右臂向右后方扭转,右手自然垂落,放在臀部后方的地面或砖上;左手可以搭在左膝内侧或放在右膝,双手向下跟大地对抗,吸气时胸椎带动脊柱伸展向上,呼气时胸椎带动肩膀和颈椎扭转。

❸ 向右后方保持1～3次呼吸,吸气,胸椎带动头回正,手臂还原,呼气,反方向练习。

❹ 动态重复5～8次。

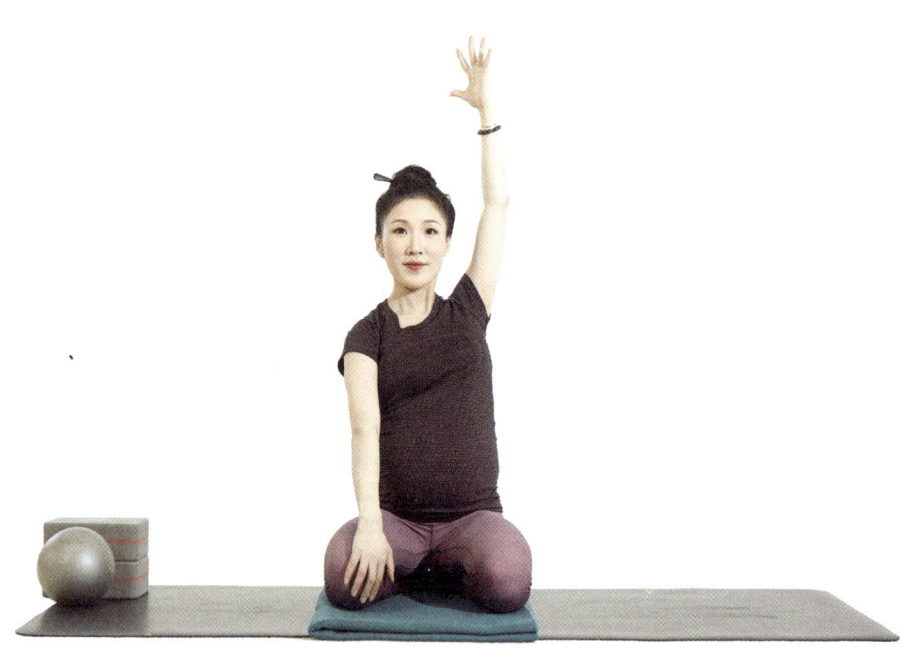

禁忌证：有严重的静脉曲张和血栓不建议练习。

注意：有下肢水肿、会阴水肿的孕妈妈，保持时间不宜过久；如有下肢水肿或膝盖有压力，可以在臀部下方垫瑜伽小球或瑜伽砖（可用抱枕、毛毯代替）。

好处：伸展腋窝乳腺，缓解上背部疼痛。

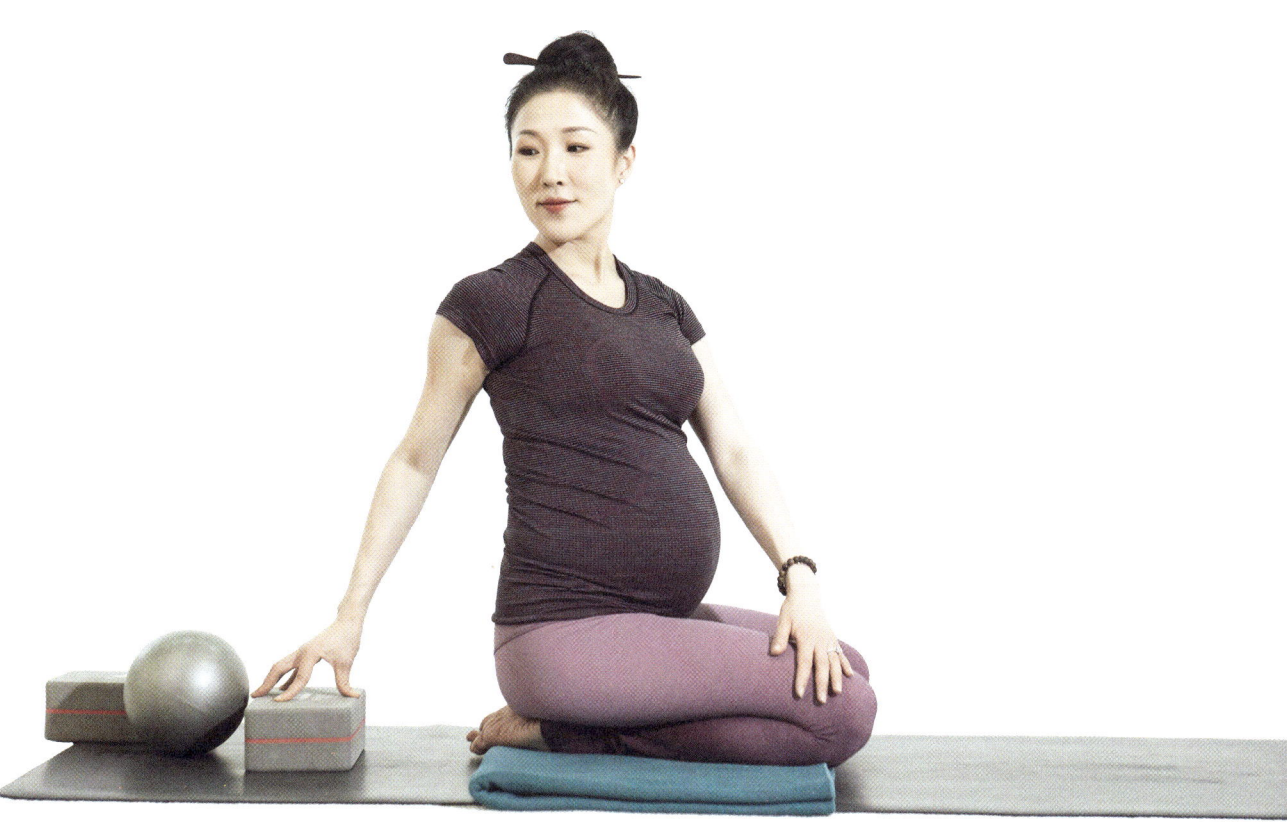

坐立猫式脊柱流动

❶ 在金刚坐基础上，双膝微微开大，耻骨、肚脐、胸口上提。

❷ 手臂前平举，胸腔上提，肩膀远离耳朵，自然垂落。

❸ 吸气，脊柱从尾骨开始逐节后弯，耻骨、肚脐、胸口往斜上方上提，手臂外展，就像给这个世界一个拥抱。

❹ 呼气，脊柱从尾骨开始逐节前弯，耻骨、肚脐、胸口内收，低头看向腹中胎儿。

❺ 动态重复5~8次。

> **注意：** 有严重的静脉曲张和血栓只做简易练习；有下肢水肿、会阴水肿的孕妈妈，保持时间不宜过久；如有下肢水肿或膝盖有压力，可以在臀部下方垫瑜伽小球或瑜伽砖（可用抱枕、毛毯代替）。
>
> **好处：** 灵活后背肌肉，缓解后背部的疼痛与紧张；缓解肩部、颈椎的压力；调节情绪。

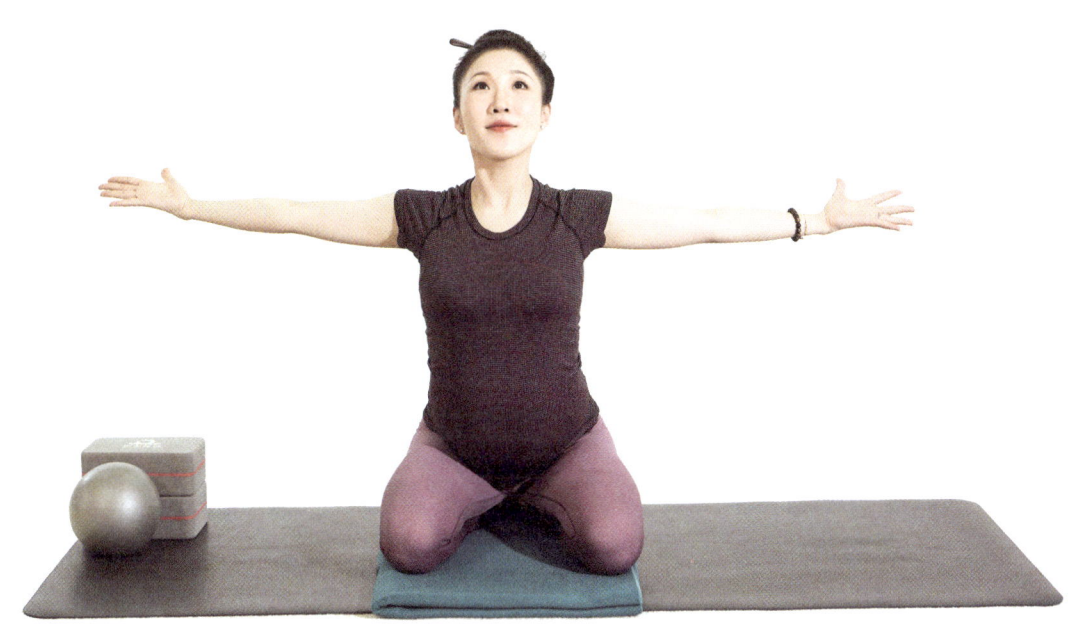

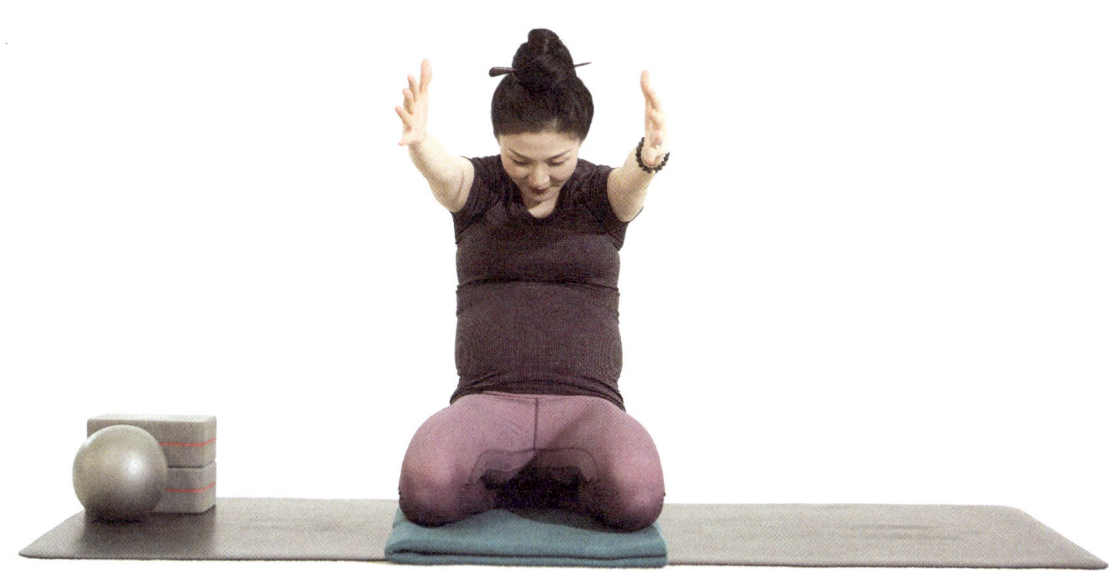

055

坐立摩天式

❶ 金刚坐。

❷ 双手十指相扣,掌根往前推,肩膀往后、往下沉。

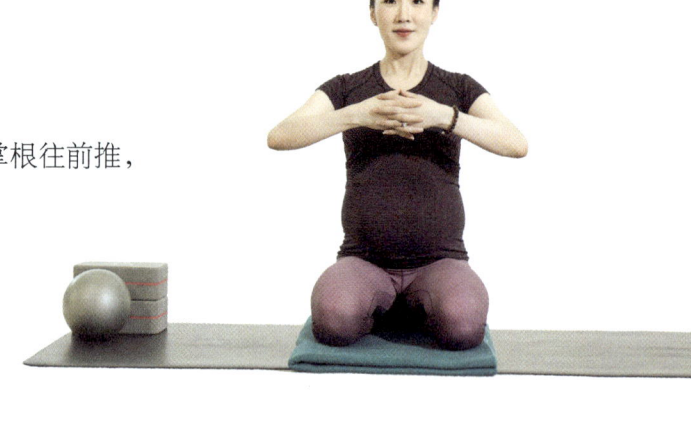

❸ 微收腹部,吸气,双臂经过体前向上,高举过头;呼气,沉肩膀。

❹ 保持脊柱中立、延展,胸腔打开;吸气,耻骨、肚脐、胸口上提,腹部打开;呼气,肩膀下沉,肚脐找后背,使后背有拥抱腹中胎儿的感觉,腹部微收。

❺ 保持5~10次呼吸,注意不要耸肩。

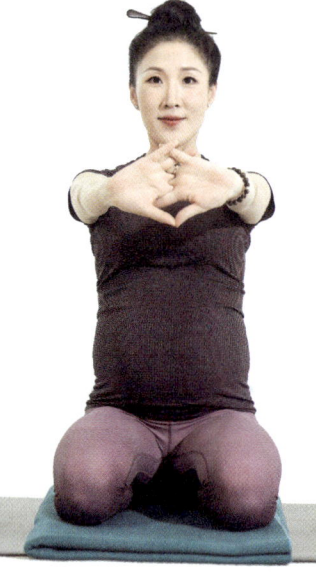

注意：有严重的静脉曲张和血栓只做简易练习；有下肢水肿、会阴水肿的孕妈妈，保持时间不宜过久；如有下肢水肿或膝盖有压力，可以在臀部下方垫瑜伽小球或瑜伽砖（可用抱枕、毛毯代替）；有肩膀紧张疼痛的孕妈妈，可以微屈手肘，放松肩膀。

好处：预防乳房下垂，伸展上背部，改善上肢水肿、抽筋和含胸驼背；刺激肠胃蠕动，帮助消化，预防、缓解便秘。

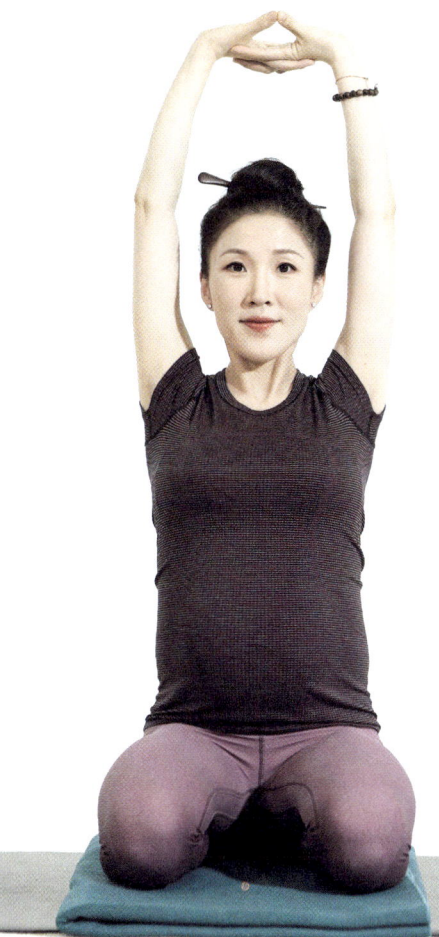

孕期体重控制

国内严重、常见的孕期误区，都是和吃相关的：

- 孕前保持身材、注意饮食的人，孕后无节制地大吃大喝；
- 认为吃得越多，体重越重，越能生个健康胖宝宝；
- 为了保胎，孕妇就要多吃、多躺、少动；
- 怀孕以后当然要增加饭量，因为"一个人要吃两个人的饭"；
- ……

现代生活，物质极大充裕，饮食上，大家普遍都吃得过于精细，因此孕妈妈也容易吃得过多、过好、过精细，导致体重过重、营养过剩、血糖过高等，最后引发身体、分娩、产后恢复等种种问题。有数据显示，肥胖女性流产发生率更高，更容易患妊娠期糖尿病、高血压、子痫前期以及血栓栓塞性疾病，且肥胖女性中引产及剖宫产的比例也更高。

孕期体重增长，是有标准和规律要求的。

身体质量指数（BMI）计算公式

BMI＝体重（千克）／身高（米）的平方

中国孕期妇女体重增长推荐值

孕前体重分类	总增长范围（千克）	孕早期增长（千克）	孕中、晚期增长速率（千克／星期）
低体重（BMI<18.5）	11.0～16.0	<2.0	0.46（0.37～0.56）
正常体重（18.5≤BMI<24.0）	8.0～14.0	<2.0	0.37（0.26～0.48）
超重（24.0≤BMI<28.0）	7.0～11.0	<2.0	0.30（0.22～0.37）
肥胖（BMI≥28.0）	<9.0	<2.0	<0.30

把孕期体重增长控制在上述范围以内，把增量按标准分配到孕早、中、晚三个时期，并且保证营养均衡、充足而不过度，既要吃饱、吃好，又有节制。这种"度"，是件很有挑战的事情，需要孕妈妈自律、节制，更需要家人配合，精细安排饮食。

长胎不长肉的秘诀很简单：管住嘴，迈开腿！合理化的饮食结构和适当的运动，就能达到目的。

孕期饮食要杂要糙，不要多与精

不要做"糖妈妈"。北方人习惯吃的面食，南方人常喝的粥，都是让血糖升高的罪魁祸首，孕期一定要少吃。本身血糖高或有糖尿病家族史的孕妈妈，尤其要控制体重增长，以粗粮、五谷类杂粮代替精米精面，控制水果摄入量。

孕早期的孕吐反应困扰过很多孕妈妈，她们想好好吃顿饭简直难如登天。孕吐过后，有些人决心补回早期缺失的营养，所以吃得多。但孕妈妈饮食一定要有所节制，只要吃的东西营养结构合理，即便量不多，吃进去的营养也足够胎儿发育了，不用过分担心。如果抱着补偿的心理大吃大喝，放纵自己，那么非但孩子得不到好的发育，孕妈妈也容易产生各种问题。

适当运动

孕妈妈如需减重，坚决不能节食，运动是更好的方式。什么运动都可以，瑜伽只是更温和、更适合东方女性的柔美。运动促进身体新陈代谢、血液循环，能更好地消化吸收我们吃进去的食物。

孕产瑜伽更具针对性，对孕产阶段的女性更有效、更适宜。比如，孕妈妈常常安安静静待着，很容易造成消化不良、静脉曲张、水肿等。这时孕妈妈就可以多做一些双手画圈、高举过头或伸展的动作，以及足踝热身、脚高过骨盆的瑜伽体式，以利于下肢血液回流，缓解水肿。

浮肿、水肿严重的，大部分是体重增加过快的孕妈妈。体重控制得好，全孕程可能都不会有浮肿。如果孕妈妈已经出现严重水肿，日常生活中就不要长时间散步，可以把上半身垫高，让整个身体呈V字形，保持10分钟，以便缓解水肿。

但要注意的是，运动不是孕期肆意大吃大喝的理由。

我遇到过一些学生，来上课的频率不低，但是体重增速依然较快。仔细询问才知道，她们觉得运动后可以"放肆"一下，就会吃一些平时不敢吃的高热量或高脂肪食物。这是错误的！运动后一定要先喝一大杯温水，不要立马进食，

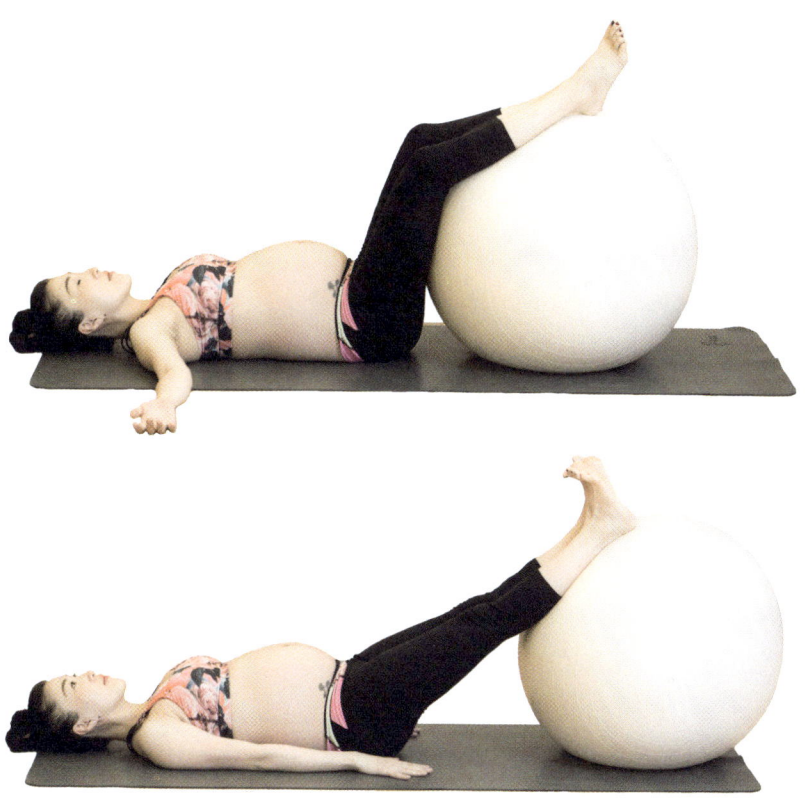

日常吃饭也不要吃得过饱，少食多餐，八九分饱就可以。很多孕期不适，都是吃出来的。孕妈妈们务必要分清是饿了，还是馋了。怀孕生子，从来不是身材走形的罪魁祸首，贪吃和懒惰才是。

孕期营养

女性一生会经历很多时期,如胎儿期、新生儿期、儿童期、青春期、性成熟期、绝经过渡期、绝经后期等。而孕期,是女性一生中最重要、最特殊的时期。

从只有一个细胞的受精卵发育到足月3000克左右的婴儿,孕妈妈经历的孕育过程是一个非常伟大的、有成就感的过程。孕期营养,不仅关系到孕妈妈自身的健康、均衡、恢复,也关系到胎儿能否健康、茁壮地成长。

妊娠不同时期的营养需求

妊娠早期,胎儿的生长发育速度相对缓慢,孕妈妈对营养素与能量的需求与孕前基本相同。但怀孕会导致大多数孕妈妈食欲改变,有一部分孕妈妈食欲增加,易在孕早期摄入过多的营养素与能量,造成孕早期体重增长过多;另一部分孕妈妈因为恶心、呕吐、厌食等早孕反应,食物摄入过少,体重减轻。这两种孕妈妈都会孕期营养不良。

从孕中期开始，胎儿脑部、肝脏、骨骼发育速度逐渐加快，母体生殖器官的发育也相应加快，对营养素与能量的需求不断增加。孕妈妈需要在孕早期营养的基础上，增加营养素与能量补充，以满足自身和胎儿的发育需求。与孕早期相比，孕中、晚期应该增加维生素A、B族维生素，以及钙、铁等营养素的摄入量。孕中期和孕晚期的营养元素摄入量基本一致。

给孕妈妈的孕早期营养建议

①食物清淡、适口，避免饮食过于油腻、刺激。如果孕妈妈食欲欠佳，而对某种口味有喜好，为了增进食欲，可以适量食用一些酸、辣、甜的食物。

②少食多餐，分餐。为了减少孕早期的妊娠反应，可以多次进餐，想吃就吃，不受餐次的限制。

③保证碳水化合物的充足摄入。孕早期每天至少摄入谷物200克，避免饥饿性酮症的产生。

④多摄入富含叶酸的食物并补充叶酸。孕早期是预防胎儿神经管畸形的关键时期，多进食深绿色蔬菜、豆制品等富含叶酸的食物，并根据孕妈妈的具体情况补充叶酸制剂，可以预防胎儿神经管畸形的发生。

⑤戒烟，禁酒。烟酒都会造成胎儿发育异常，危害母婴安全。为了胎儿和自己的健康，孕妈妈需要远离烟酒环境。

给孕妈妈的孕中、晚期营养建议

①适当增加食物量，食物品种多样化。警惕食物过量，体重异常增加。

②增加优质蛋白质，如鱼、虾、蛋、瘦肉、豆制品的摄入。

③预防贫血、钙缺乏。增加含铁丰富食物的摄入，如瘦肉、动物肝脏、鸭血、猪血等，同时摄入新鲜的蔬果，补充维生素C，促进铁的吸收。适当增加奶制品的摄入，以补充钙。

④维持适当的孕期活动或运动，警惕因体重增长过多而增加不良妊娠风险。

⑤禁烟酒，少吃刺激性食物。这两点贯穿整个孕期和哺乳期。

孕期营养补充常见误区

孕期营养补充误区一：孕妈妈要吃很多，才能补充足够营养。

老人总说怀孕是"一人吃，两人补"，孕妈妈就要吃够两人份。这是一个很大的误区，孕妈妈确实要营养全面精致，但并不意味着量大、吃得多。

孕期要避免饮食单一，孕妈妈尤其要避免暴饮暴食，不能因为怀孕就放纵自己，要合理安排饮食。

孕期的营养补充也一定要适度，否则营养过剩会导致孕妈妈体重增长过快、肥胖，引起一系列妊娠并发症，如妊娠高血压、糖尿病、脂代谢异常等。对胎儿来说，营养过剩也会增加巨大儿发生率，使原本可能顺利的自然分娩变得困难，使母亲难产率上升，甚至被迫剖宫产。孕期体重过重的孕妈妈，产后的体形恢复、身体机能恢复也会困难很多，耗时更长。

孕期营养补充误区二：担心营养过剩，身材变形，而吃得少。

很多孕妈妈孕前很爱美，对身材的管理很严格，怀孕了也要少吃，甚至节食。但如果孕期营养不足，后果也很严重。

孕期缺乏营养的孕妈妈和宝宝可能会缺铁，导致缺铁性贫血；可能缺钙及维生素D，导致骨软化，骨质疏松提早到来；可能有低蛋白血症、低血糖；等等。营养不良还会诱发妊娠并发症，像早产、胎膜早破、低体重儿等；分娩时容易出现宫缩乏力、产后出血等；产后又极容易乳汁不足、产褥感染、情绪低落等。

正确的孕期营养补充到底是什么样的？

人体所需的七大营养素包括碳水化合物、蛋白质、脂肪、膳食纤维、矿物质、维生素和水。从准备怀孕那一刻开始，摄入食物的能量就要均衡，各种营养素的数量和种类也要全面、比例适当。

孕妈妈补充营养，应该以食补为主，并遵循以下原则：

1. 食物多样；

2. 多吃谷物、薯类、粗粮食物和蔬菜，适量吃水果；

3. 适量吃鱼类、禽类、蛋和瘦肉；

4. 每天要吃奶类、豆或豆类制品；

5. 根据医嘱适时补充维生素、微量元素、乳铁蛋白或DHA等；

6. 饮食清淡，摄入量适当。

孕期每日能量需求计算方法

热能是促进胎儿生长发育的能源。根据世界卫生组织（WHO）的数据，膳食中三大营养素占全天热能的比例分别是碳水化合物55%~65%，脂肪20%~30%，蛋白质11%~15%。1克碳水化合物产热4千卡[①]，1克脂肪产热9千卡，1克蛋白质产热4千卡。孕期每日所需能量可以根据以下方法计算出来。

孕期我们会根据不同的BMI计算孕妈妈的每日能量摄入。

正常女性每千克体重每天所需的能量是30~38千卡，具体计算公式为：

孕早期能量需求＝［身高（厘米）－105］×35（千卡／天）

孕中、晚期每天能量需求在孕早期的基础上额外增加450千卡，具体计算公式为：

1. 单胎孕中、晚期能量需求＝［身高（厘米）－105］×35（千卡／天）＋450（千卡／天）

[①] 1千卡约为4千焦。

2. 双胞胎在单胎基础上额外增加200千卡/天

只要孕妈妈每日补充日常所需的能量，就完全可以保持身体的正常运转，既控制了体重，不给身体添负担，又不会缺乏营养。

现在，孕妈妈和宝宝很少有缺乏营养的，反而常见营养过剩和营养不均衡，所以几乎不必担心补充得不够。

孕期每日饮食建议

主食建议多吃粗粮，既可以保证能量的供应，又可以很好地控制血糖，一举两得。

我国是糖尿病发病率较高的国家，究其原因，就是精粮摄入过多，毕竟碳水化合物是糖分的主要来源。我有糖尿病家族史，孕期要是不控制，不仅没有资格给大家培训、上课，自己身体也不会恢复得这么好。

我的孕期饮食是这样的：每天最多只吃一餐精米、精面，另外两餐吃粗粮。玉米、南瓜、胡萝卜、山药也是很好的碳水化合物来源，可以用来代替主食。加餐的话，最好选择全麦无糖的食物，如全麦面包、脱脂牛奶、无糖麦片等，但绝不能吃蛋糕、喝甜饮料。蔬菜、水果、肉、蛋、奶要适量摄入，不可因为有营养而吃得过多。晚餐吃包含各种蔬菜的拼盘，少油、少盐、少热量，里面如果有莲藕、山药、土豆之类富含碳水化合物的食物，就不要再额外加主食了。尽量吃植物油，如橄榄油、茶籽油。微量元素可以用海产品，如海带、紫菜等来补充。孕期要少吃水果，一天不要超过250克（一个拳头大小），尤其不要喝鲜榨果汁，因为糖分太高且容易摄入过量。实在想喝，用脱脂牛奶或萝卜、黄瓜、芹菜等榨汁代替。

多样化的饮食结构，合理适度的饮食控制，适量补充营养素以及适度的身体活动，孕妈妈和宝宝就会健康无虞。

从十月怀胎到生下宝宝，想要顺顺利利，营养过剩、营养不良、营养不足都不行。只有均衡营养、科学膳食，孕妈妈和宝宝才能得到最好的保护和照顾！

孕期常见维生素、矿物质的来源

维生素	来源
叶酸	深绿色蔬菜、动物肝脏、蛋黄、豆类、叶酸补充剂
维生素D	海鱼、动物肝脏、蛋黄、鱼肝油、日晒
维生素A	动物肝脏、鱼肝油、奶制品、蛋黄、红黄色及深绿色蔬菜、水果
维生素E	植物油、麦胚、坚果、种子、豆类
维生素K	奶酪、鱼肝油、动物肝脏、蛋黄、海藻、菠菜、豆油
维生素B_1	谷皮、胚芽、坚果、干酵母、糙米
维生素B_2	动物内脏、蛋黄、奶制品
维生素B_6	黄豆、坚果
维生素C	新鲜蔬菜、水果

矿物质	来源
铁	红肉、动物血、黄豆、黑木耳、芝麻酱
碘	碘盐、海产品
锌	红肉、动物内脏、蛋类、豆类、胚芽
钙	奶制品、坚果、鱼皮、虾皮
磷	瘦肉、蛋、奶制品、动物肝脏、坚果、粗粮
硒	海产品、动物内脏、肉类、整粒谷类

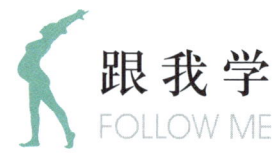

跟我学
FOLLOW ME

预防/改善上肢水肿 ▶

● 上肢活动1

❶ 简易坐。

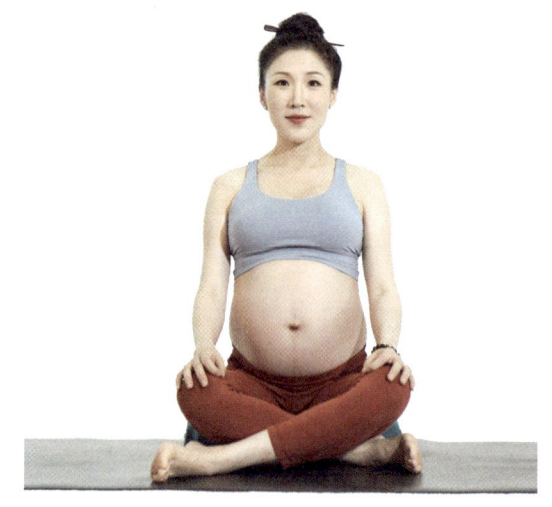

❷ 双臂向前侧伸出，掌心向上。

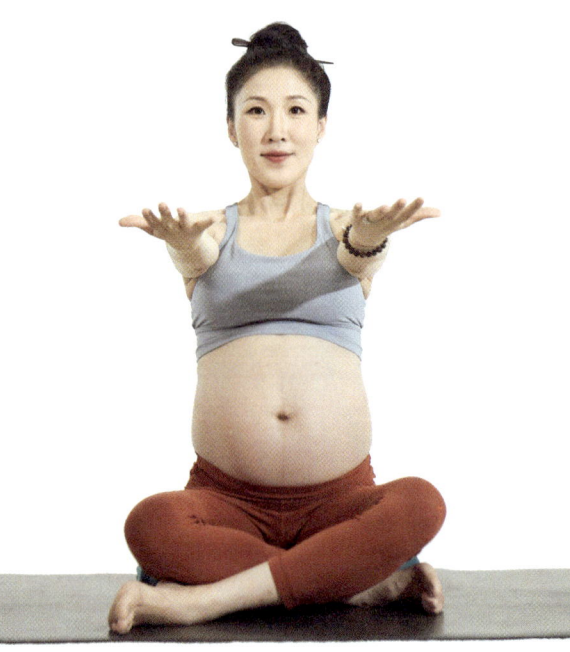

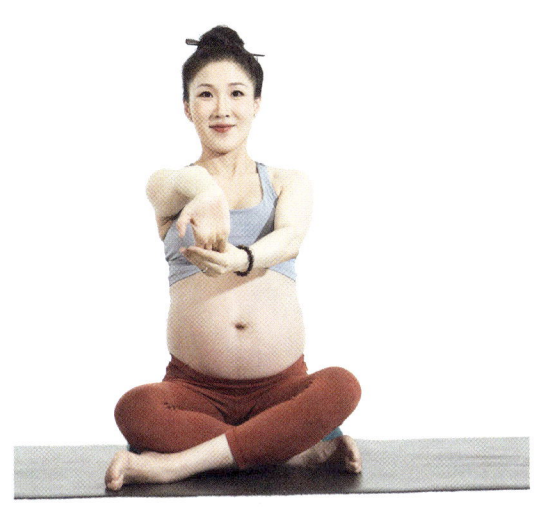

❸ 左手辅助右手指尖回勾向下，右手掌心向前侧延展，感受手臂内侧的伸展，停留3~5次呼吸后，反方向。

❹ 旋转手臂，指尖指向天空，右手辅助左指尖回勾，停留3~5次呼吸后，反方向。

注意：保持脊柱的延展向上和双肩的放松，不塌腰拱背。

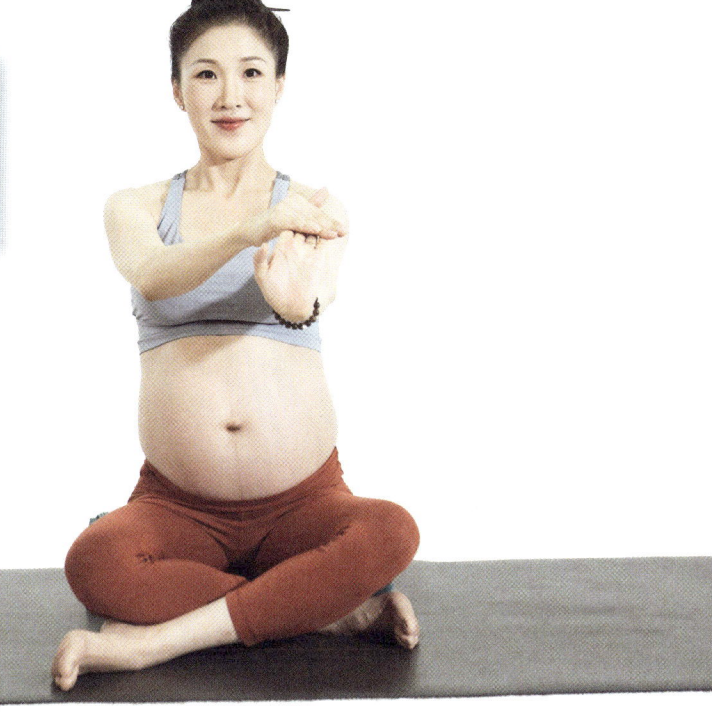

上肢活动2

❶ 简易坐，双手拇指、食指轻轻相触，其他三指放松，结莲花手印。

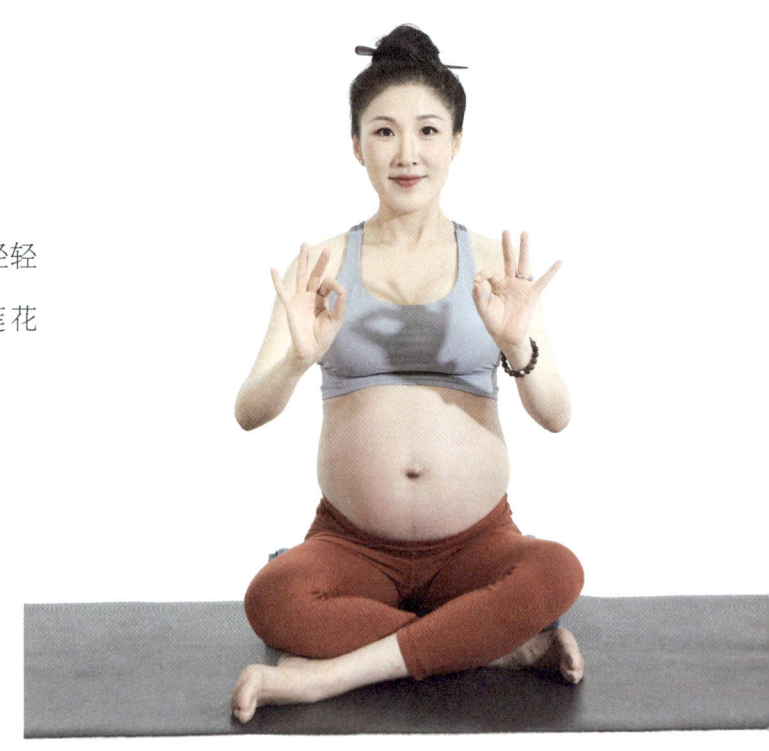

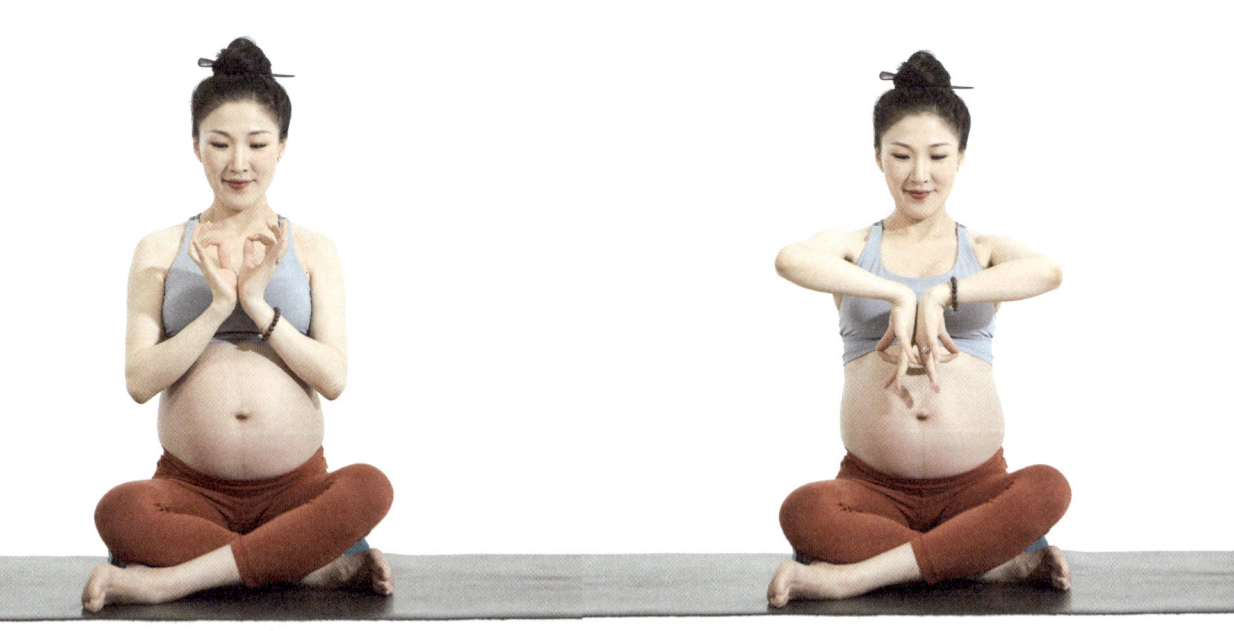

❷ 掌根相对,双肩、手肘放松。

❸ 慢慢由内向外、向上旋转手腕至头顶处。

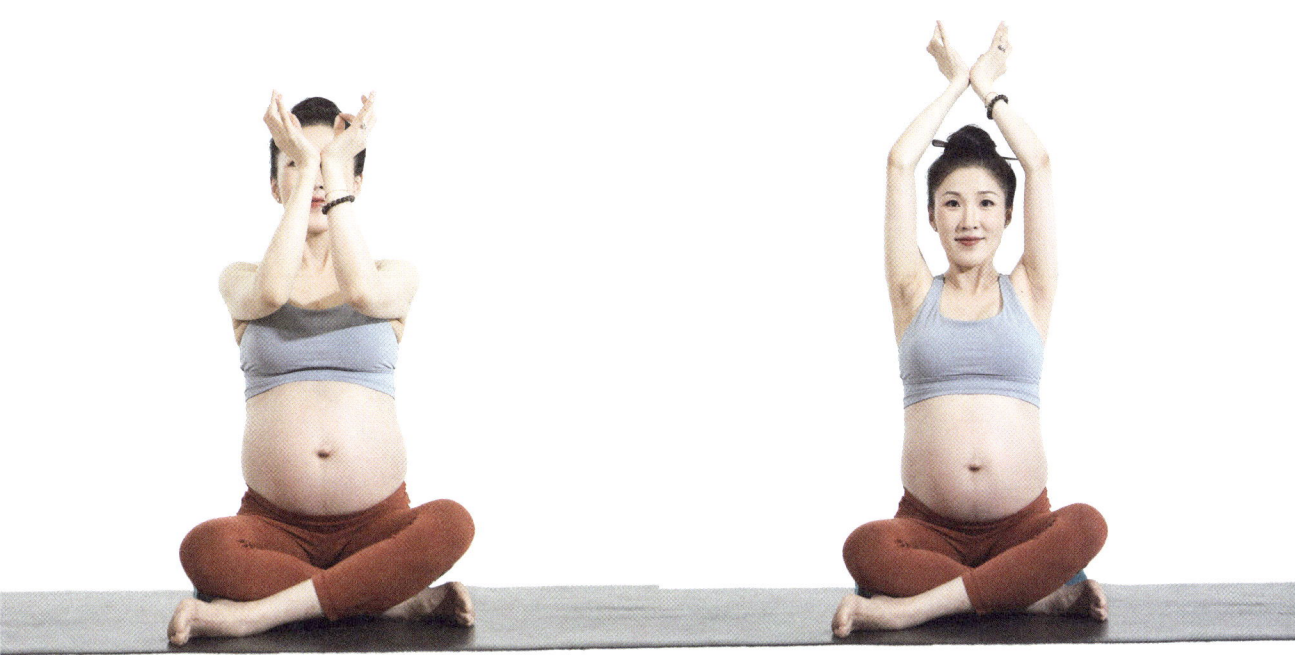

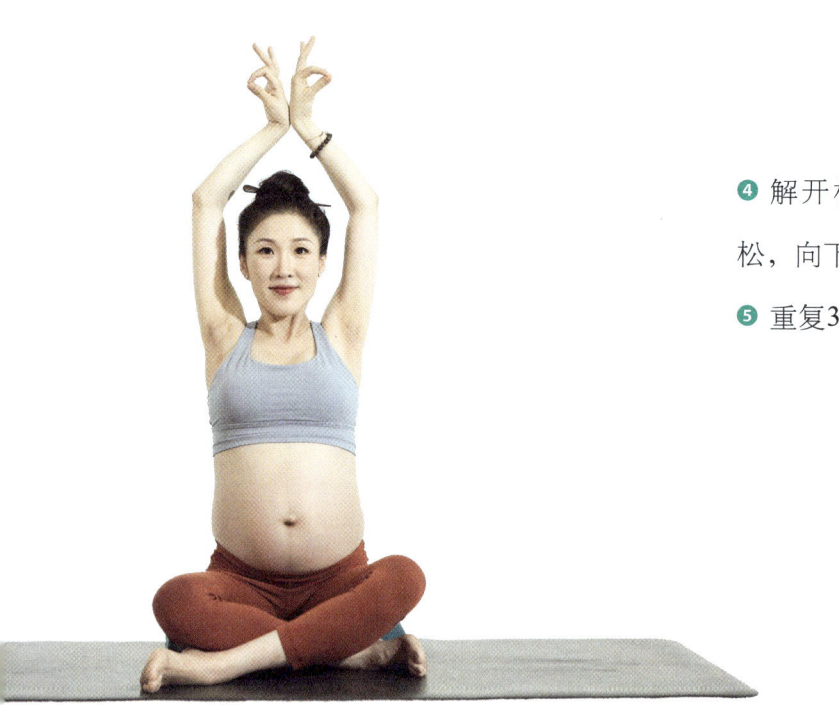

❹ 解开相触的掌根，旋转着放松，向下经体侧至体前。

❺ 重复3～5组。

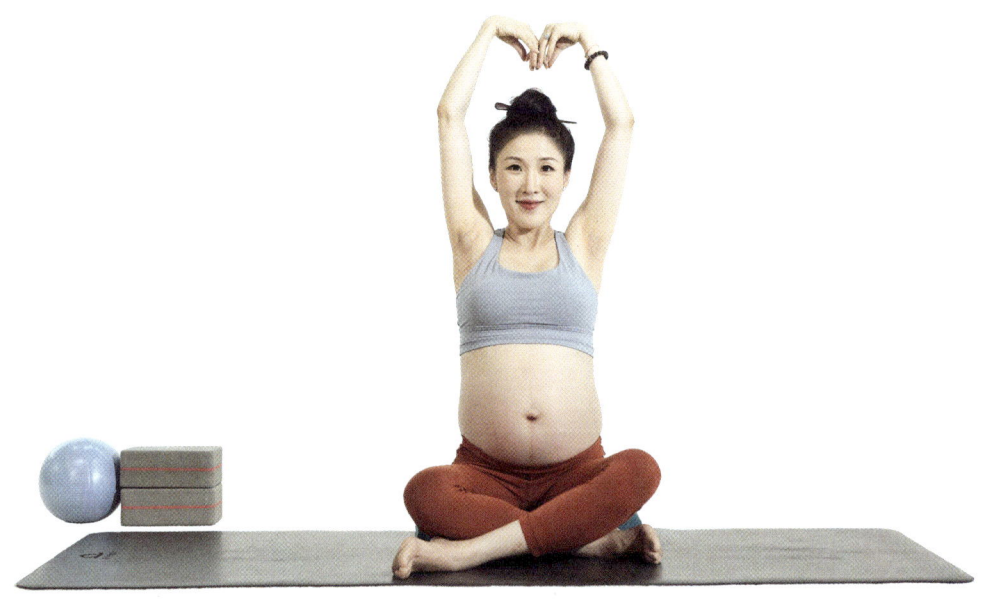

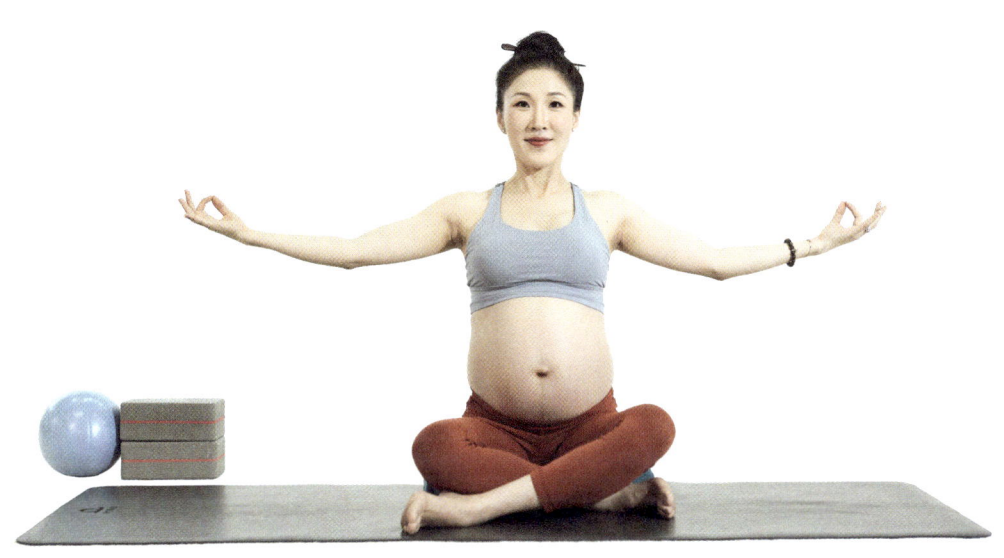

❻ 反方向旋转手腕，由外向内、向上，再向两侧回到体前。

❼ 重复3～5组。

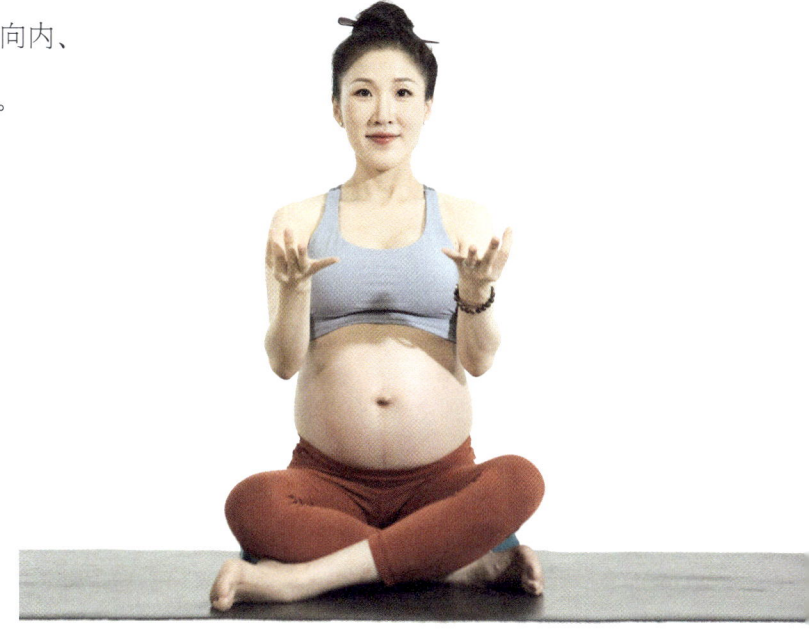

● **坐立山式侧伸展**

❶ 简易坐。

❷ 吸气,双手十指交叉于体前,再高举过头顶,掌心向上。

> **注意**:放松双肩,臀部不离开地面。

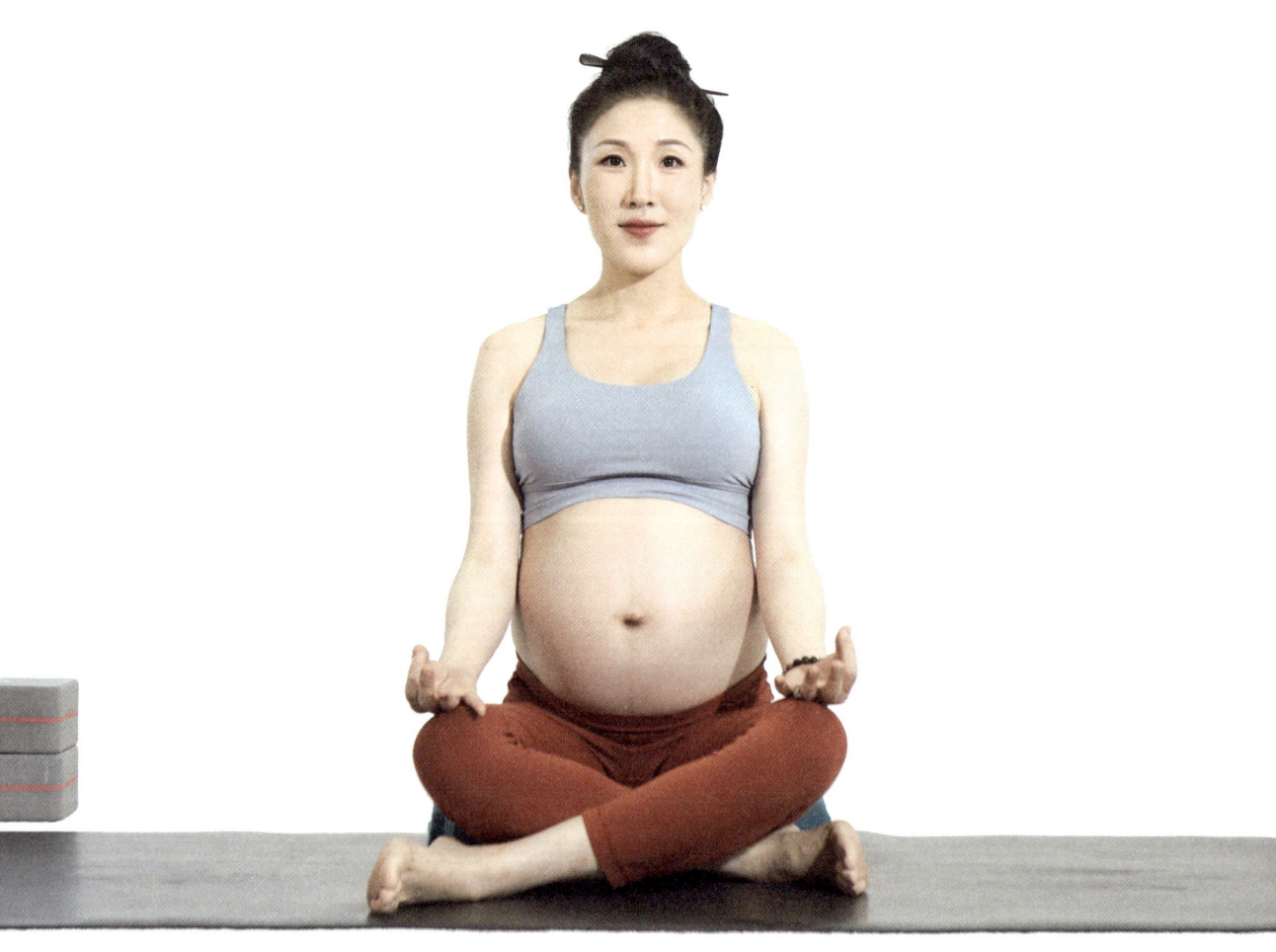

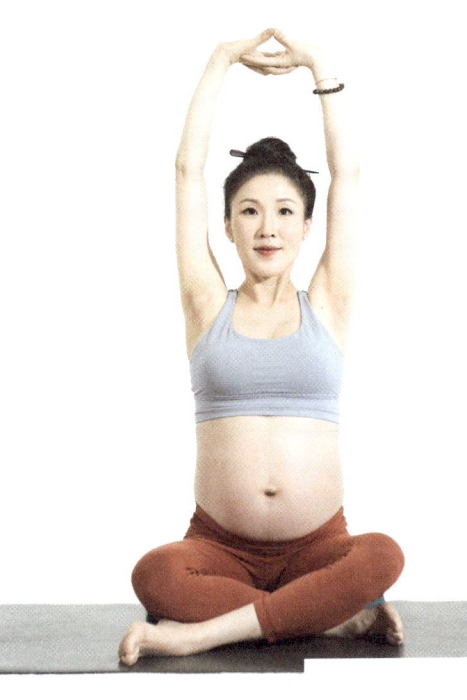

❸ 呼气,手臂带动身体向左斜上方延展,转头看向右斜上方,感受侧腰的拉长;可以静态保持,也可动态重复3~5次。

❹ 吸气,回正;呼气,反方向练习。

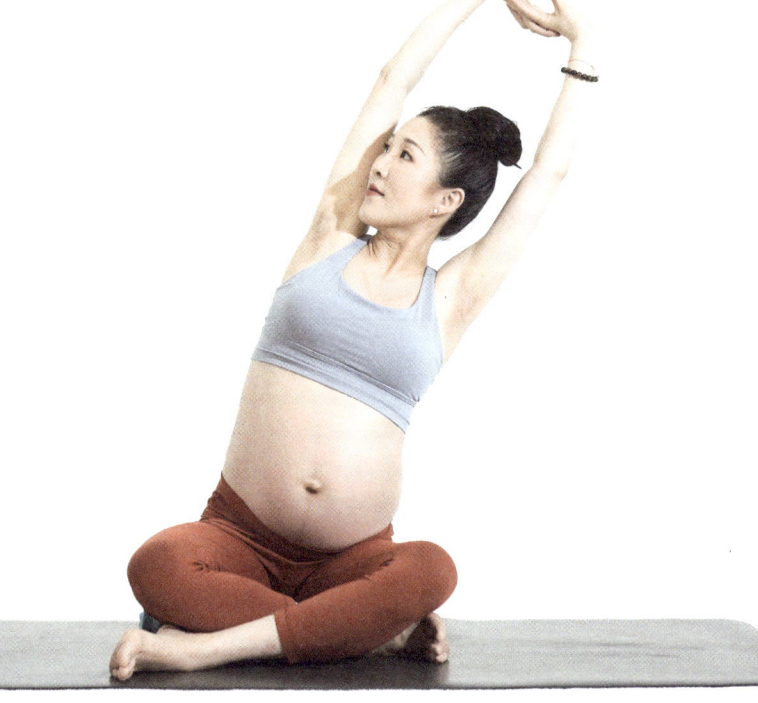

坐立山式脊柱流动

❶ 简易坐,手臂向前延展,掌心相对。

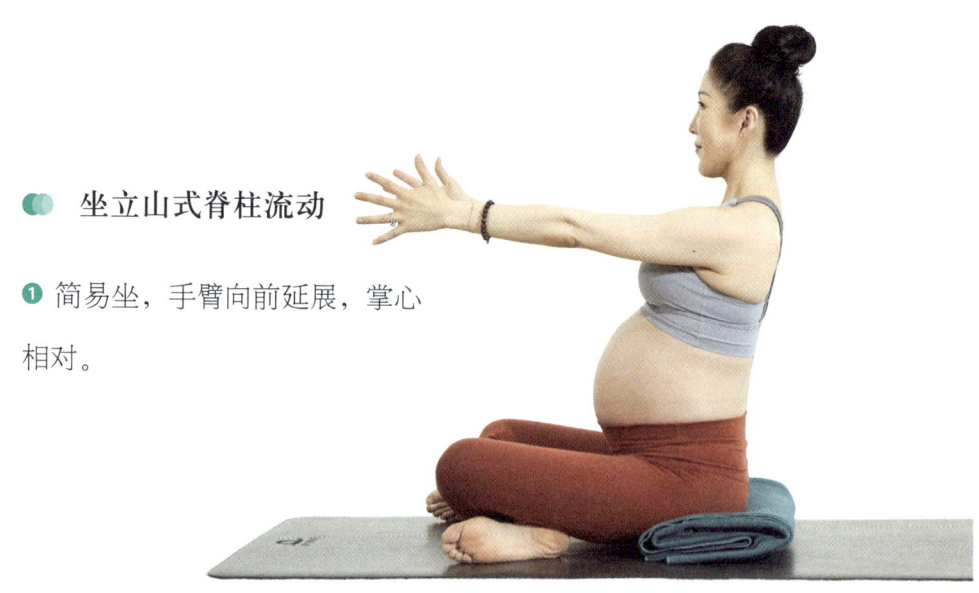

❷ 吸气,手臂向两侧打开,打开胸腔,身体前倾。

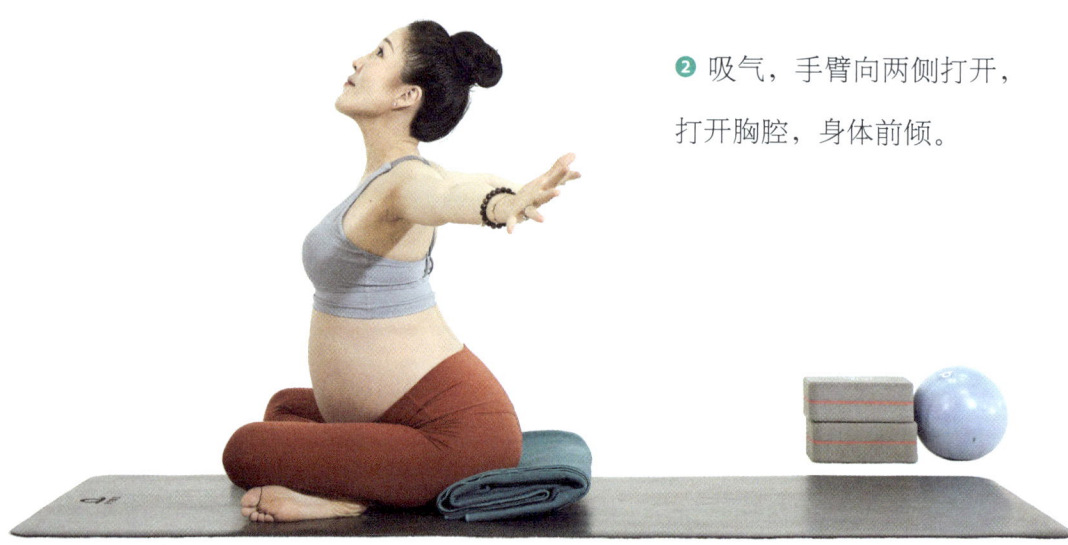

❸ 呼气，手臂向前，从骨盆开始，脊柱逐节前弯，低头卷背，后背拉长，眼睛看向腹中胎儿。
❹ 动态重复3~5次。

注意：建议每天清晨起床后就可以进行习练。习练时坐骨始终坐实毛毯，不要耸肩。

好处：促进上腔静脉的血液回流，预防及改善上肢水肿。

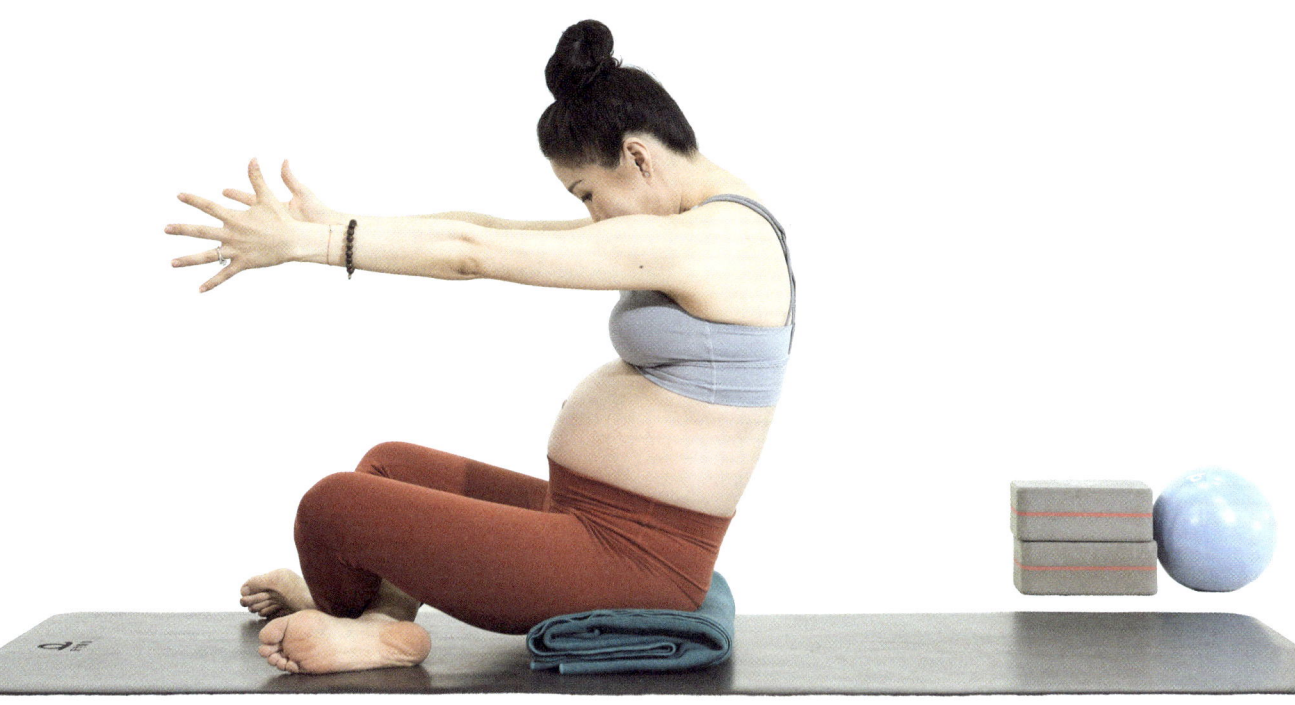

预防/改善下肢水肿 ▶

◐ 坐立双脚伸展式

❶ 臀部坐在毛毯上,双手指尖点地,双腿向两侧展开,保持臀部、双肩、后脑勺在一条直线上;吸气,勾脚趾,脚跟努力向前蹬;呼气,绷脚背;动态重复5～8次。

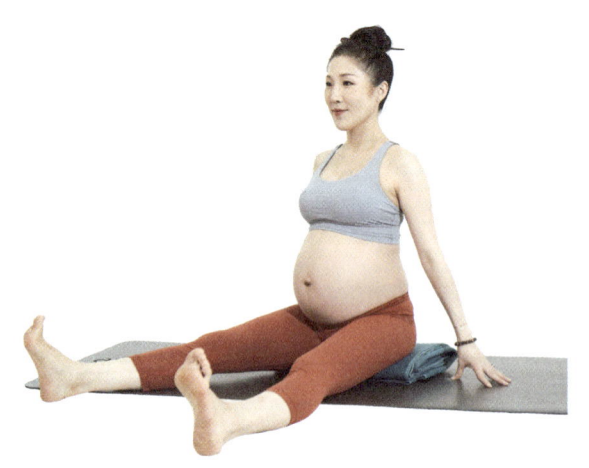

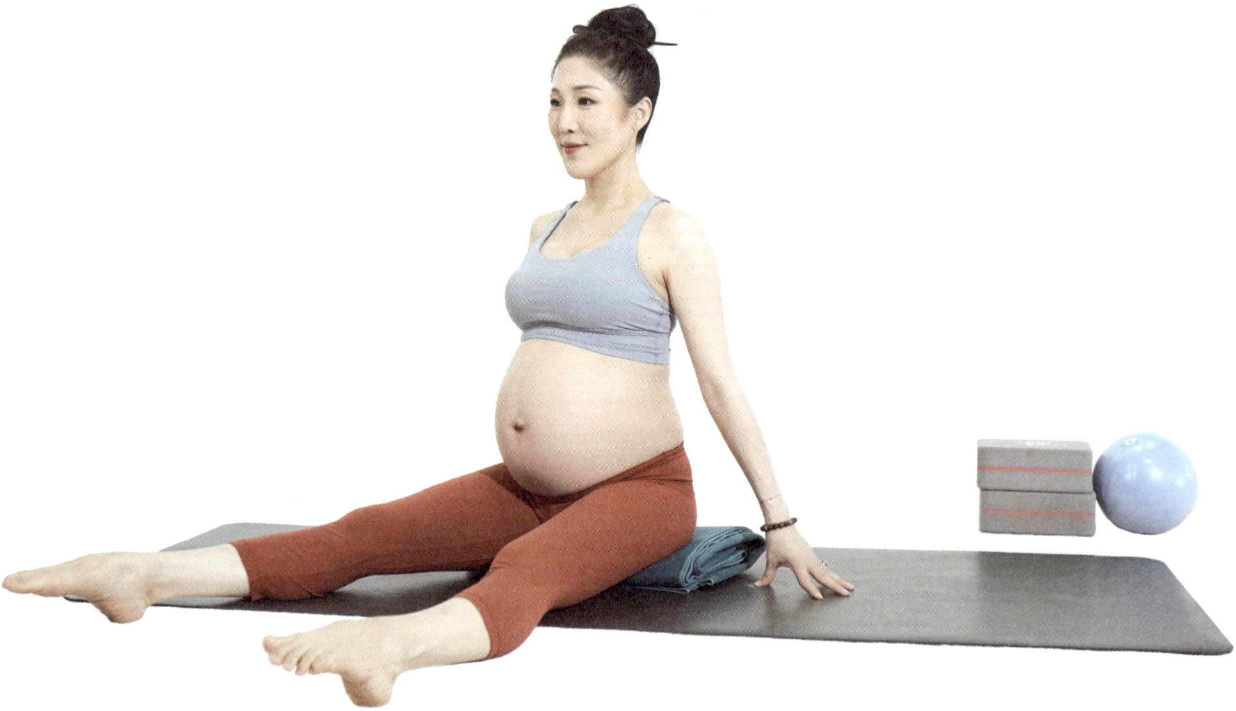

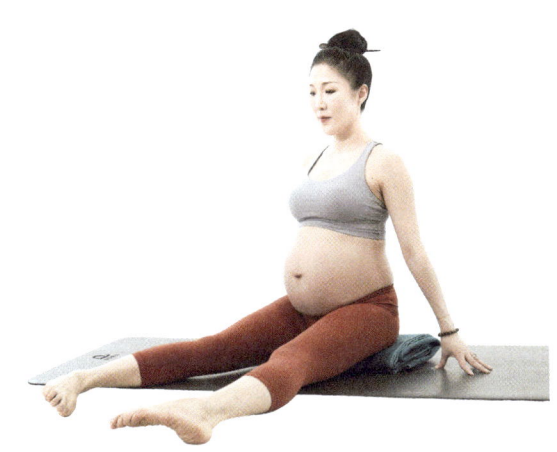

❷ 绷脚背，吸气，旋转脚踝、小腿，趾尖向内；呼气，趾尖向外展开；重复5～8次后，分别顺时针、逆时针旋转脚踝，最后吸气回正。

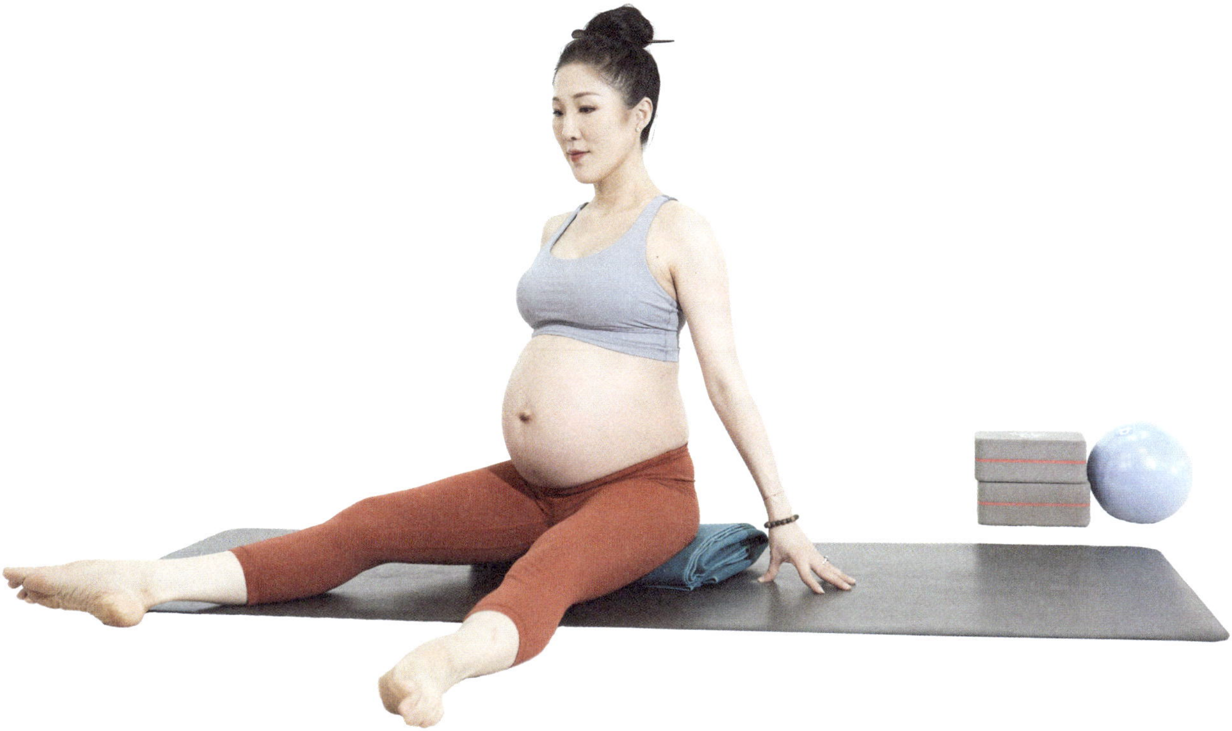

❸ 双手扶住双膝上提,双脚回勾,脚跟压地,脊柱延展向上。

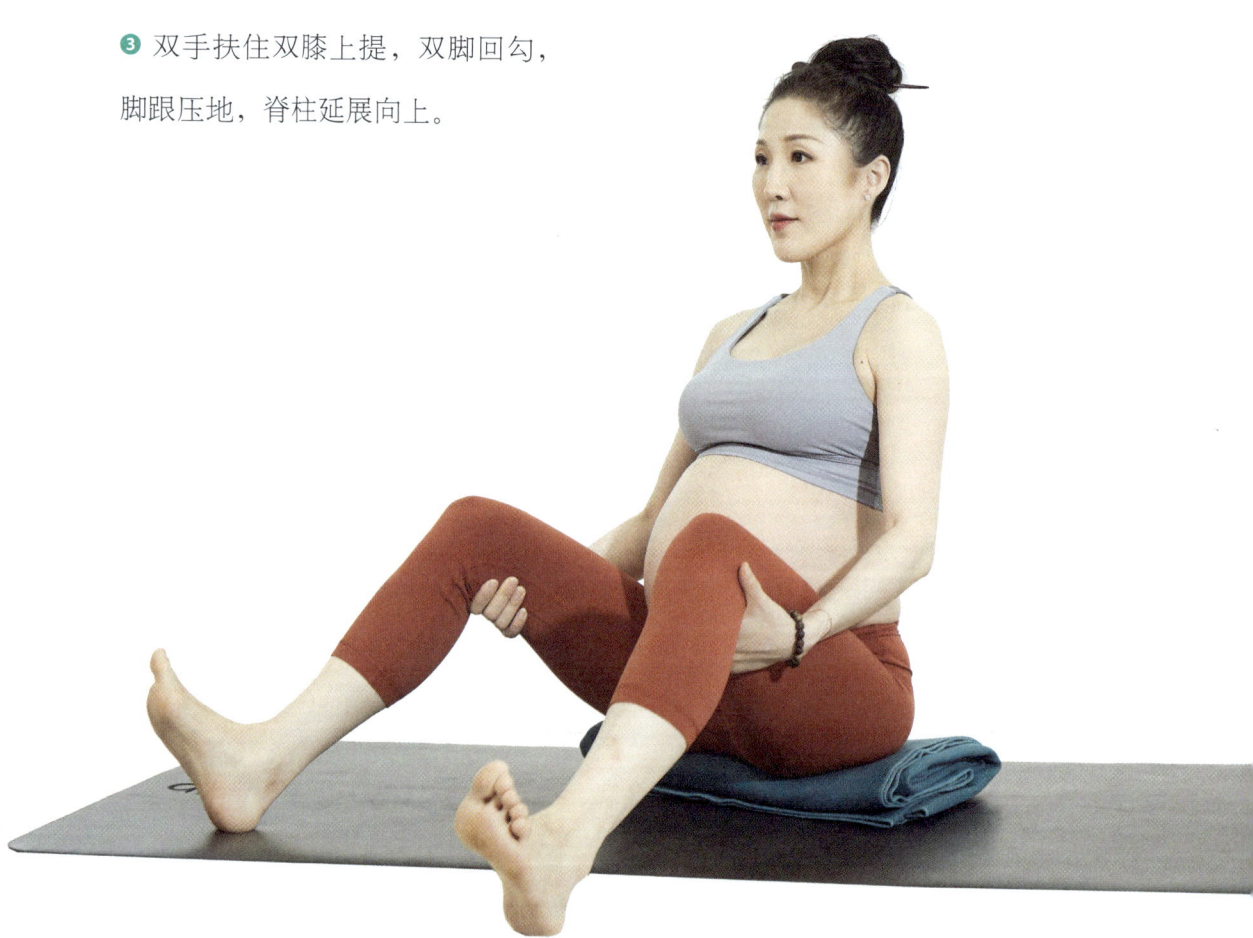

❹ 吸气，核心微收，右脚向上离开地面；呼气，蹬直右膝盖向斜上方；吸气，绷脚背收回；呼气，勾脚掌蹬出去；动态重复5~8次。

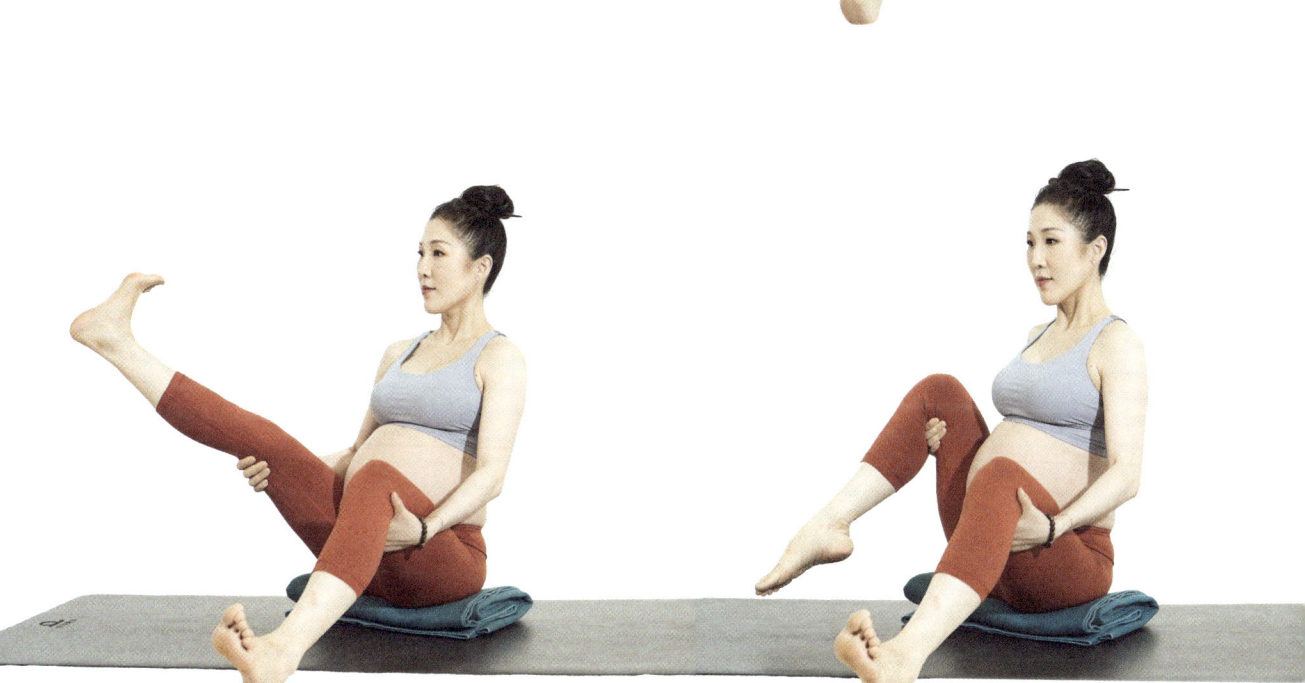

❺ 吸气，拉回右膝；自然呼吸，右侧髋关节带动膝、踝向外侧画圈5~8次；缓慢落回还原，反方向练习。

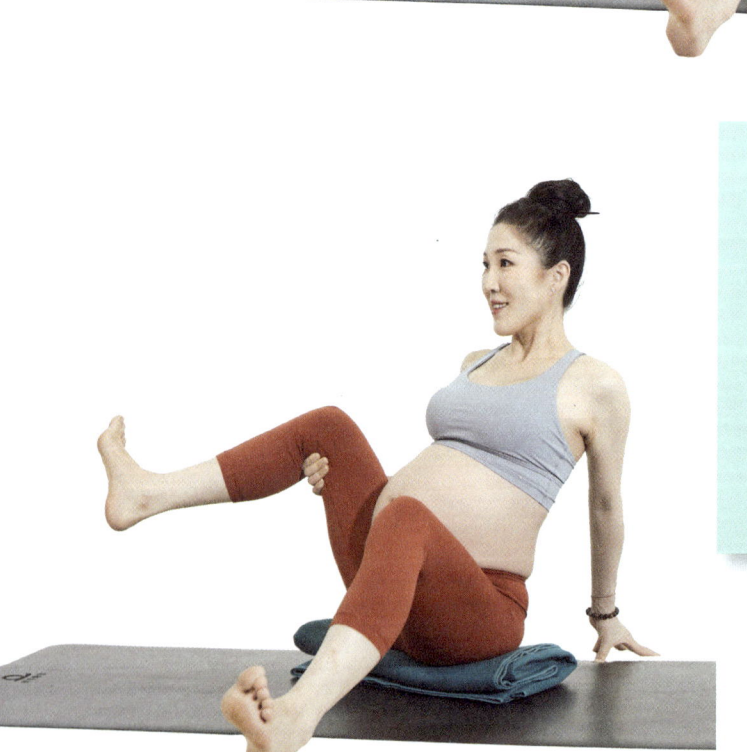

注意： 孕晚期的妈妈可以左手向后支撑地板，降低动作的难度；整个过程保持胸腔上提，脊柱延展，不驼背。

好处： 活动脚踝、膝盖，促进下肢血液循环，预防及缓解下肢水肿。

虎式

① 四脚板凳式准备：脚掌回勾，保持膝盖在骨盆的正下方，双手在肩膀的正下方，手掌和十指指腹均匀压地。

注意：整个过程不塌腰，始终用后背拥抱腹中胎儿。
好处：伸展脚跟及小腿后侧，预防及缓解下肢水肿和脚跟疼痛。

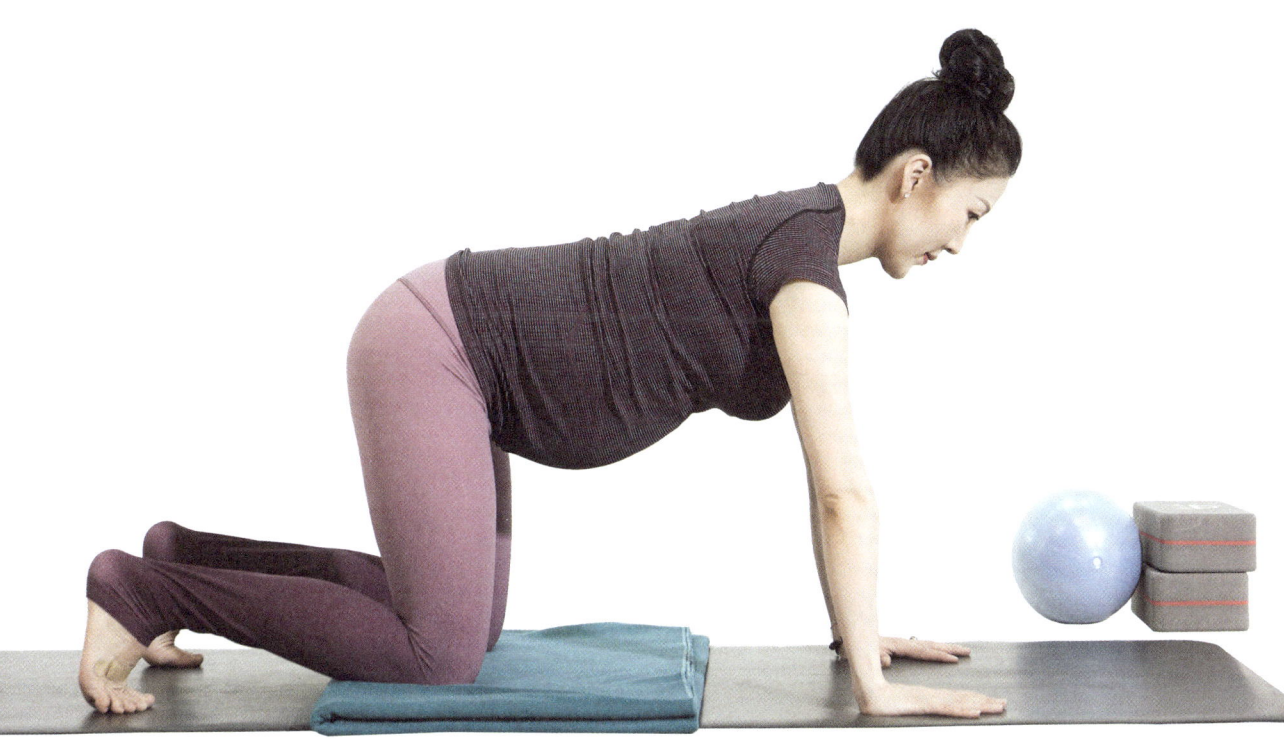

❷ 吸气，右脚向后撤一大步，脚跟上提，脚趾点地。

❸ 呼气，右脚跟向后找地板，感受小腿后侧的延展。

❹ 吸气，重心向前，还原，呼气，重心后移，再次感受小腿后侧的拉伸，动态重复5~8次后反方向练习。

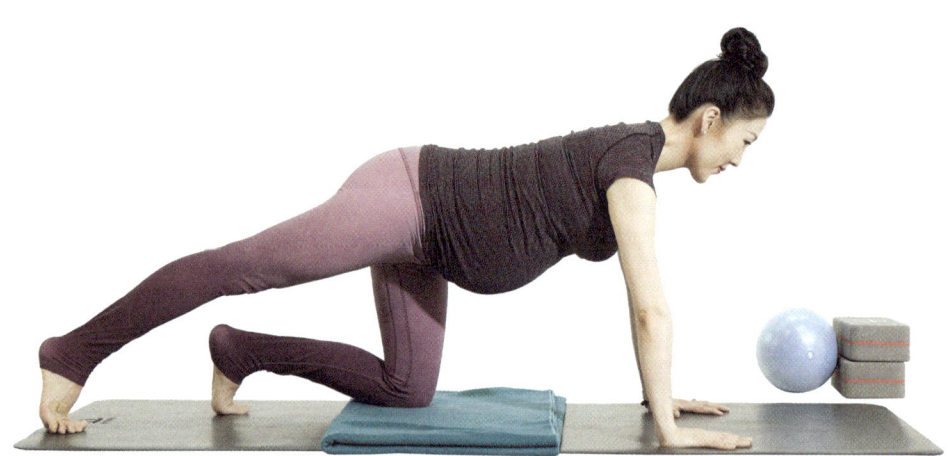

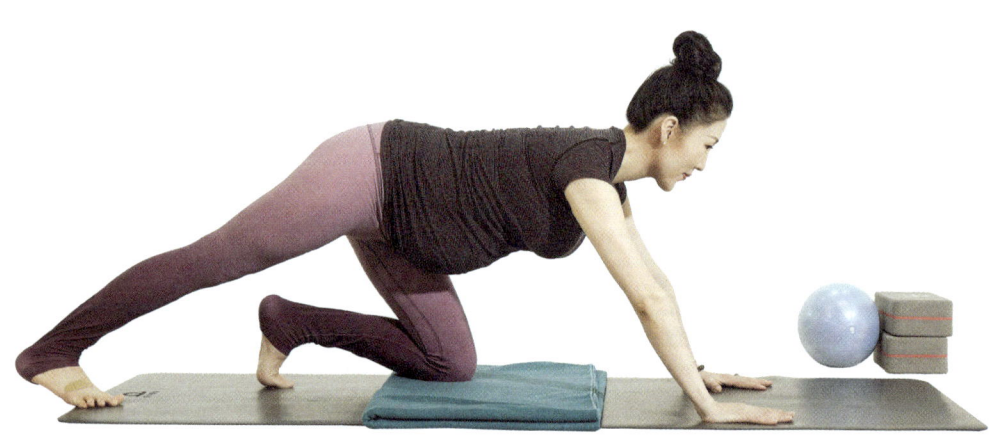

侧卧伸展式

① 侧卧位,双膝并拢,稳定耻骨,调整脚跟、膝盖、后背在一条线上;右手支撑太阳穴,左手扶左髋,稳定骨盆。

> **注意**:保持后脑勺、后背、臀部、脚后跟在一条直线上,微收腹部,不要塌腰。

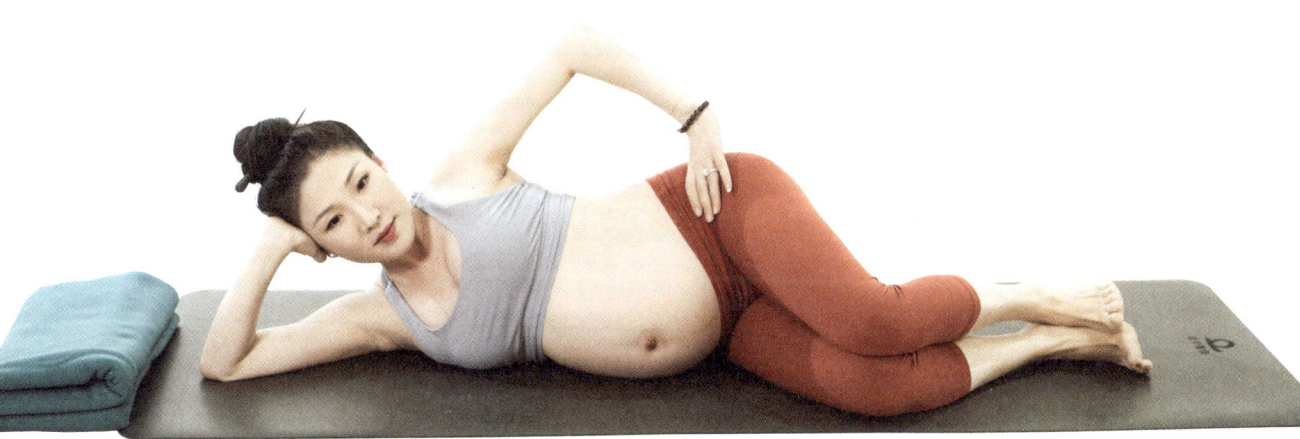

❷ 呼气，左腿沿着髋关节的方向向外侧伸出去。

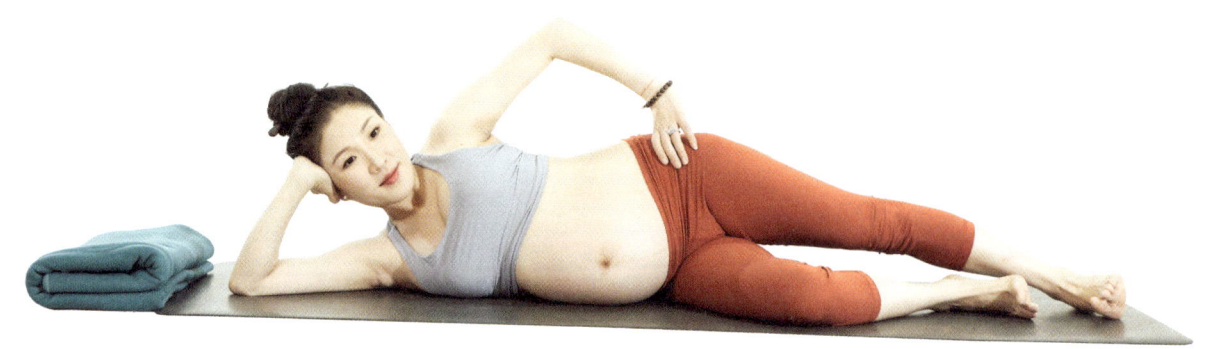

❸ 吸气，左臀部发力，抬高左腿向上，与左髋同高；呼气，左脚内侧找地面，还原。

❹ 动态重复3~5次。

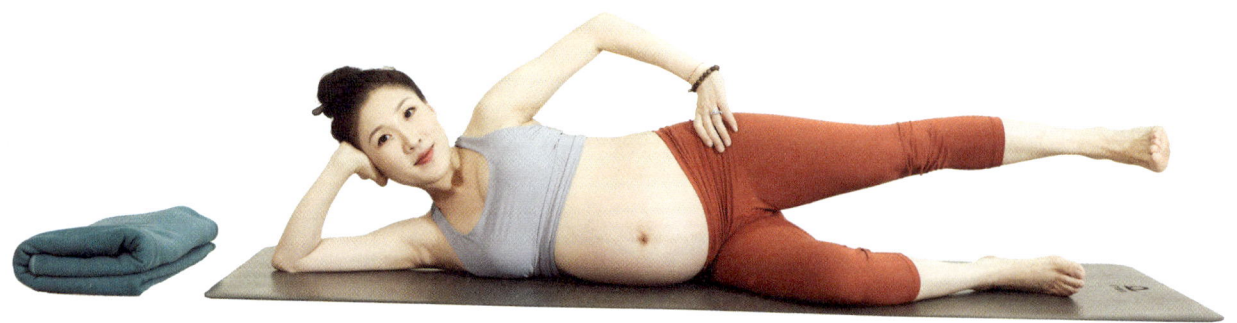

强化版

❶ 左手从左膝外侧扶住膝窝，吸气，保持左膝弯曲，抬高左大腿与地面垂直，小腿与地面平行，脚趾回勾。

❷ 呼气，尝试蹬直左膝向上，让左脚掌指向天花板，注意保持骨盆的稳定，再吸气，屈左膝，动态重复3～5次，然后在伸直左腿的情况下静态保持5～8次呼吸。

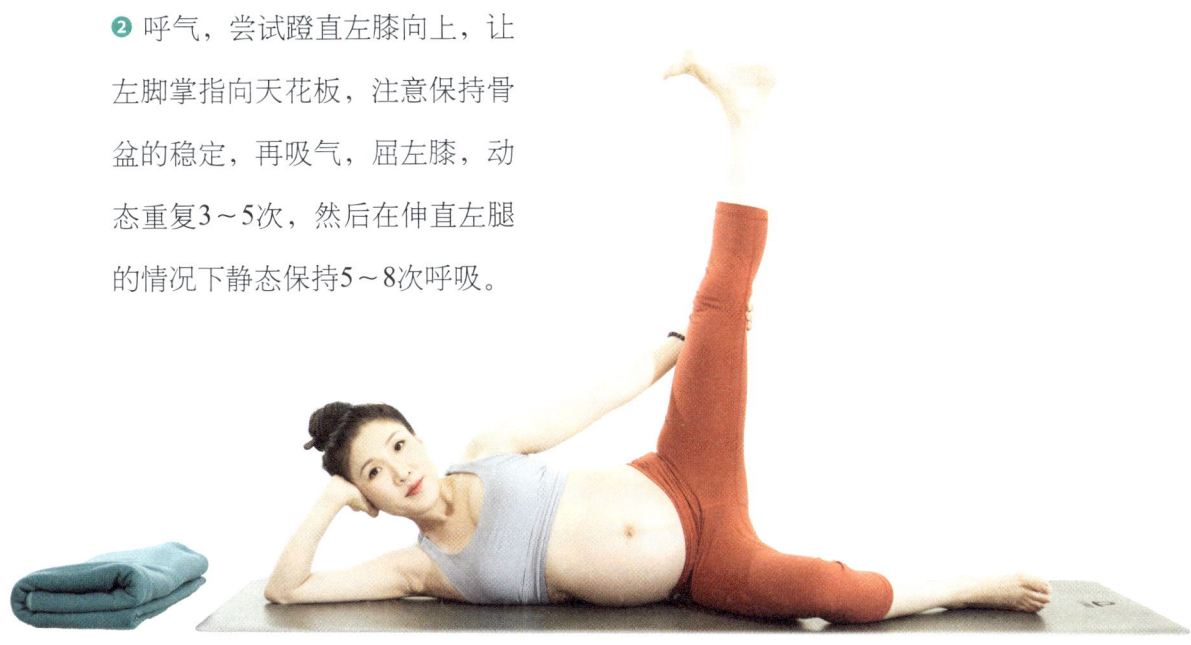

进阶版

在左腿蹬直基础上,尝试左手拉住左脚趾,加强左腿回勾和脚跟向上蹬,以及左小腿和大腿后侧、内侧的伸展。

注意:下方膝盖微屈,保持骨盆稳定。
好处:增强下肢血液循环,预防和缓解下肢水肿。

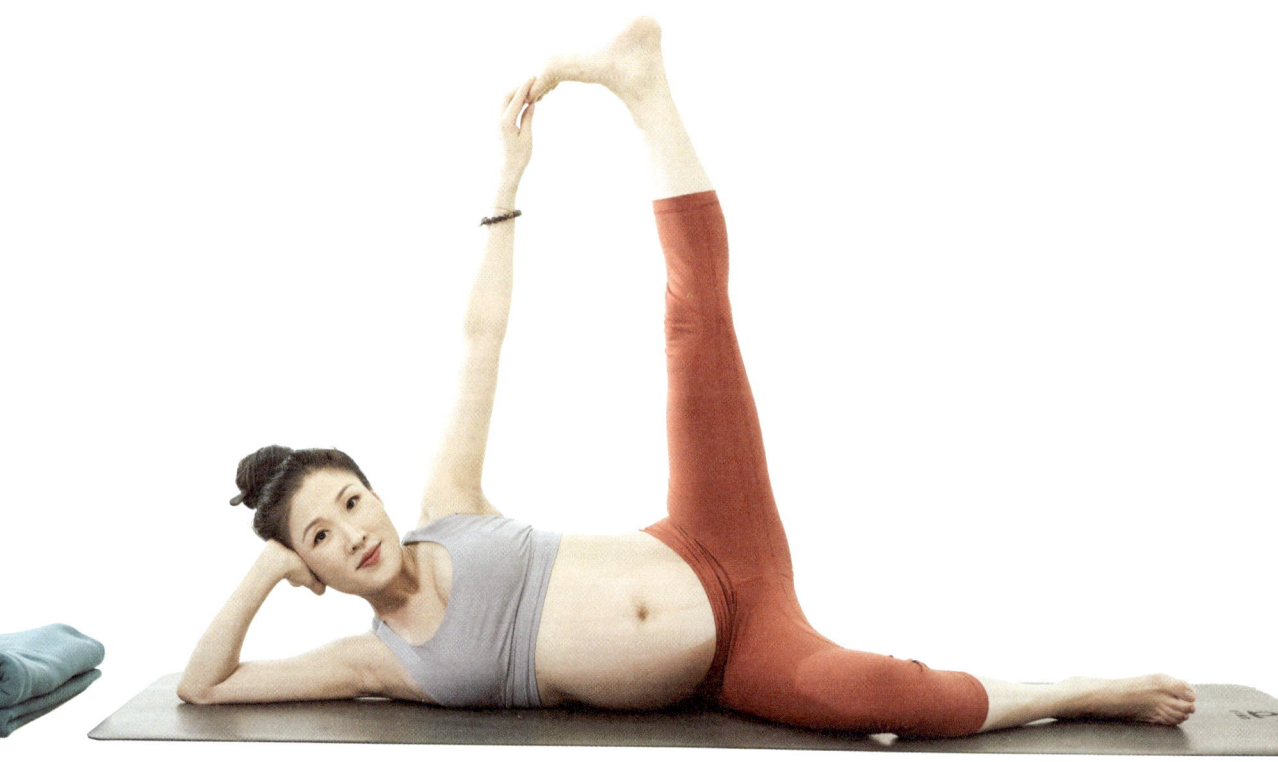

倒剪式

❶ 仰卧屈膝,双手经外侧扶住膝盖,双脚离地,脚趾指向天空,脚跟向后蹬。

注意:双腿之间分开与骨盆同宽,后脑勺、后背、臀部始终压向地面。

好处:睡前练习,配合泡脚,可促进血液循环,改善下肢水肿。

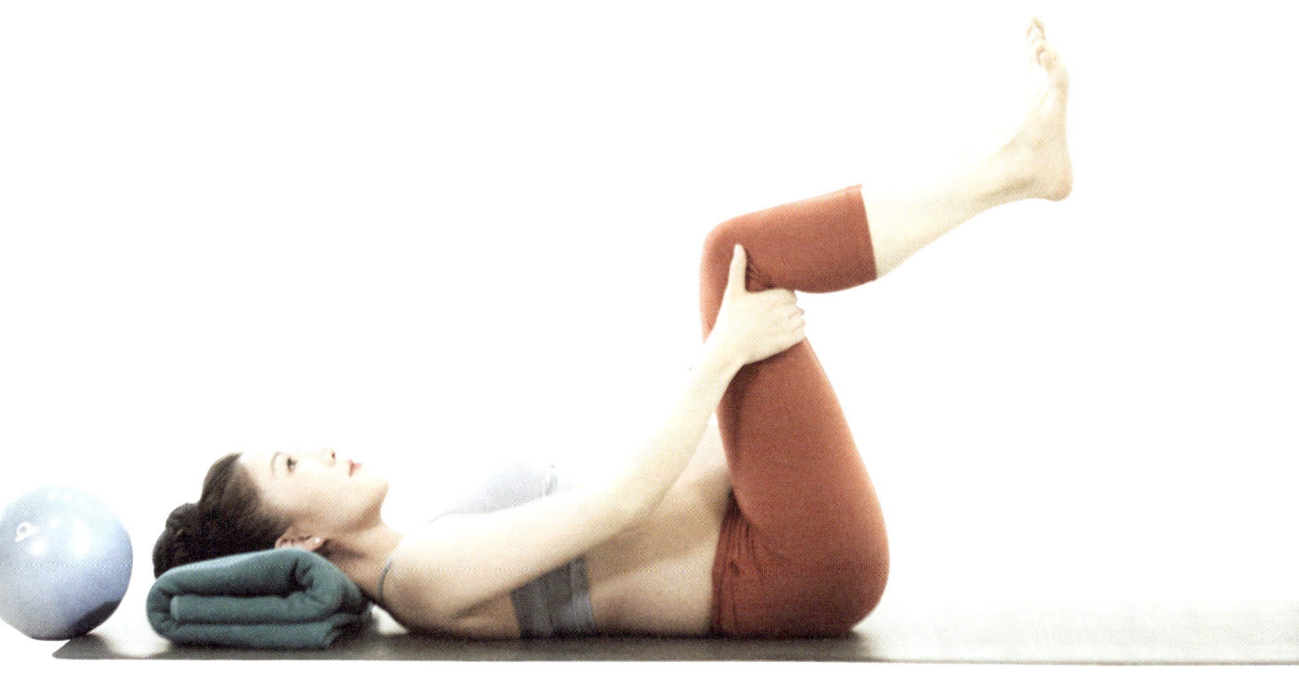

❷ 吸气,依次抬高双腿伸向天空,蹬直双膝;维持姿势,绷脚背,勾脚掌;练习数次。

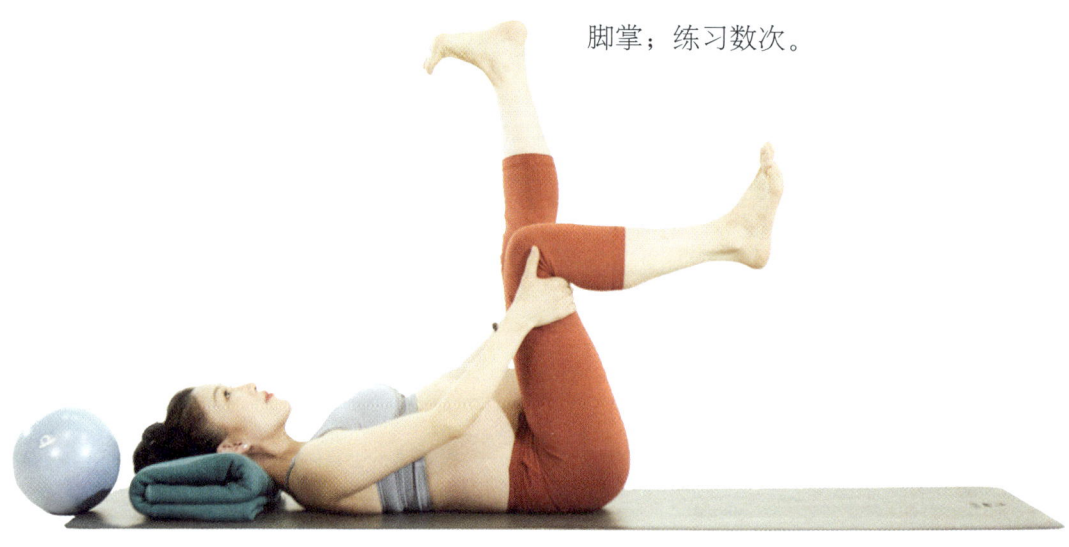

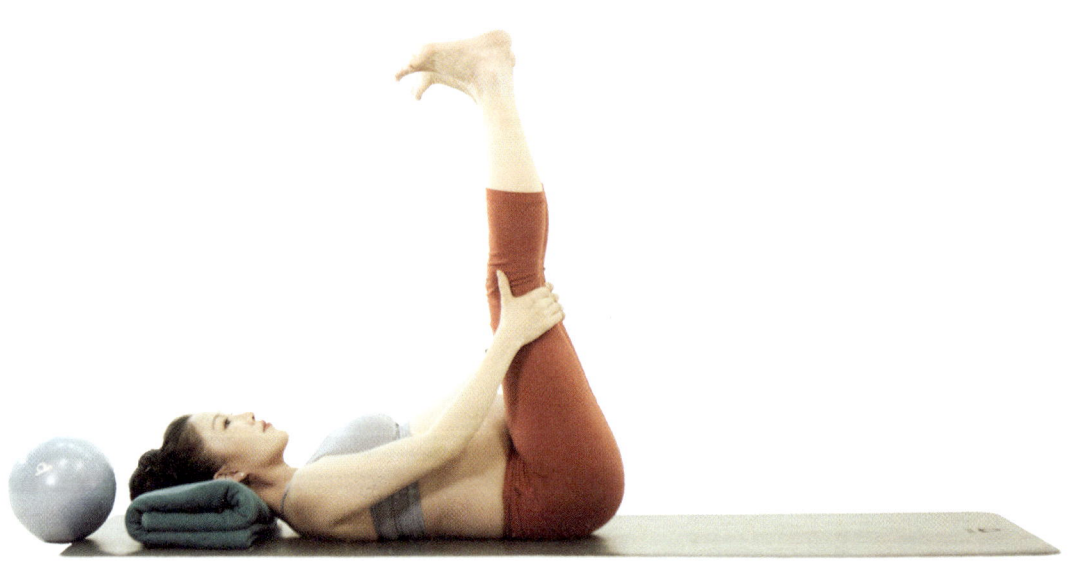

孕期两性生活

怀孕应该是一个充满快乐和活力的过程。它是一个生理时期，不是病理时期，不用像对待大熊猫似的对待孕妈妈，生怕妈妈出问题对宝宝有影响。孕妈妈也是正常女人，依然要享受人间烟火，经历七情六欲，需要爱和被爱。

科学、正面地看待和解决怀孕带给夫妻的心理和生理问题，是非常重要也很有必要的。

孕期，准爸爸不要置身事外

虽然宝宝是在妈妈的肚子里孕育的，但是准爸爸在怀胎十月中的作用、表现至关重要，不能忽视。

即将为人父母，新鲜好奇、责任压力，夫妻双方都有，谁也不是天生就会做爸爸妈妈的。既然都是新手，准爸爸也需要和孕妈妈一起学习、准备。孕育孩子不是妈妈一个人的事，靠的是一家人的努力，准爸爸的陪伴尤其重要。

孕期有柔和、舒缓、亲密的夫妻双人瑜伽，准爸爸可以跟孕妈妈一起做。舒缓的伸展体式，可以让双方的身体得到放松、锻炼；互相支撑的稳定体式，可以让双方的身心更加贴近；背靠背的静坐冥想，可以让双方感受彼此的身体和心意，调整情绪，释放压力；放松体式，准爸爸可以帮孕妈妈按摩，缓解孕妈妈的身体压力，增进夫妻感情。准爸爸还可以积极协助妻子练习助产瑜伽，既能减轻孕妈妈产前的焦虑和不适，又有助于顺利分娩。瑜伽可以带给夫妻双方健康的身体和平静的心灵，也让双方一起成长为更好的爸爸和妈妈。

男人想当一个好丈夫、好爸爸，需要引导、鼓励和学习。没有条件做夫妻双人瑜伽，老公没时间陪伴的话，也可以在睡前帮太太抹预防妊娠纹的油，做简单的按摩，增加生活情趣，又增进夫妻感情。

孕期，夫妻高效沟通

心理学家萨提亚说过，每个人心底都深藏着看不见的渴望，即被爱、被尊重、被理解等。这些渴望大多需要通过日常的沟通来获得。如果每对夫妻都能好好沟通，学会表达感受，就能学会彼此理解和包容，世界上幸福美满的家庭也就会多很多。

我们的传统文化讲究内敛、含蓄，人们常羞于表达爱意，也有很多人就是不会正向表达感受，要么说反话，要么把需求表达成了情感声讨、抱怨。爱就是爱，需要就是需要，认真地正向表达，对夫妻感情尤为重要。

一个拥抱、一个轻吻、一句暖心的话，都可以让孕妈妈的孕期生活轻松不少。我们的双人瑜伽课堂上，常常要求准爸爸深情地对孕妈妈说"老婆你辛苦了，我爱你"。不要觉得男人说不出这样的话来，在课堂上，每个男人都说了。常有准爸爸说完，孕妈妈感动到哭得根本控制不住，可见其平时多么缺乏语言的关爱。

很多男人不是不爱，只是不会表达。准爸爸要学会敢表达、多表达。孕晚期快分娩时，孕妈妈心肺压力大，有诸多难受，这时候准爸爸多说一句"你辛苦了，我特别爱你"，孕妈妈就会满足，因此可以抵御孕期遭受的种种煎熬。

孕妈妈也要正向表达，多多鼓励老公，而不仅仅是批评；多多表达自己的感受、需求，而不只是发脾气、使小性子。"我爱你"是双向的，真心需要双方都大声说出来。老婆的幸福需要老公呵护，老公的幸福也需要老婆呵护，两个人都彼此理解、体谅，再难的时刻也会变得轻松很多。

孕期，夫妻性生活

孕期如何进行性生活？安全吗？

性爱不仅影响夫妻感情、双方身心健康，还影响女人的内分泌。规律的性生活可以刺激孕激素和雌激素分泌，对乳腺有很好的保护功能和丰胸作用。传统的中国医学认为，孕期前三个月胚胎不稳定，后三个月快分娩时有可能破水和感染，所以禁止同房，其余时间则可以。但实际上，只要注意进行时的强度和频率——动作轻柔，不挤压腹部，不过于频繁和兴奋，随时关照身体，如宫缩与胎动情况，就可以在整个孕期都拥有和谐的性生活。如有任何担忧，请遵医嘱。

在胎儿稳固、孕妈妈身体健康的情况下，孕期进行适度的性生活是安全的。生理需求是人的本能，一味压抑本能，就会被它反击。而且，孕期激素改变，有的孕妈妈反而会比平时有更强烈的欲望，如果得不到释放，对生理、心理都会产生负面影响，生出很多小猜疑、小情绪。男方也是如此。科学来讲，流产主要跟染色体异常以及胚胎发育不良有关。而且，宝宝在肚子里被厚厚的羊水和子宫肌层包裹着，夫妻间的"小动作"并不会对他造成什么伤害。所以放心去拥抱、亲吻你的爱人吧，不要在彼此需要的时候，还刻意保持距离。

对于身体情况特殊、有高危妊娠因素的孕妈妈，则不建议孕期有性生活。但夫妻间表达情感的方式不止一种，可以睡前一起泡泡脚、看看电影，换点别的方式表达情感，不要冷落了彼此。

愿每一位妈妈在孕产这段特殊的时光里，日常有老公相伴，运动有老公搭伴，爱也有老公陪伴。准爸爸要做的就是在老婆需要的时候，挺身而出，实践自己爱的承诺！

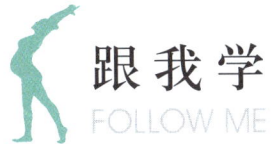
跟我学
FOLLOW ME

● **坐姿伸展**

❶ 夫妻双人简易坐（过程中如果感觉臀肌紧张，可以在臀部下方垫毛毯），背部相靠，轻轻闭上眼睛，调整呼吸。

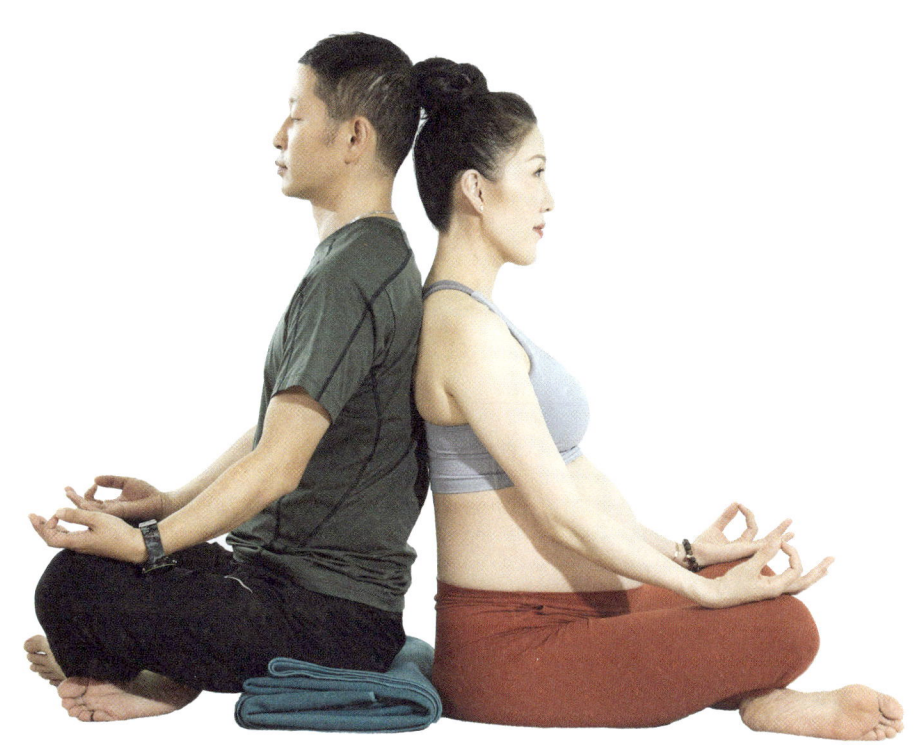

❷ 通过背部的相靠，让双方的心更加贴近；双肩下沉，放松整个后背、臀部，感受脊柱的延展。

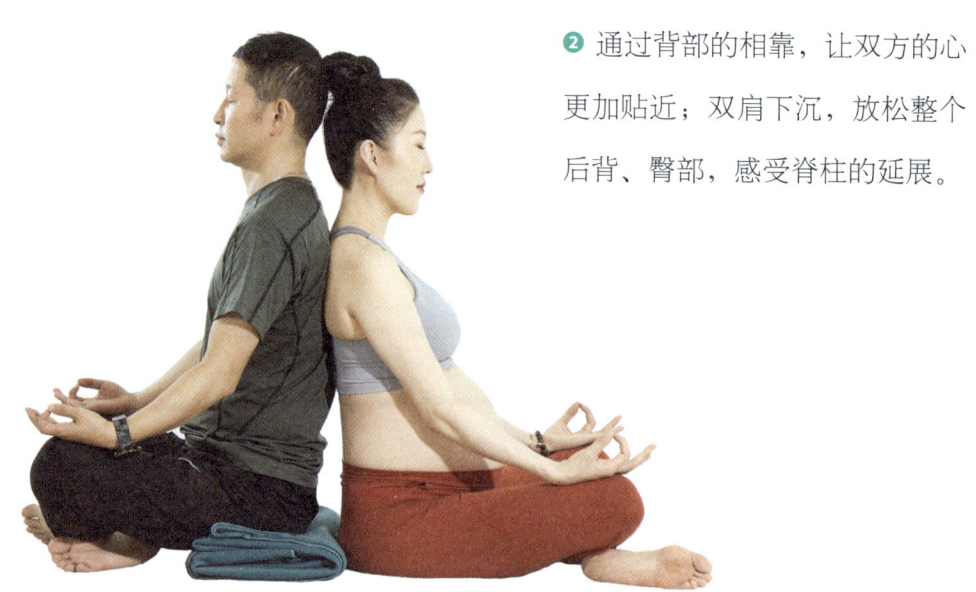

❸ 双手掌心相对，保持有力互推。

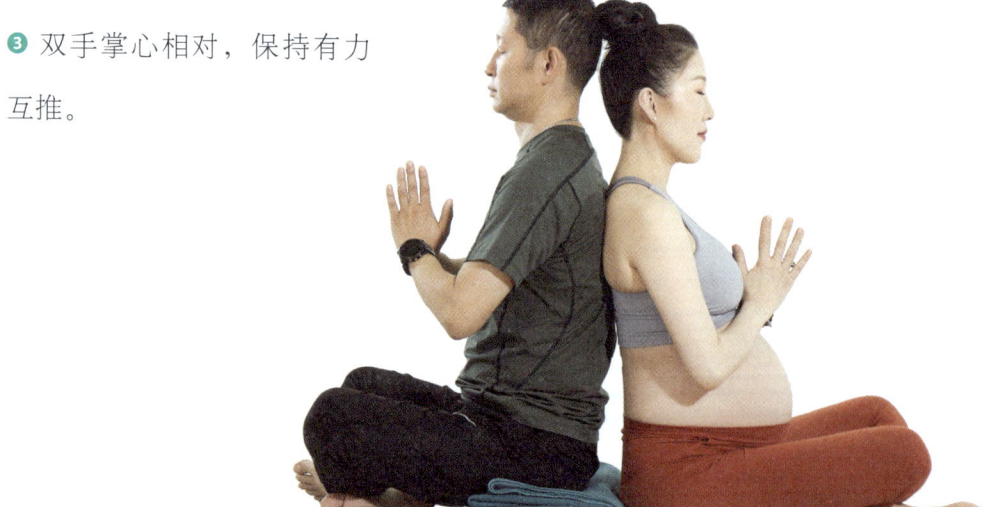

❹ 吸气,外侧手指尖点地,内侧手臂延展向上,拇指去找寻对方的手。

❺ 随着呼气,外侧手臂微屈,侧伸展内侧肋向外,感受该侧手臂、颈部、腰部的延展与乳腺的疏通。

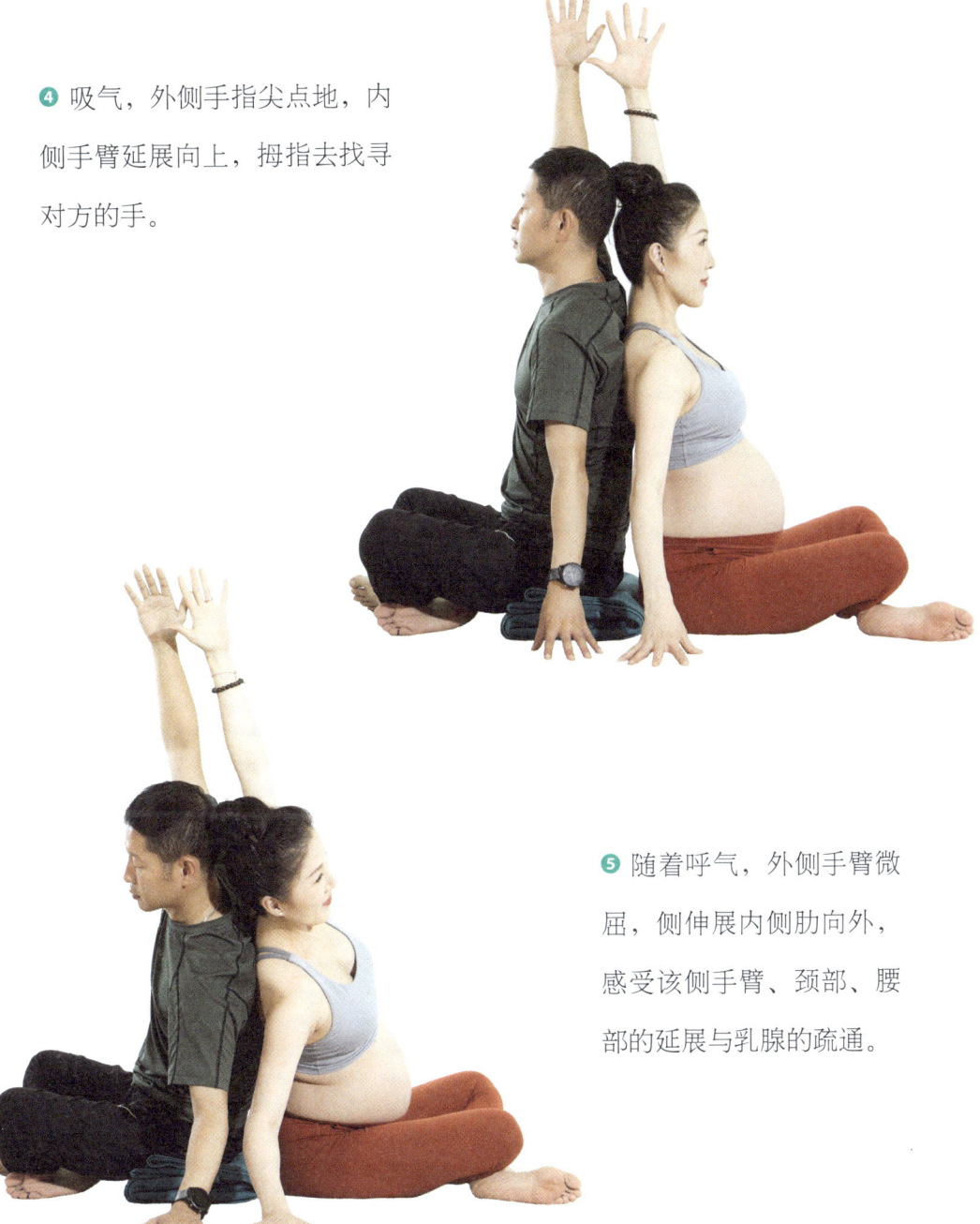

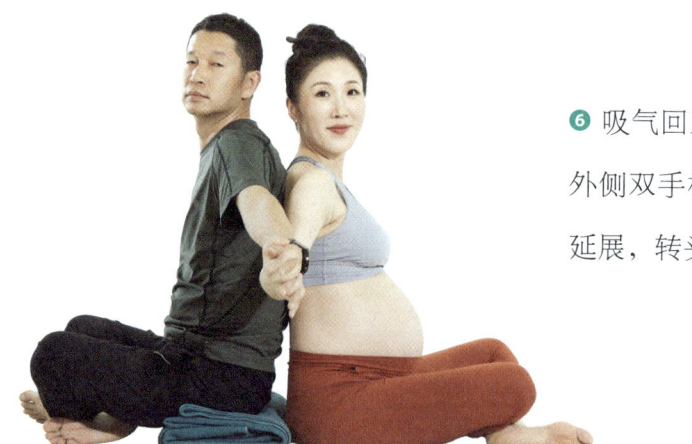

❻ 吸气回正；内侧手指点地，外侧双手相握；将外侧手向上延展，转头看向外侧。

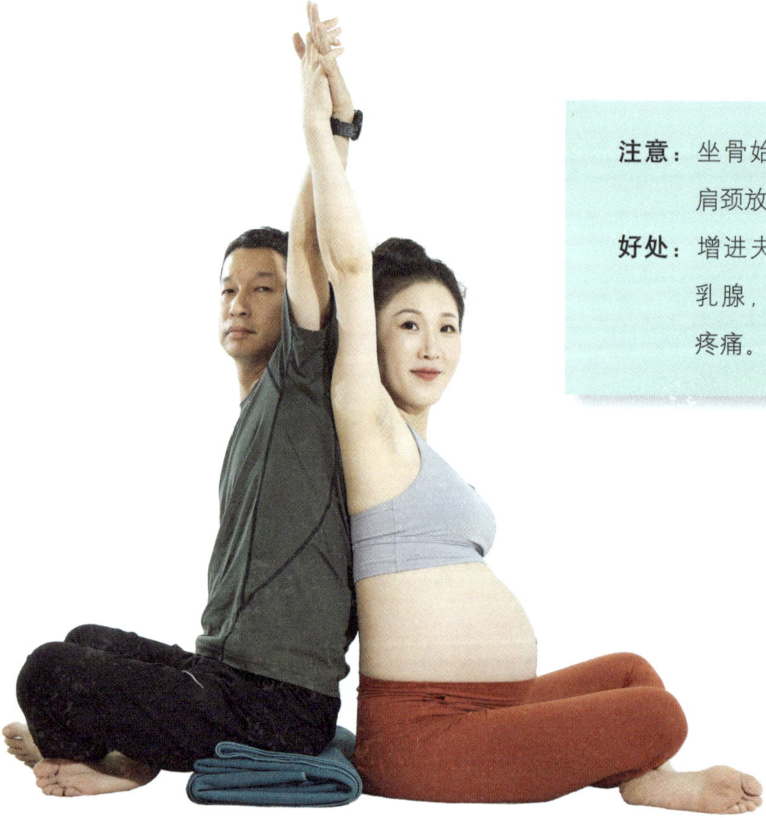

注意：坐骨始终压实地面，肩颈放松并下沉。

好处：增进夫妻感情，疏通乳腺，缓解腰背部的疼痛。

❼ 呼气，延展外侧身体。

❽ 吸气回正。

❾ 太太双手十指相交，反转掌心向上，高举过头顶；随着呼气，先生身体微微前倾，双手指尖点地，胸腔延展；太太手臂、后背贴着先生后背延展向斜上方，感受胸廓的舒展，停留5～8次呼吸后，先生背部发力，将太太慢慢推动起身，还原脊柱直立的状态。

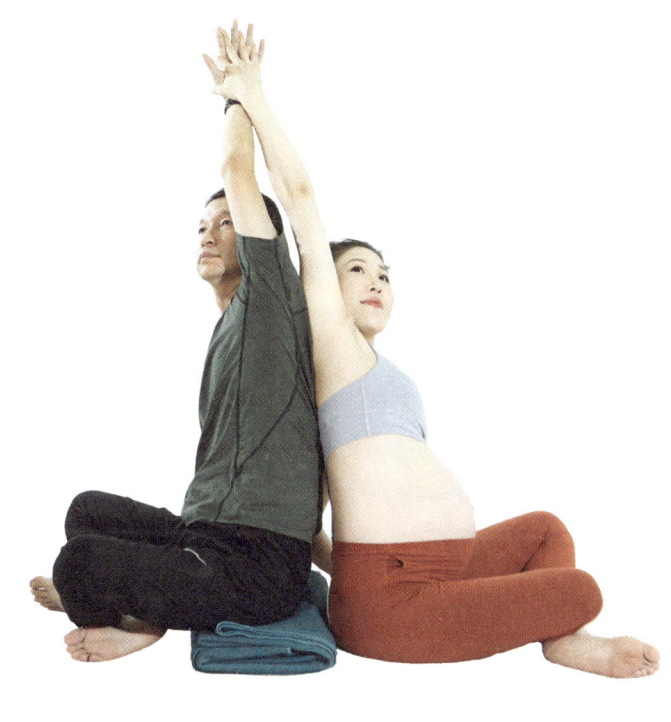

❿ 呼气，太太双臂体侧还原。

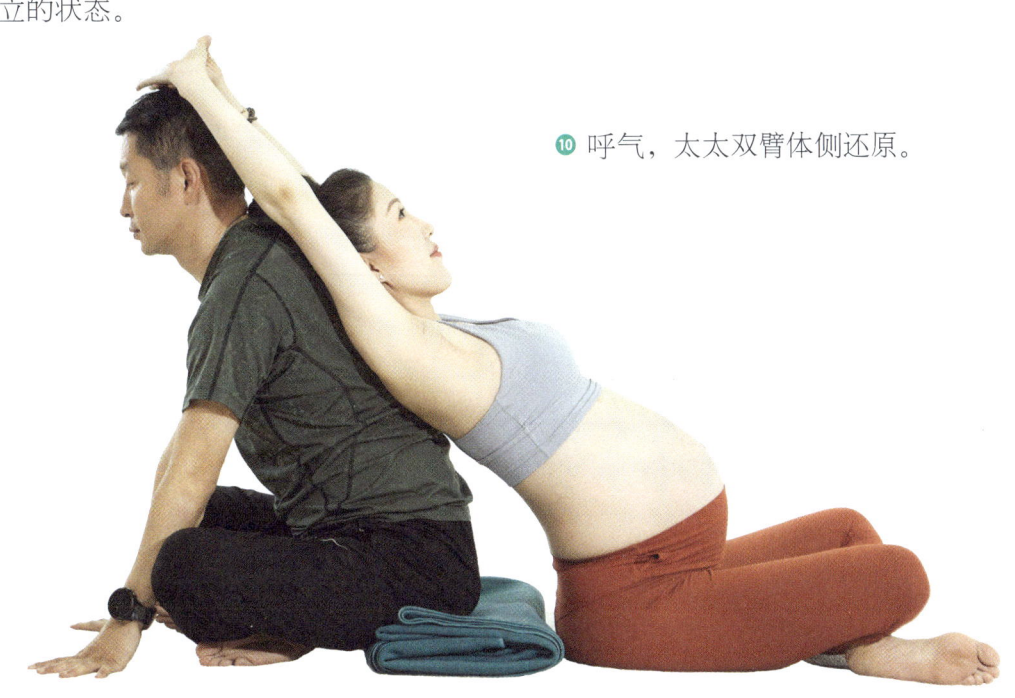

猫—牛式

① 金刚坐，呼气，身体前倾，双手掌心压实地面，手指延展，双脚回勾，调整手腕在肩膀的正下方，膝盖在骨盆的正下方，后背舒展放平。

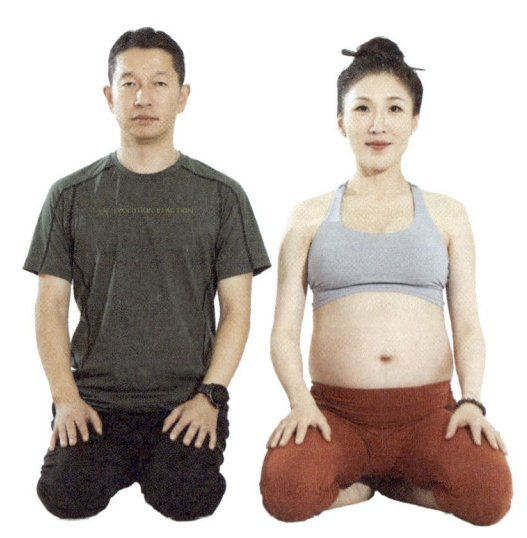

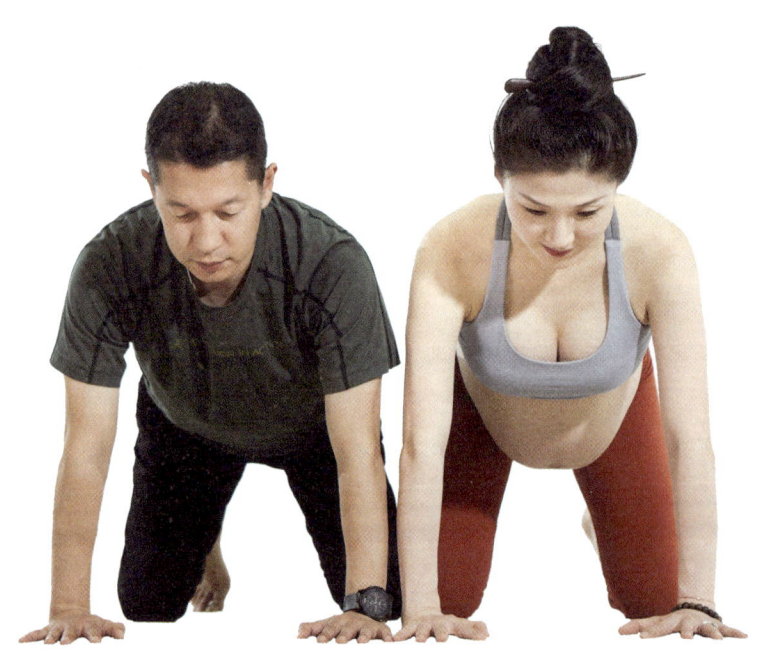

❷ 吸气，脊柱从尾骨开始，逐节后弯，坐骨延展向后，翘臀，肚子向下放，提胸口，抬头向上看，身体前侧拉长。

注意：双手掌心压实地面，手肘不要超伸。
好处：灵活脊柱，缓解腰背及肩颈的疼痛。

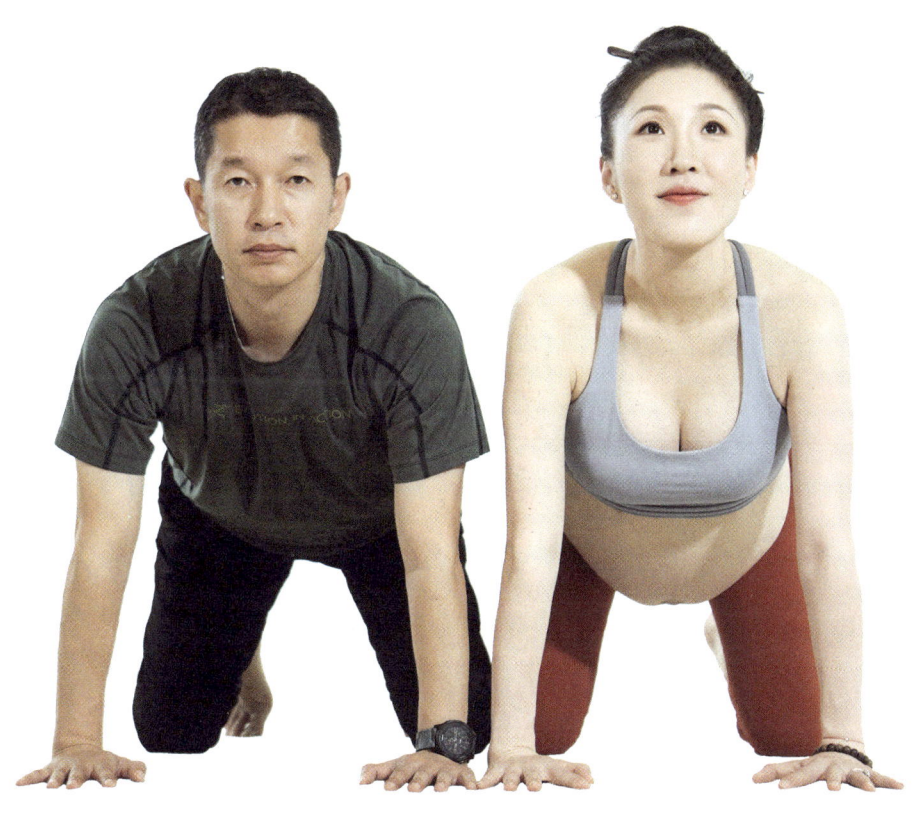

❸ 呼气，耻骨上提，卷尾骨、腰椎、胸椎，低头看肚子，背部高高拱起向上，释放后背的压力；随着呼吸，动态练习5~8组。

❹ 吸气，回到四脚板凳式，依次放松手腕、手指。

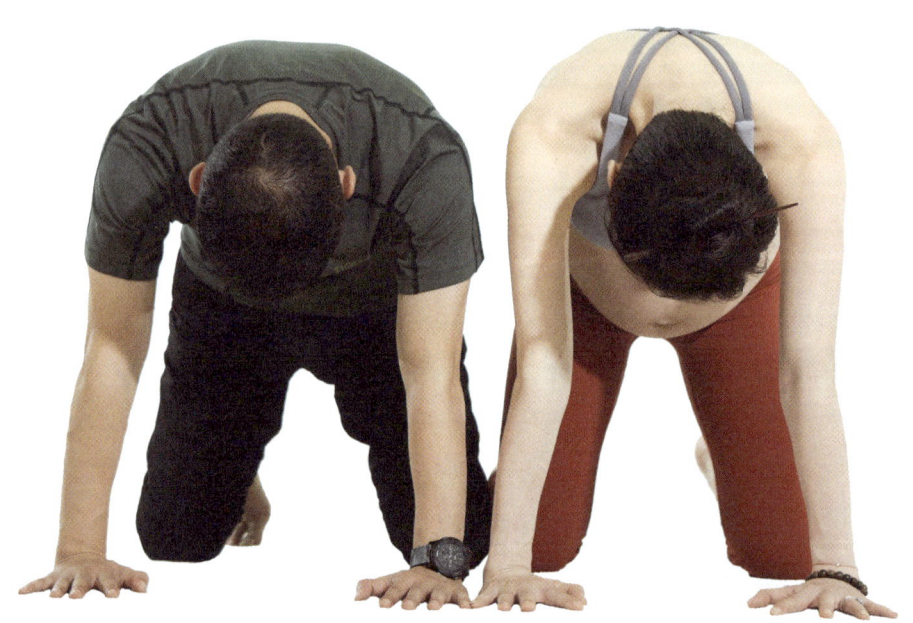

虎式

① 四脚板凳式，外侧腿向后，前侧脚掌踩地，保持后背的延展；稳定后，内侧双手十指相扣，逐渐离开地板。

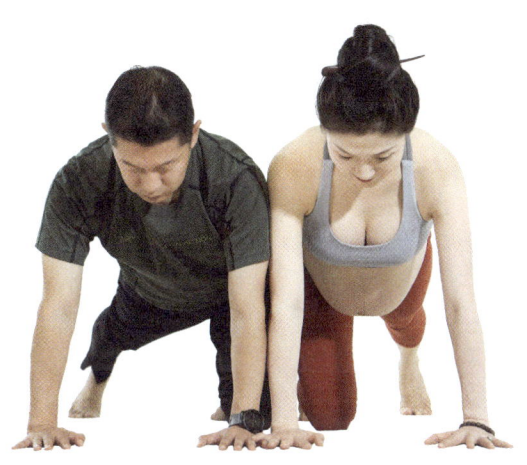

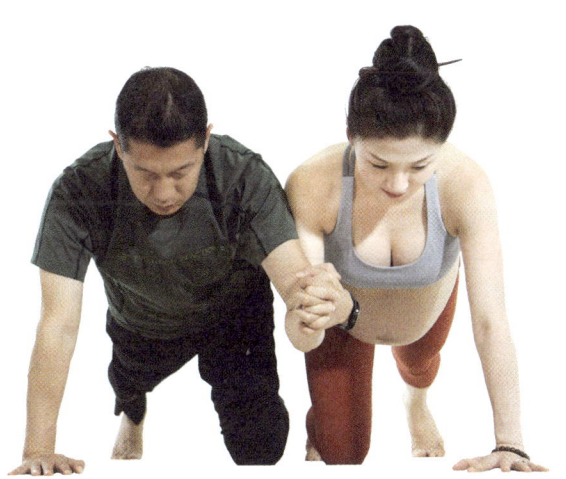

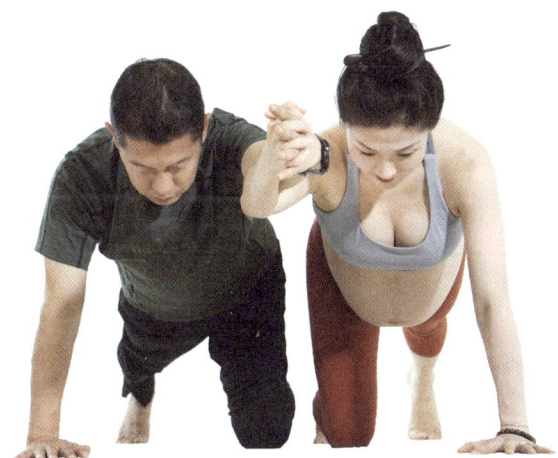

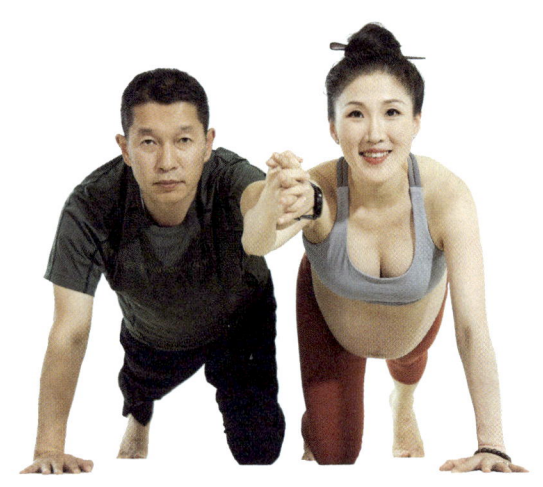

❷ 吸气，伸展内侧双手向前，同时抬头向上延展；呼气，放松双肩向下，肩远离耳朵。

❸ 吸气，抬高外侧腿向上，脚掌回勾，脚跟向后侧延展，微抬头，停留3~5次呼吸；呼气，落回双腿向下，松开双手并放松；自然呼吸，反方向练习。

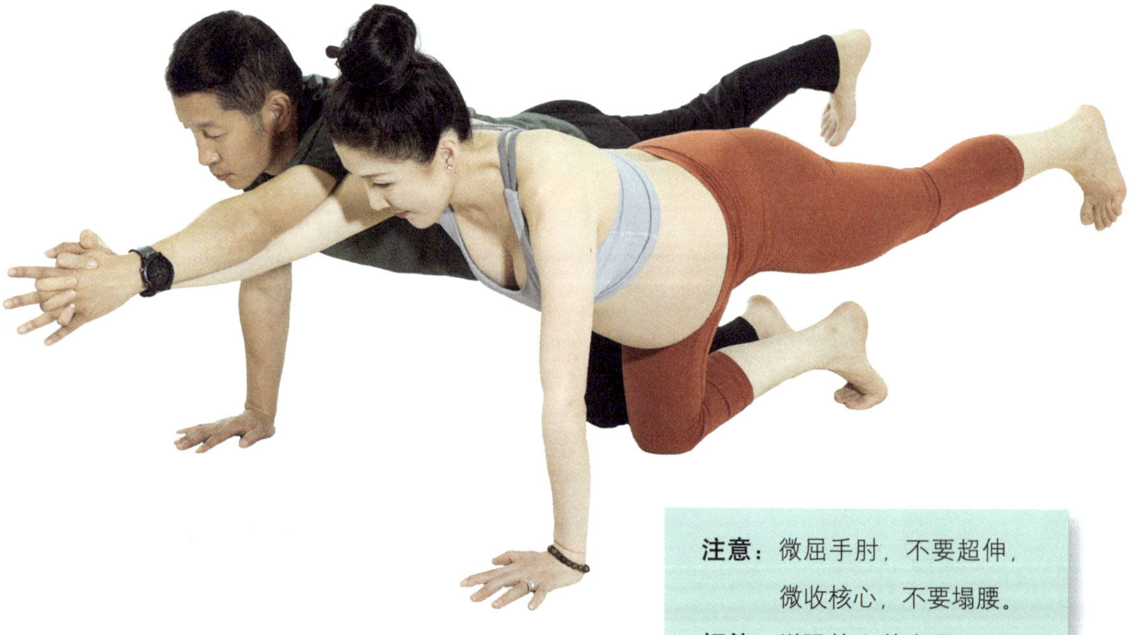

注意：微屈手肘，不要超伸，微收核心，不要塌腰。

好处：增强核心的力量，以及身体的平衡和协调性。

穿针引线式

① 内侧大腿垂直于地面，分别将外侧腿向外打开伸直，脚趾向前，内侧膝盖正对外侧足弓处，双手平铺于地面，骨盆稳定。

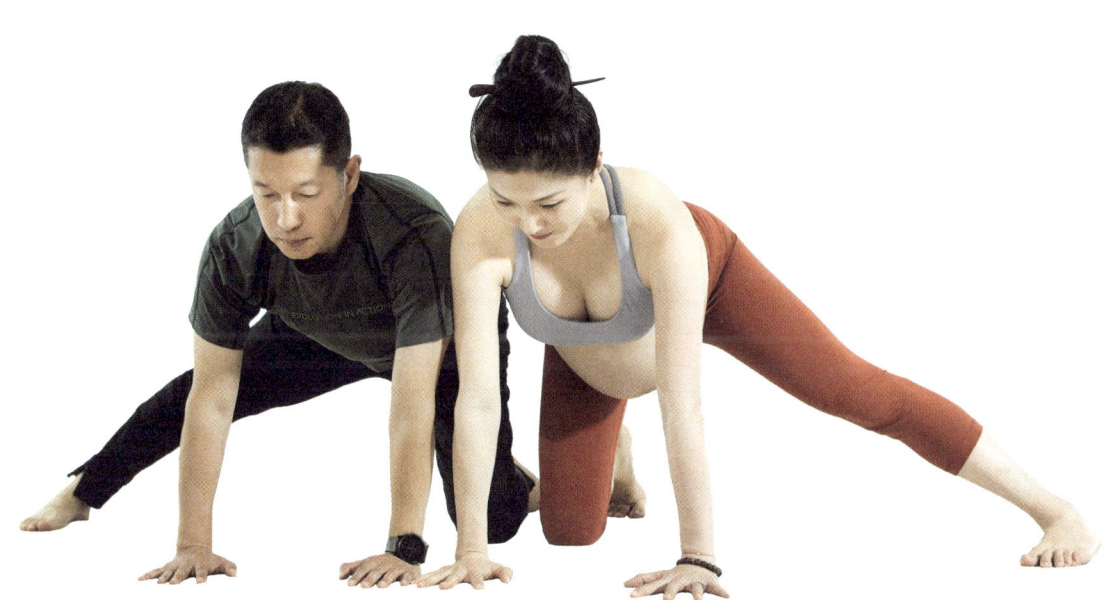

❷ 吸气，后背靠在一起，胸口带动外侧手臂向上、向后打开，去寻找彼此的手。

❸ 呼气，胸部带动外侧的手臂经过胸前，穿过腋窝，跟对方的手肘相握，缓解肩胛骨和上背部的压力；随着呼吸，动态重复5~8次。

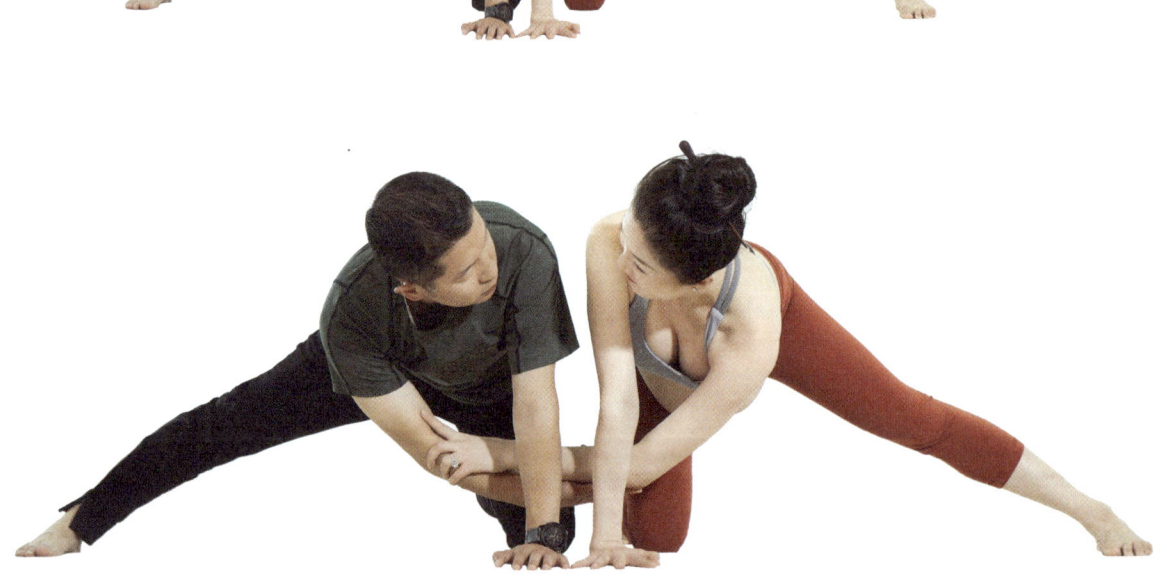

宽婴儿式

❶ 双脚大拇指轻触,双膝向两侧打开,不要压迫腹部,臀部坐在脚后跟上,脊柱逐节向前延展;屈肘,先生可以双手掌心推地,额头置于手背上,太太握拳重叠,眉心抵住拳心;后背延展,调息放松,自然地呼吸停留,释放压力。

❷ 先生可以跪在太太身后,用双手给太太轻轻按摩腰骶部,缓解孕期腰骶区域的疼痛和紧张。

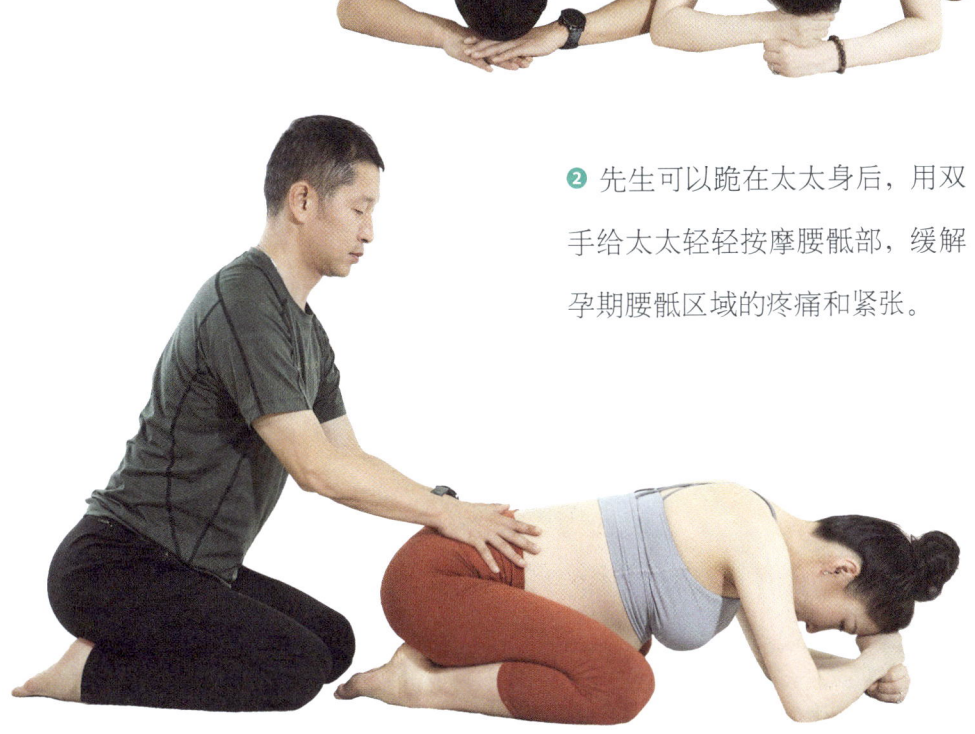

仰卧桥式

❶ 屈膝仰卧位，太太的腿打开比骨盆略宽，先生双腿在内，膝盖外侧与太太的膝盖内侧互相对抗；双手掌心向下，压住对方的双脚，保持双肩的放松、骨盆的稳定和后背的舒展（可以在太太头颈的后方垫一个毛毯）。

❷ 吸气，耻骨上提找肚脐，卷尾骨，带动臀部、腰椎、胸椎一节节离开地面，使得双肩、腹股沟与膝盖呈一条斜线；感受膝盖有力互推，始终保持后脑勺、双肩、双臂、双手压住地面。

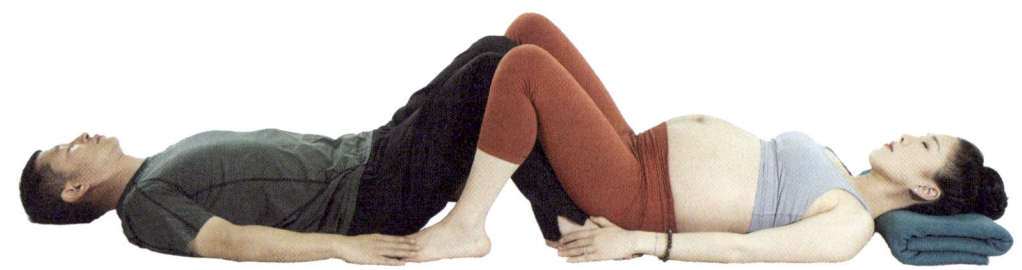

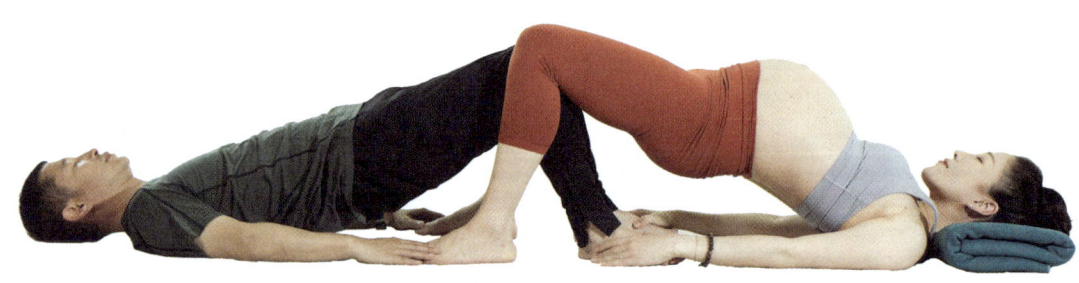

❸ 呼气，一节节放松胸椎、腰椎，臀部落于地面，坐骨压实地面，腰部悬空。

❹ 动态循环5～8次后，可以静态保持3～5次呼吸。

> **注意**：有仰卧综合征的妈妈不做该体式。
>
> **好处**：能很好地锻炼盆底肌的弹性，有效预防孕期骨盆带周围，如臀部、下背部、耻骨区域的疼痛。

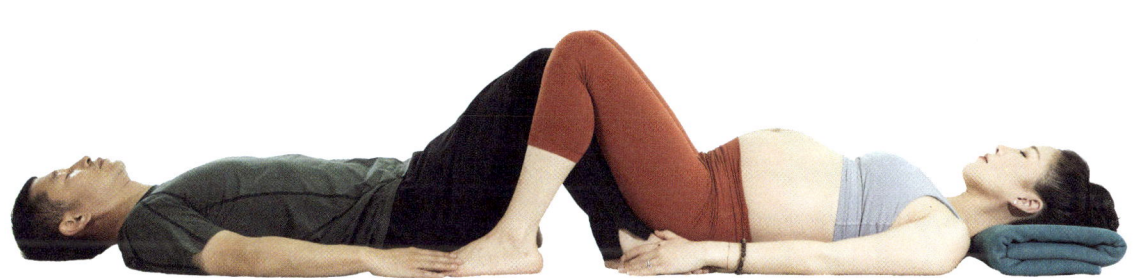

快乐婴儿式

❶ 屈膝仰卧位,保持骨盆稳定,依次抬高双腿向上,脚跟互抵,双腿分开比骨盆略宽。

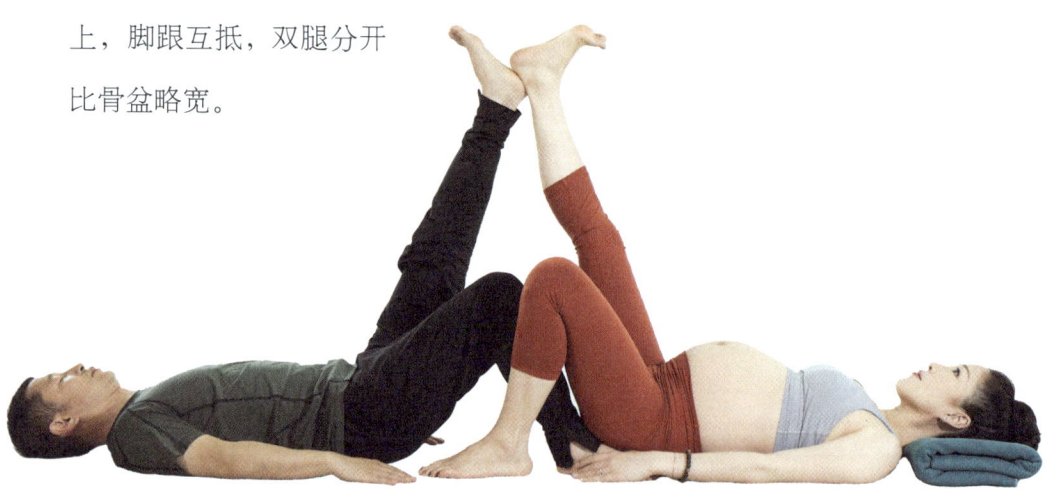

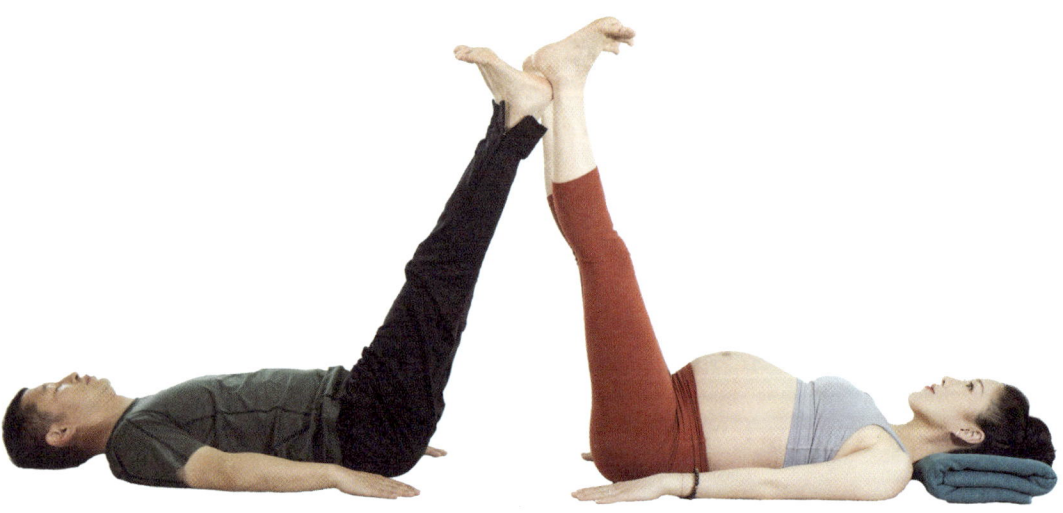

❷ 呼气，弯曲双膝，双手扶膝盖，身体倒向一侧；吸气还原，反方向练习后，太太左侧卧位、先生右侧卧位休息。

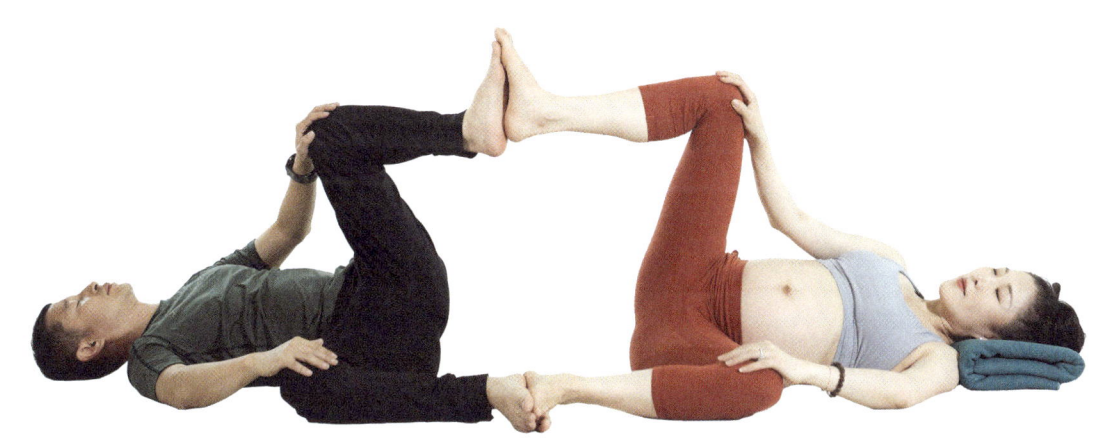

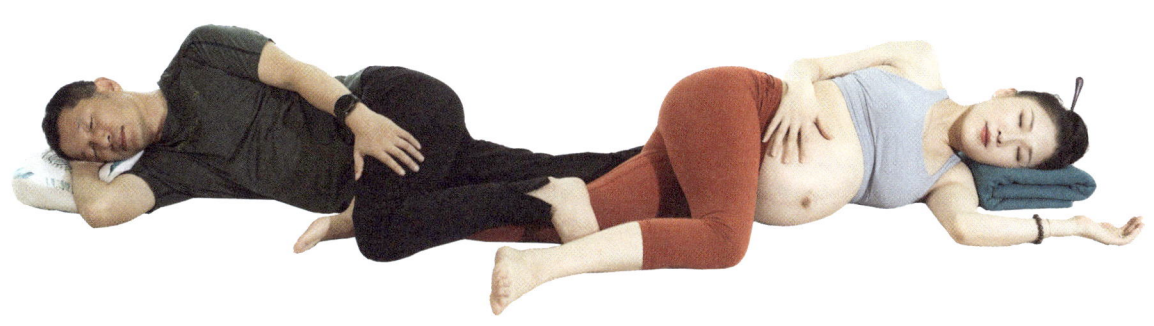

❸ 先生帮助太太在侧卧位的基础上进行按摩，先按摩下背部、臀部，再按摩下肢。下肢按摩时从双脚开始轻柔地按压到骨盆位置，利于下肢静脉血液回流。

注意：按摩时避开关节处，力道以太太舒适为宜。

好处：促进下肢的血液循环，预防及改善孕期下肢水肿，缓解腰背疼痛。

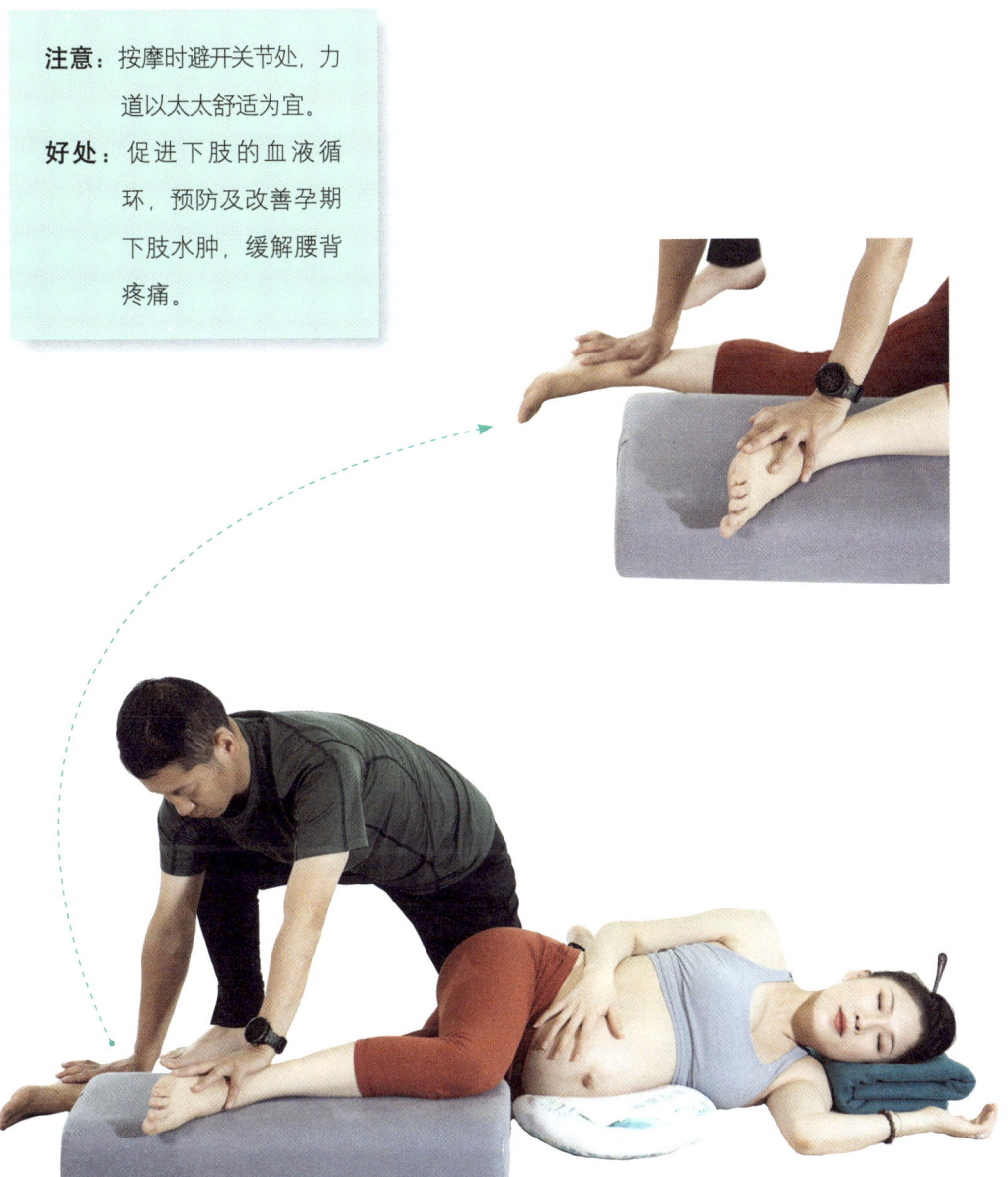

幻椅式

其一

❶ 面对面山式站立,双腿打开两倍于骨盆的宽度,先生与太太双手腕交叉互握,相视彼此。

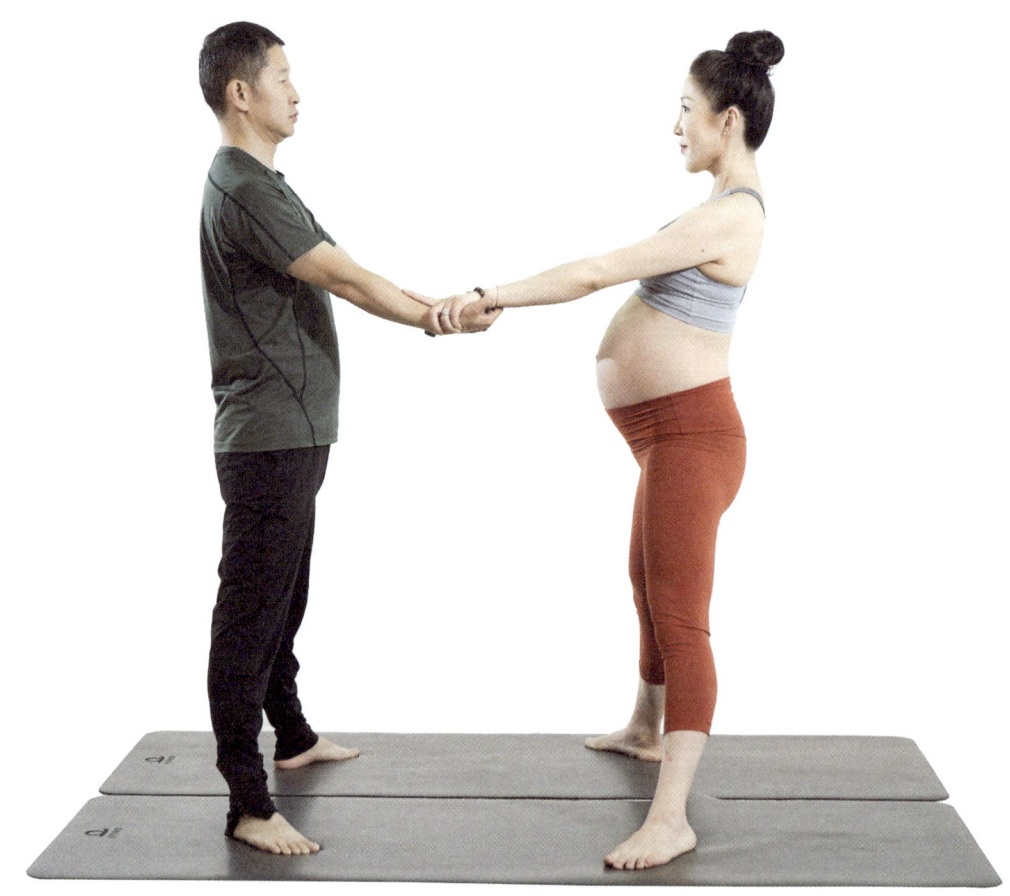

❷ 呼气,屈膝下蹲,注意膝关节不要超过脚尖,臀部向后、向下坐,双手腕紧握,背部延展,肩膀远离耳朵。

❸ 吸气,松开外侧手,紧握内侧手,保持核心的稳定。

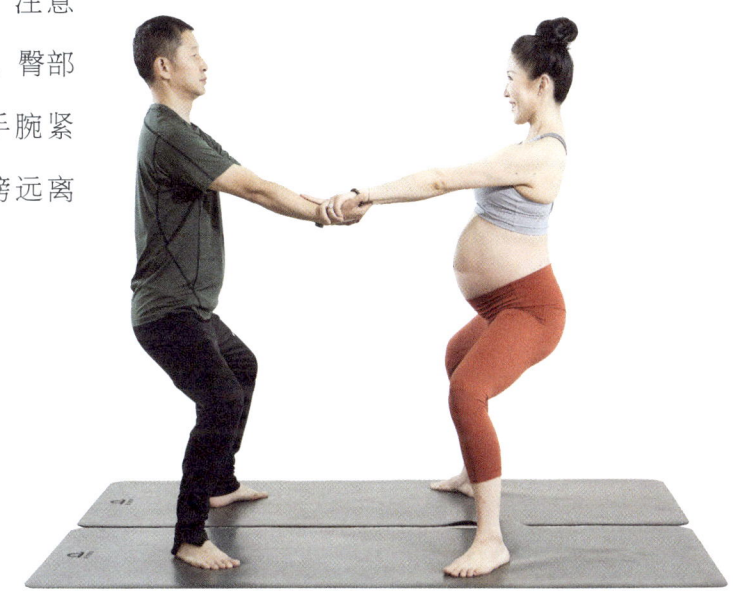

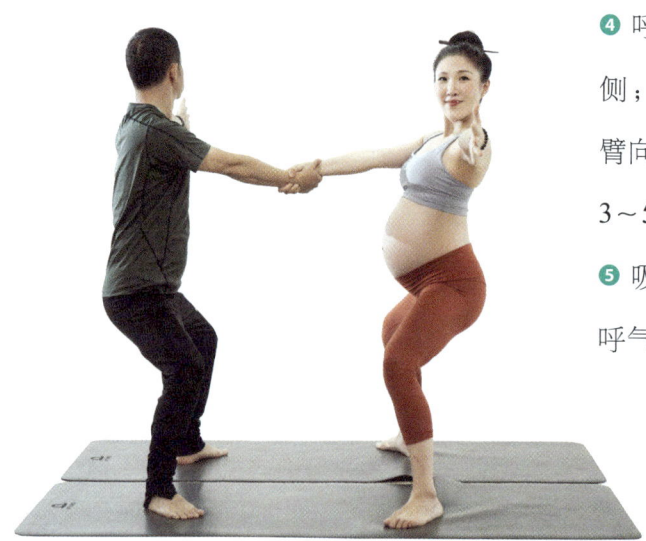

❹ 呼气,打开外侧手臂向旁侧;继续扭转胸椎,带动手臂向后,转头看向手指,保持3～5次呼吸。

❺ 吸气,回正,双手相握;呼气,反向练习。

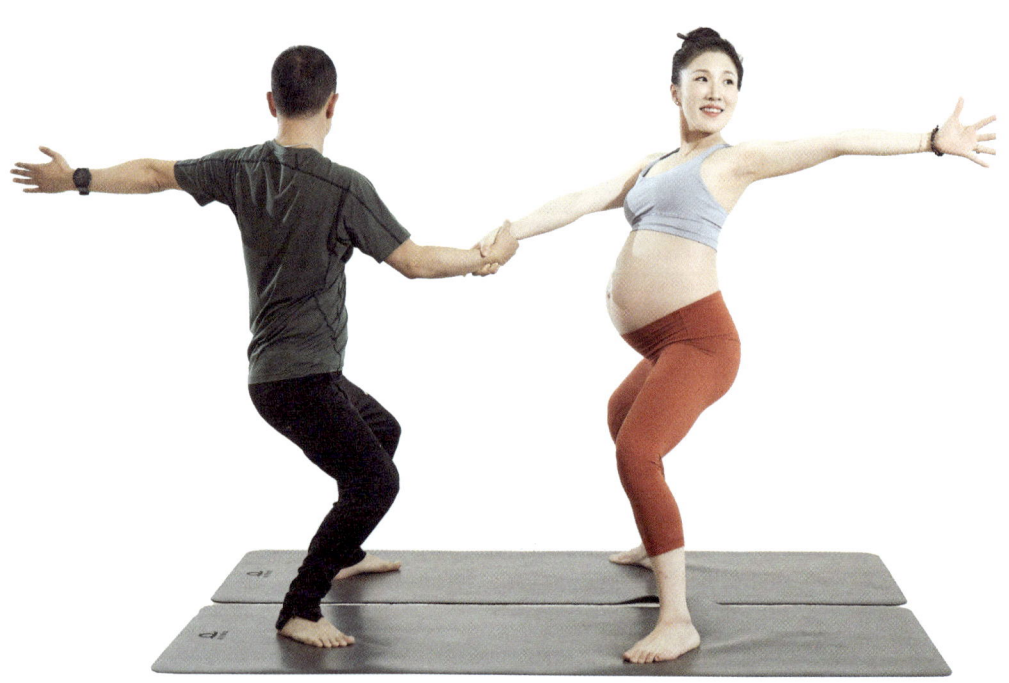

其二

❶ 面对面山式站立,呼气,屈膝下蹲,臀部向后、向下坐,上身微前倾,彼此双手掌心有力互推,互相凝视。

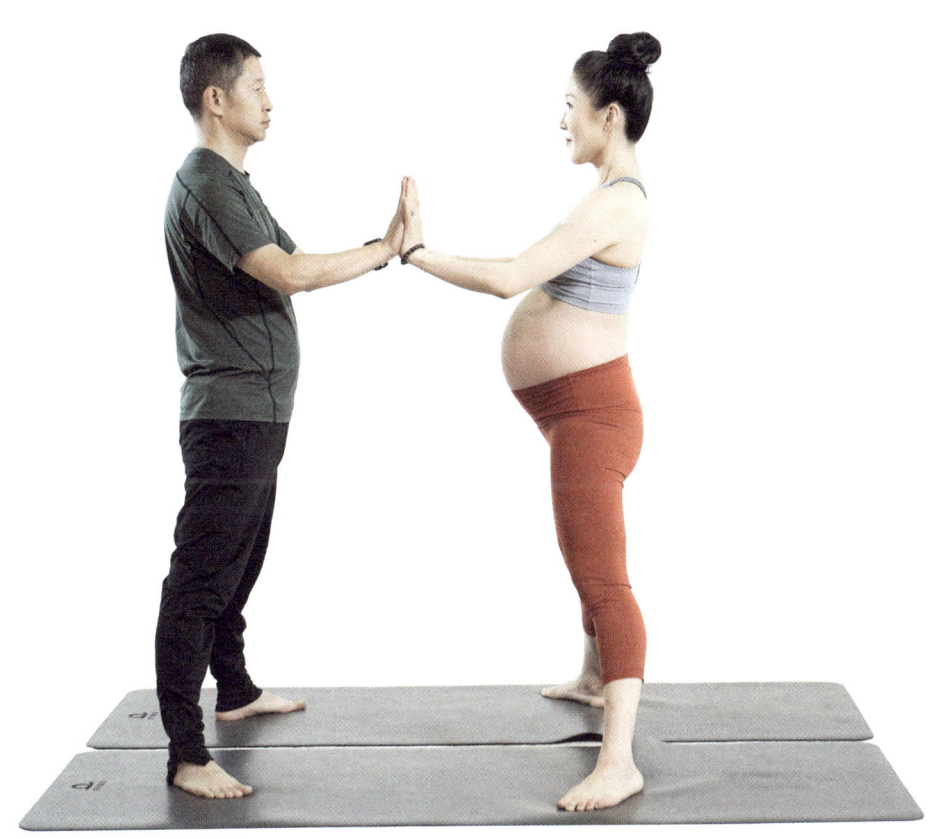

❷ 吸气,双手向上延展,高举过头顶,上身前倾,额头相触,眉心相抵,让双方的心更加贴近;双肩下沉,让整个后背、臀部、胸部前侧去伸展。

注意:不要塌腰,膝盖不内扣。
好处:延展后背,同时打开骨盆出口平面,益于顺产。

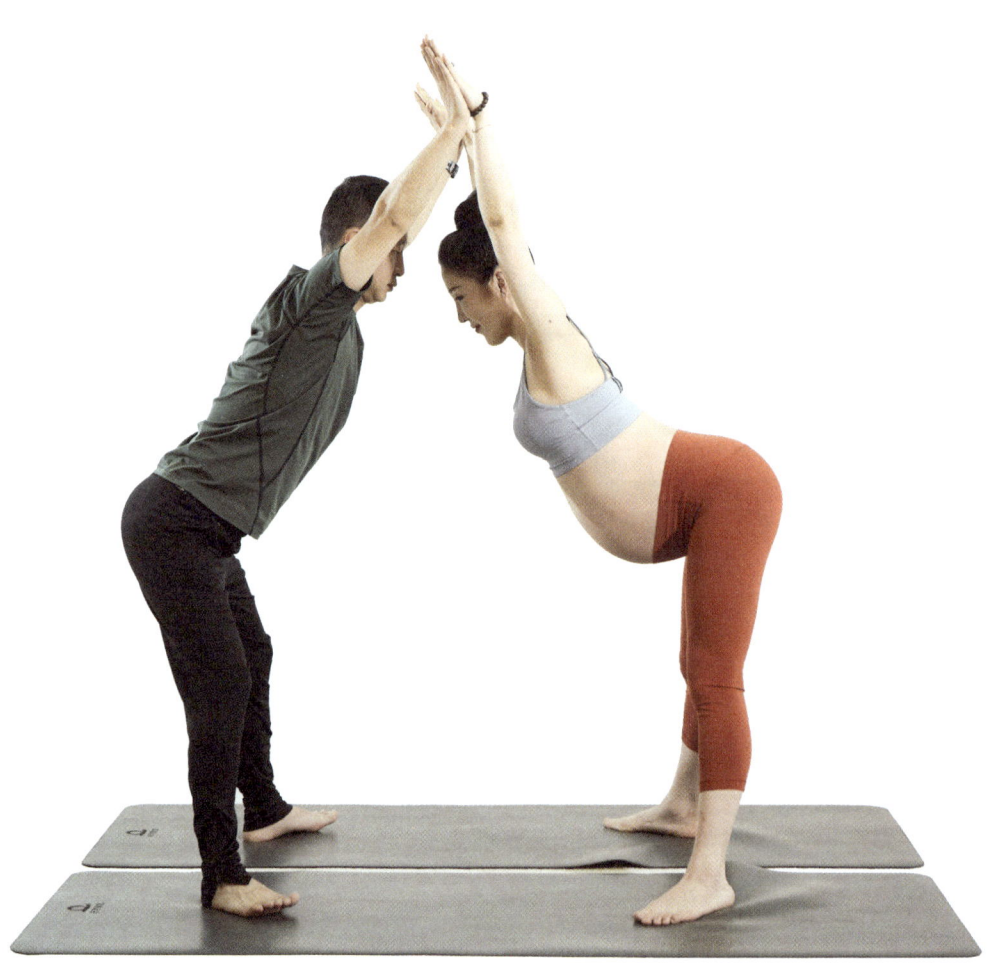

孕期检查种种

某个阳光明媚的早晨，你起床后突然发现自己当上了"中队长"——验孕棒上"两道杠"，心里的喜悦和幸福感瞬间弥漫至整个房间，并将以最快的速度感染家庭中的每一个成员。"两道杠"预示着我们进入了作为女性的一个伟大而特殊的时期——孕期。

"两道杠"代表着一个新生命在你体内已经悄然萌芽，十个月后，这个小生命将降临你的生活。为了确保母子平安，整个孕期需要接受规范化的产前检查和孕期保健。

孕期检查和保健，是专为孕妈妈和胎宝宝进行的规范化检查、健康教育与指导、胎儿健康监护与评估、孕期营养与体重管理，以及用药指导等。规范化的孕检过程对孕妇和胎儿进行持续监护，评估高危因素，及早发现并预防孕期并发症、合并症，进行必要的医疗干预，减少不良影响，有利于孕妈妈和胎宝宝的健康。在孕期，规范化的检查手段和医学干预能够降低孕产妇和围产儿并发症的发病率，减少出生缺陷，优生优育，提高国民身体素质。

在孕期，规范化的检查和保健，对孕妈妈和胎宝宝都是必不可少的。因此，清楚掌握和了解产检知识，为自己和宝宝做好准备，是每位孕妈妈重要的必修课。

根据《孕前和孕期保健指南（2018）》，下面给孕妈妈列出了孕期检查的时间和项目，作为孕检参考。希望能够帮助孕妈妈顺利度过孕期，收获母子平安和顺畅的孕期。

如果孕期无任何合并症和并发症，建议进行孕前检查的孕周分别是：妊娠6~13周+6天，14~19周+6天，20~24周，25~28周，29~32周，33~36周，37~41周（每周一次），共7~11次孕检。如果属于高危妊娠[1]，医生会根据具体情况，适当增加孕检的频次。

孕早期（发现怀孕~13周+6天）

首次孕期检查，医生会对孕妈妈进行孕早期的健康教育和指导、营养和生活方式的指导，提出孕期体重增加建议。如果确定宫内胎儿发育良好，医生会指导你提前办理好《母婴健康手册》（一般在社区医院建档），上面会记录你的各项孕产信息、新生儿信息、儿童疫苗等，一本多用。建立好《母婴健康手册》后，你就可以选择分娩医院建档，进行规范的孕期检查了。

孕检机构的健康档案（分娩医院建档），便于医生进行孕期检查的管理和记录，对有高危因素的孕妈妈进行追访，了解孕妈妈的情

---

[1] 高危妊娠：对孕产妇和胎儿有较高危险性，可能导致难产及（或）危及母婴。

况并督促按时检查。建档时，需要对孕妈妈进行全面的妊娠检查，确认胎儿情况和孕妈妈的一些基础信息，如超声检查孕周数、单胎还是多胎、是否为宫外孕、测算预产期等；询问孕妈妈和准爸爸的健康情况及双方的家族遗传病史等；孕妈妈还会做很多基础检查，如身高、体重、血压、血常规、心电图、子宫检查等，确认是否能承受妊娠带来的种种变化，初步进行高危因素的评估。所有孕妈妈需要向医生提供准确、详细的信息，以确保医生能够做出充分、正确的判断。

预产期的计算方法为：末次月经的月份－3或＋9就是预产期的月份，日期+7就是日子。

例如，末次月经日期为2019年9月14日，月份计算为9－3＝6，日期计算为14＋7＝21，即预产期为2020年6月21日；末次月经日期为2020年2月12日，月份计算为2＋9＝11，日期计算为12＋7＝19，即预产期为2020年11月19日。

月经周期不规律的孕妈妈需要根据月经周期长短、同房时间、早孕反应时间以及B超结果来推算预产期。

孕中期（14～27周+6天）

孕中期每4周要孕检一次。医生会对孕妈妈进行一些健康教育及指导，特别是营养和生活方式的指导，还要对孕妈妈进行必要的体格检查和化验检查，以及产前筛查和胎儿的畸形筛查。妊娠期糖尿病的筛查在24～28周，如遇有高危因素的孕妈妈，筛查孕周可能会提前，医生会根据孕妈妈的具体情况来决定。孕妈妈务必按时孕检，不可有偷懒、侥幸心理。

进入孕中期，随着孕周的增

加，胎儿也慢慢活跃起来。大多数孕妈妈在孕20周左右自觉胎动。胎宝宝通过胎动让孕妈妈感知他的存在，关注他的感受。起初的胎动好似肠管的蠕动、吹泡泡的感觉，随着胎儿的发育、孕周的增加，胎动会越来越明显。孕妈妈可以每天用心感受宝宝的胎动和心跳，形成跟宝宝亲密互动的习惯，建立最初的亲密交流。

孕晚期（28～36周）

孕28周后，每两周孕检一次，有高危因素的孕妈妈需要增加频次。医生会对孕妈妈进行孕晚期的健康教育指导、分娩前生活方式指导，包括抑郁症的预防、母乳喂养指导、新生儿护理指导等，向孕妈妈介绍分娩的相关知识，如临产的症状、分娩方式、分娩阵痛等。

孕妈妈在孕28周后开始计数胎动，胎动的次数能够初步反映胎儿在宫内的状态是否良好。妊娠28周以后，正常的胎动次数≥10次/2小时。孕晚期胎动明显而规律，孕妈妈一定要养成每天数胎动的习惯，发现异常及时就医。

医生还会对孕妈妈进行体格检查、必要的化验等，查看孕妈妈是否水肿，体重增长是否合理，以防止子痫前期发生。医生还会查看胎儿大小、胎位情况、羊水和脐带情况等，检测胎儿生长发育环境，防止出现生长受限、早产等异常。孕34周时会有一次相对全面的检查，评估胎儿体重、发育等，为足月生产时的体重做参考，体重不足或者过重，孕妈妈都要及时调整、控制饮食。

足月（37～41周）

孕37周开始，孕检为每周一

次，持续监测孕妈妈及胎儿的状态。孕妈妈要做好心理准备，足月之后随时都有可能分娩。

此时每次孕检都会有胎心监护检查，监测胎儿在宫内的状态。医生也会对孕妈妈的身体状况进行综合评估，确认分娩方式。

足月后，孕妈妈要注意临产先兆（见红、破水、腹痛等）。过了41周没有临产就要遵医嘱，不要一味地遵循"瓜熟蒂落"。孕晚期胎儿的状况变化非常快，早上和晚上可能都不一样，孕妈妈一定要密切关注自身和胎儿状况，有任何异常务必及时就医。

过期妊娠（42周及以上）

妊娠达到或超过孕42周未分娩者，为过期妊娠。虽然经过医疗的干预，过期妊娠的发生率明显下降，但仍有部分孕妈妈追求"自然临产"，这极大增加了妊娠的风险。因此，在孕晚期，医生会综合考虑孕妈妈和胎儿的情况，进行计划性的分娩，孕妈妈只要遵循医嘱就可以。如果不理解医生的处理方式，一定要提出疑虑，与医生、专家做好充分沟通，打消顾虑，安全分娩。

医生会根据每一位孕妈妈的具体情况，安排孕期检查的项目和频次，不同的孕妈妈有不同的情况，会相应增加或减少一些项目。除了遵循常规检查之外，有妊娠高危因素的孕妈妈，一定要遵医嘱、不适随访。看不明白检查结果、拿不准日常活动是否继续，一定要及时询问医生。孕妈妈与孕检医生做好充分沟通，对自己和宝宝负责，才能收获母子平安。

孕期漫漫，为了孕检方便，孕

妈妈可以提前准备一个便携包，将所有需要的证件、检查单都固定放在一起，避免每次出门手忙脚乱。去检查时，建议孕妈妈衣着宽松，穿方便穿脱的衣服和两三厘米的厚坡跟、低跟鞋。

产检是为了连续观察各个阶段胎宝宝的生长、发育和孕妈妈的身体变化、适应情况，这些大大小小的检测，就像打游戏晋级通关一样，你得一个个完成、一关关通过。准爸爸最好能陪同，和孕妈妈共享这宝宝孕育过程的艰辛、奇妙和幸福。

愿每一位孕妈妈都能顺利产下健康的宝宝！

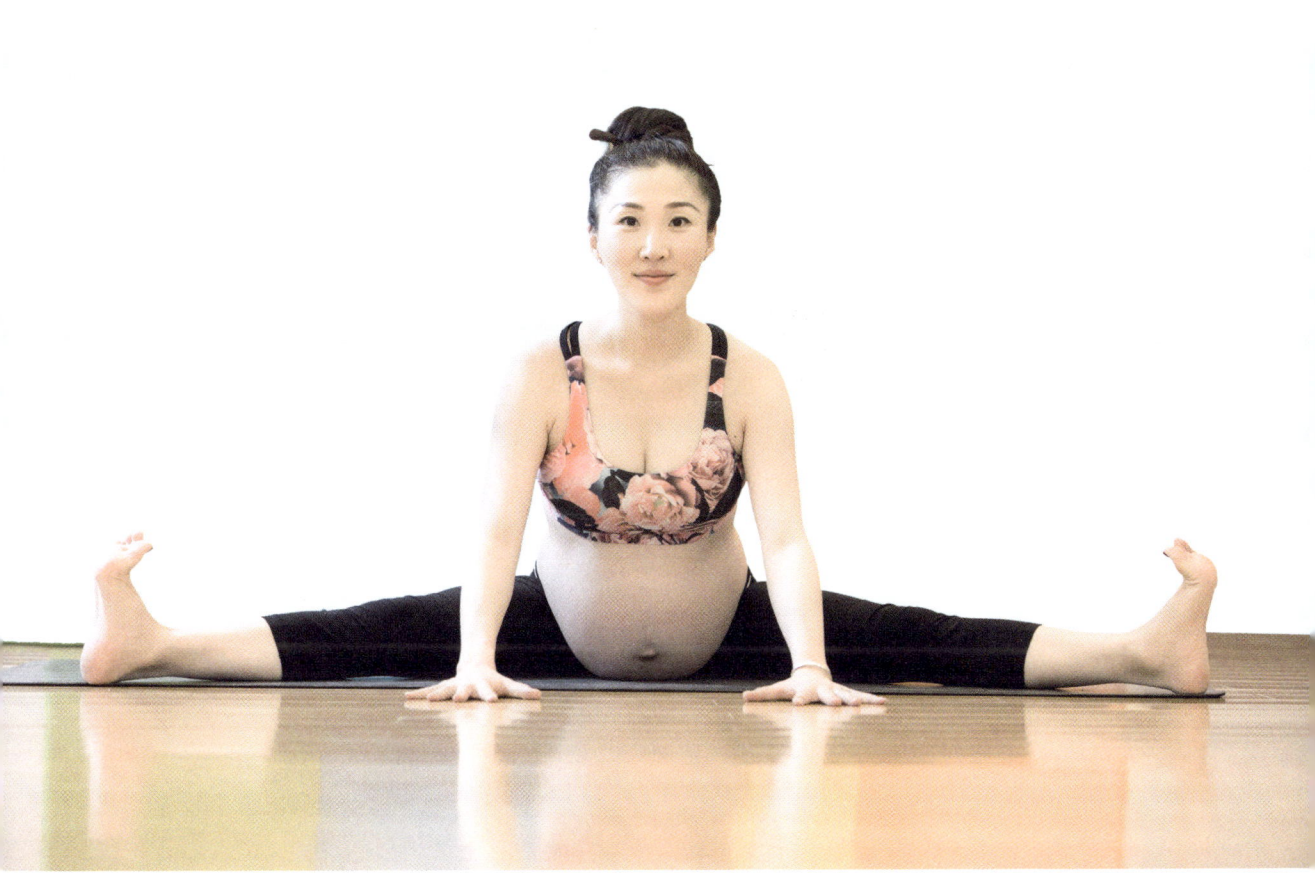

Yoga

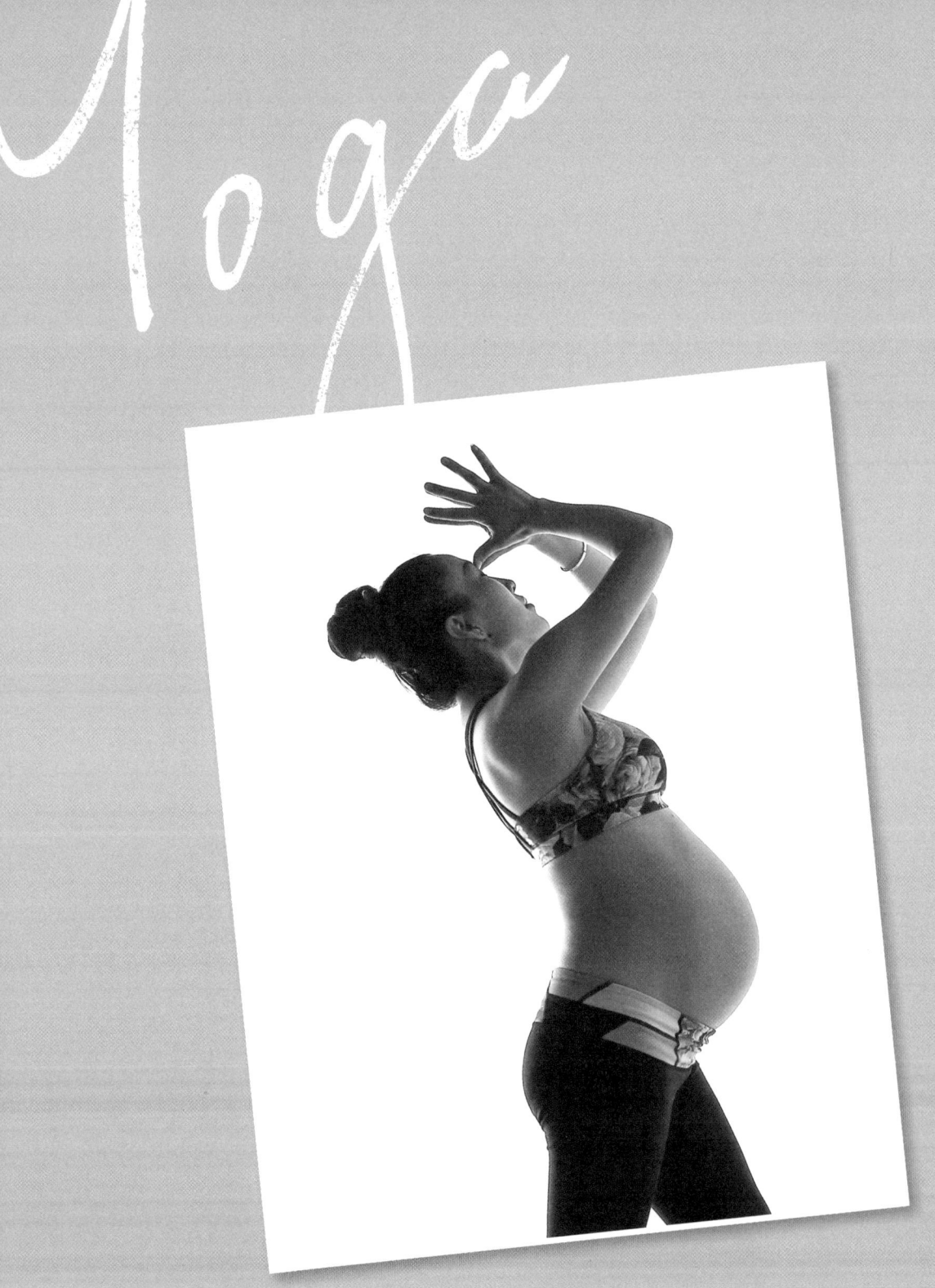

2
CHAPTER

孕期最想解决的问题

孕期便秘

孕期，孕妈妈在享受宝宝成长带来的幸福感的同时，也常被一些问题折磨得苦不堪言。其中有一件尴尬事不得不说——孕期便秘。便秘虽说很常见，但如果天天这样，着实让人抓狂，孕妈妈尤其煎熬，严重的还会影响胎儿的健康。

随着生活水平提高，吃的东西越来越精细，加上孕期持续补给各种营养，孕妈妈吃得多、坐得多、动得少，这些无疑给了便秘可乘之机。除了孕激素和子宫压迫，便秘问题更多出在日常生活习惯上。孕妈妈不想每日与马桶做斗争，做好以下几点就可以轻松解决便秘问题。

建立良好的饮食习惯

我怀孕，从来没有过便秘的困扰，主要归功于我的饮食习惯。

首先，清淡饮食，少吃精细加工的食物。孕期我每天每餐都吃至少5种以上的蔬菜，而且各种蔬菜尽可能少加工。孕早期可以吃一点花生酱等酱料，但到后面几个月就不能吃了，因为这类酱料中含有大量脂肪和糖，不利于血糖和体重的控制。便秘严重的孕妈妈多吃大叶类、根茎类蔬菜，如芹菜、菠菜、萝卜等，膳食纤维含量高，能促进肠胃蠕动，刺激消化。

其次，主食推荐五谷杂粮和蔬菜类主食，如红薯、山药、南瓜、芋头、玉米等，做到粗细搭配。我最喜欢的是用各种各样的粗粮蒸手掌大小的窝窝头，每餐吃一个。日常的白米饭，我几乎都换成了杂粮饭，这样既可以增加饱腹感，又利于控制体重和血糖，同时杂粮还含有大量的膳食纤维，利于消化，帮助排便。

最后，多喝水。喝水是一个非常好的促进排便的方法。很多人有个很不好的习惯，总要等感觉到渴了才喝水，这意味着你的身体已经很缺水了。有些孕妈妈觉得孕期上厕所很麻烦，也会少喝水。要养成爱喝水、会喝水的好习惯。每天早上起来空腹、小口地喝上一杯温开水，冲刷肠道，软化大便，防止便秘，还能补充流失的水分，一举多得。喝矿泉水、温开水即可，如果觉得没味道，也可以加点新鲜的柠檬汁或柠檬片。

我教过的很多学生跟我一样调整饮食后，她们的整个孕期再没有被便秘困扰。

给准妈妈的TIPS

做窝窝头的材料可选用全麦面、荞麦面、玉米面、绿豆面等，也可以将几种面混在一起。面里还可以添加菠菜、小白菜等蔬菜，最后加一点盐和油，不用发酵，上锅蒸熟即可。

合理运动

所有形式的运动，如散步、游泳、瑜伽等，都可以促进肠胃蠕动，帮助消化。不能将怀孕视为懒散的借口，否则便秘很容易就会找上门。孕期瑜伽中，腹式呼吸、金刚坐基础上的所有体式，都可以改善便秘问题。

孕妈妈一吃完饭就容易感到有东西顶着自己的胃，饭后立马运动又怕引起胃下垂、宫缩……最好的办法就是先"跪下"——做金刚坐体式。很多人都会感到脚踝的压力、紧张，但只要没有器质性的病变、关节问题、骨质问题，就说明是脾胃消化能力较弱。坚持每天早、中、晚餐后，都"跪"上至少5分钟。如果开始坚持不了，可以在臀部下方放个垫子或瑜伽小球，也可以在觉得麻木酸胀的时候活动一下脚踝、膝盖，再重新开始。有时候边做就会边排气，这很正常，说明肠道通畅了。在金刚坐基础上做侧伸展，十指相扣做腹式呼吸等，只要能伸展到腹部前面和侧面的动作，都可以促进肠胃蠕动。

另外，平时可以多做些腹式呼吸。腹式呼吸时，保持呼气、吸气都是缓慢而深长的，充分、完全的腹式呼吸可以按摩腹部器官，改善脾胃功能，促进胆汁分泌，加强消化能力，甚至能有效消除腹部脂肪。

养成定时排便的习惯

每天固定在一个时间段，不管有没有便意，都在马桶上待一小会儿（可以在脚下垫一个10厘米左右高的小凳子，帮助排便）。这个时候不要看手机或书，把意念都放在排便上，但也不需要过度勉强，更不要待太长时间。形成生理习惯，几天之后，定时排便的习惯即可养成。

保持情绪稳定

脾胃为人体的第二大脑，焦虑的情绪、熬夜等都会引起脾胃失调，进而影响正常的排便。平时保持心情愉悦，遇事多正面沟通，寻求正向帮助，或运动疏解，都可以稳定情绪。也可以睡前泡泡脚，做舒缓的瑜伽伸展或呼吸冥想，帮助入眠，稳定情绪。

孕期本就该轻松愉悦。每天感受着宝宝在自己肚子里运动、变化，是孕妈妈和宝宝私享、独有的幸福时期，不应该因为不良的生活习惯被打扰。做到以上建议，多数孕妈妈就可以轻松告别孕期便秘，享受和宝宝的幸福时间。

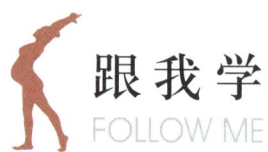

跟我学 FOLLOW ME

● **金刚坐＋腹式呼吸**

❶ 金刚坐，膝盖下方垫毛毯，双腿打开与骨盆同宽（接近预产期的孕妈妈双膝打开程度可以更大一些）；双脚大拇指轻触，脚背推地，臀部下方可以垫瑜伽砖或瑜伽小球；双手结智慧手印置于双膝上，肩膀下沉，微收下颌，眼睛平视前方；脊柱延展，胸口上提，轻轻闭上眼睛。

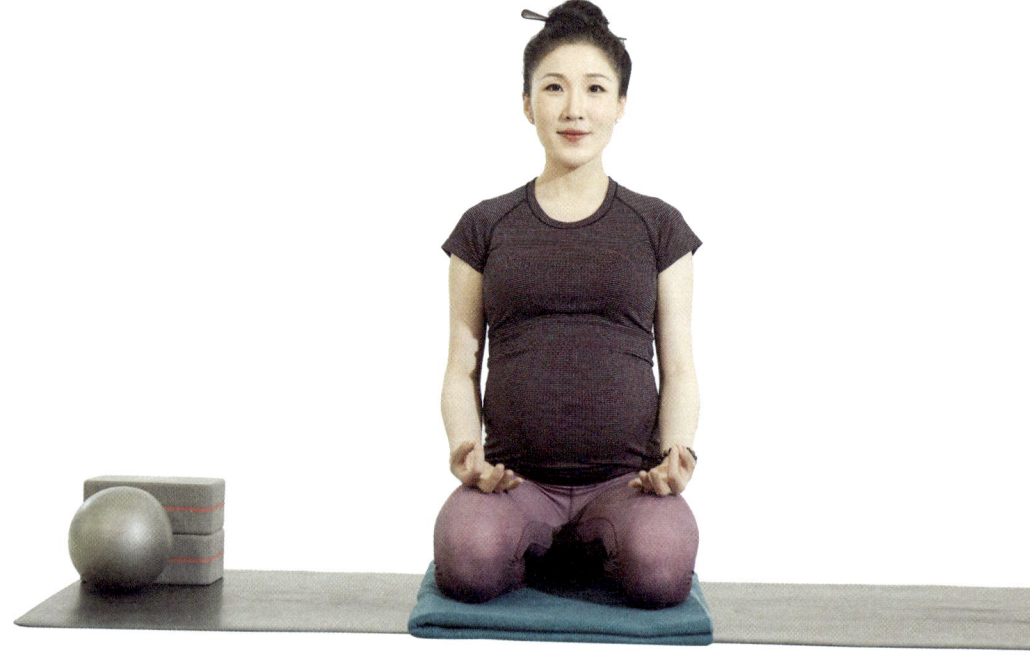

❷ 调息，配合腹式呼吸，一手放在腹部，一手放在胸口，鼻子吸气，放在胸口的手保持不动，腹部轻轻向外打开；张开嘴巴缓慢呼气，肚脐找后背，后背拥抱腹中胎儿，让腰腹微微收缩；在感觉舒适的前提下，重复尽可能多的次数。

注意：有下肢水肿、会阴水肿，保持时间不宜过久，臀部下方可放小球、瑜伽砖或抱枕；为了更好地伸展到胃经，应脚背着地，脚趾指向正后方，而不是向外打开；保持脊柱的延展，吸气的时候感受气息从鼻孔进入，呼气的时候感受气体的排出；坐小球的时候，充气孔朝外，不要顶着身体。

好处：帮助消化、排便，如有肠胀气、消化不良、便秘等可以多练习。

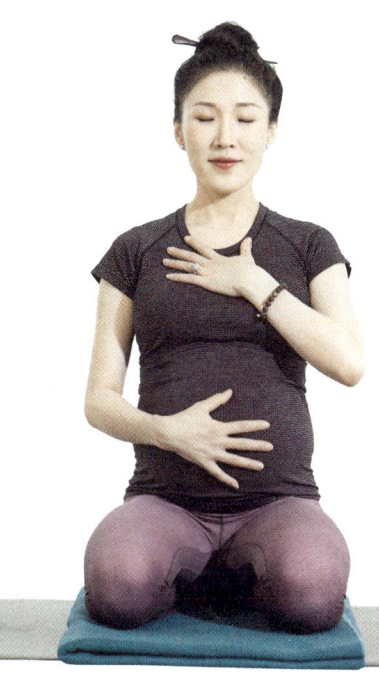
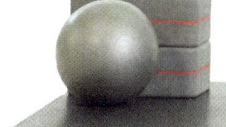

坐立摩天式

❶ 金刚坐，臀部坐于脚后跟上，双手置于双膝上，保持脊背延展向上。

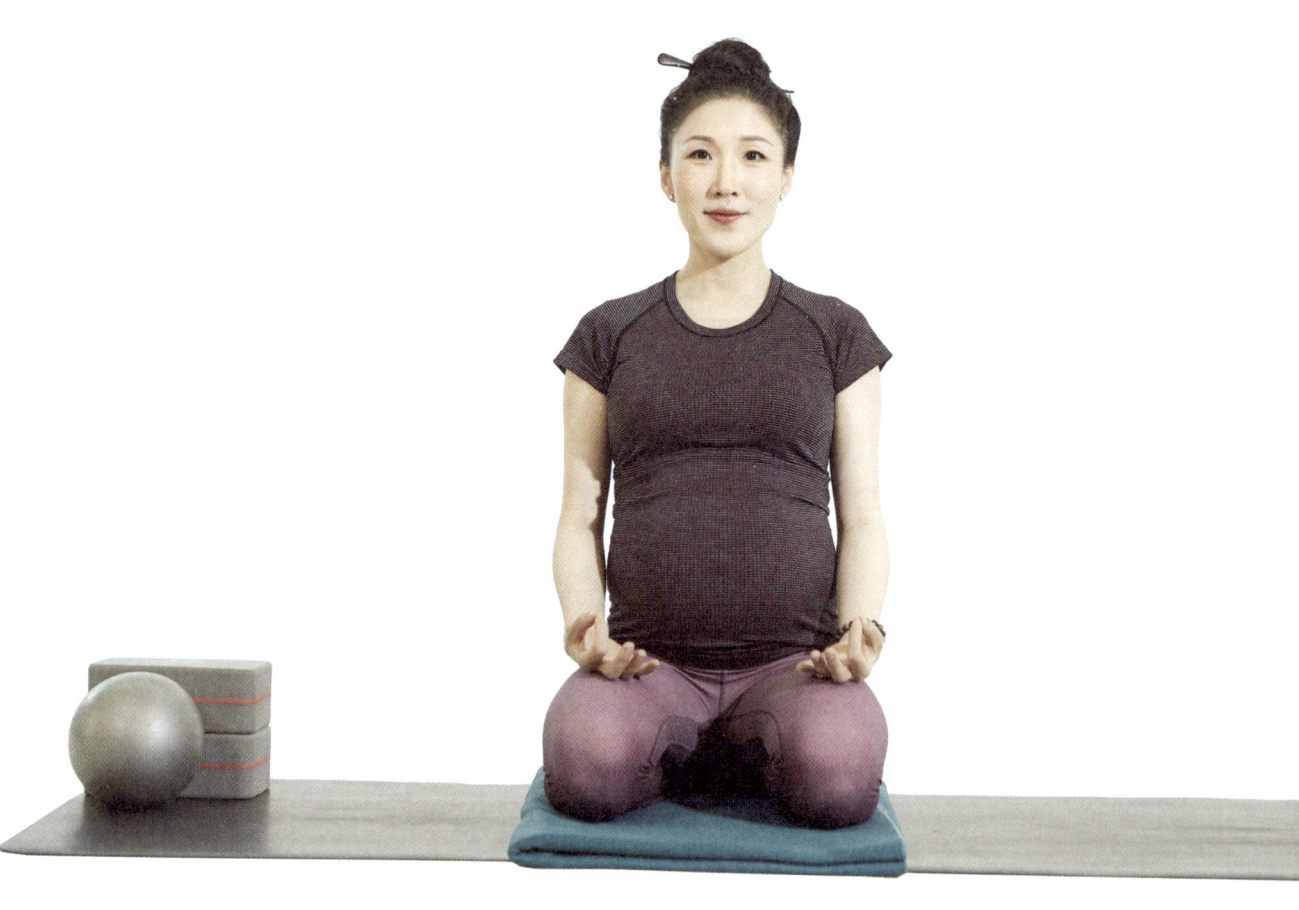

❷ 双手交叉于体前,吸气翻转掌心向上高举过头顶。

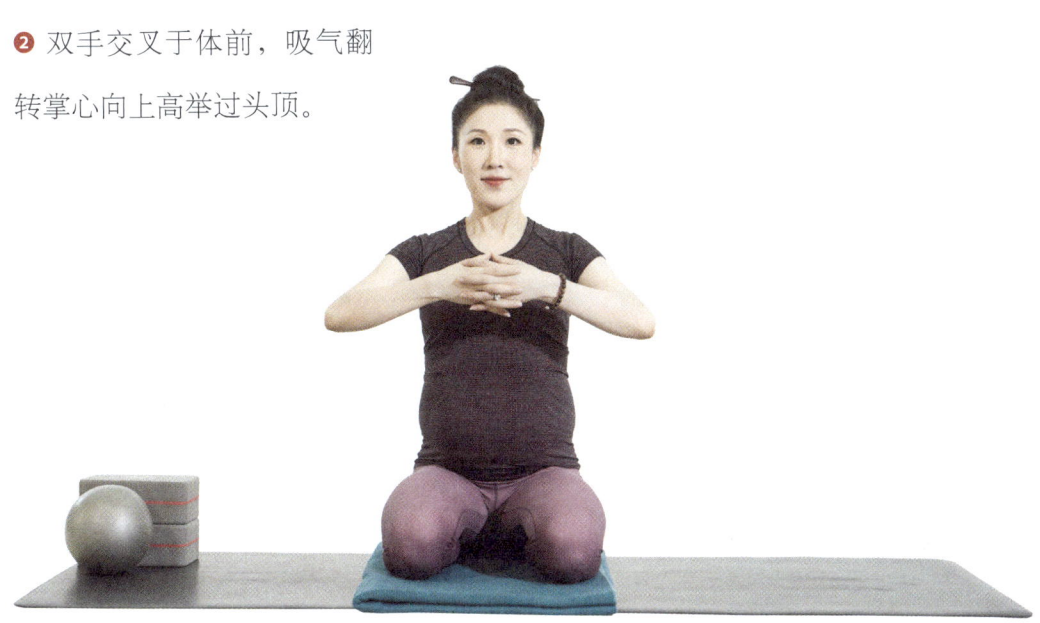

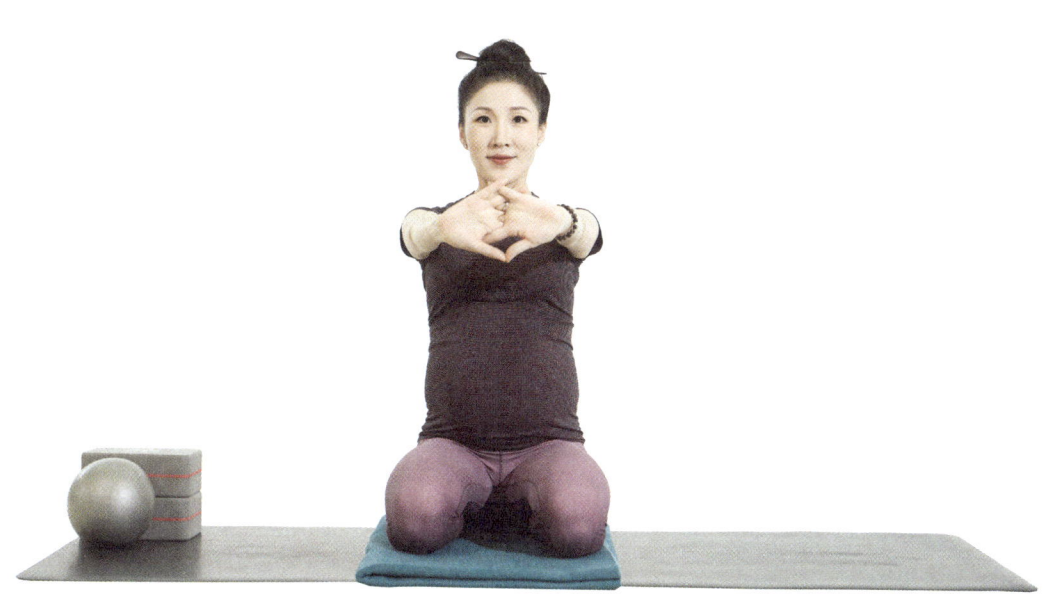

❸ 呼气，双肩下沉，腹部向后找腰椎，后背拥抱腹中胎儿，吸气，腹部微微隆起，延展脊柱向上；在此体式基础上重复腹式呼吸数次。

注意：不要耸肩，始终寻找肩膀下沉、远离耳朵的感觉，微收肋骨，不塌腰；保持呼吸的顺畅，不憋气，次数以自己舒适为宜。

好处：疏通脾胃经络，滋养循环和消化系统，配合腹式呼吸的练习，按摩腹部，预防及改善便秘。

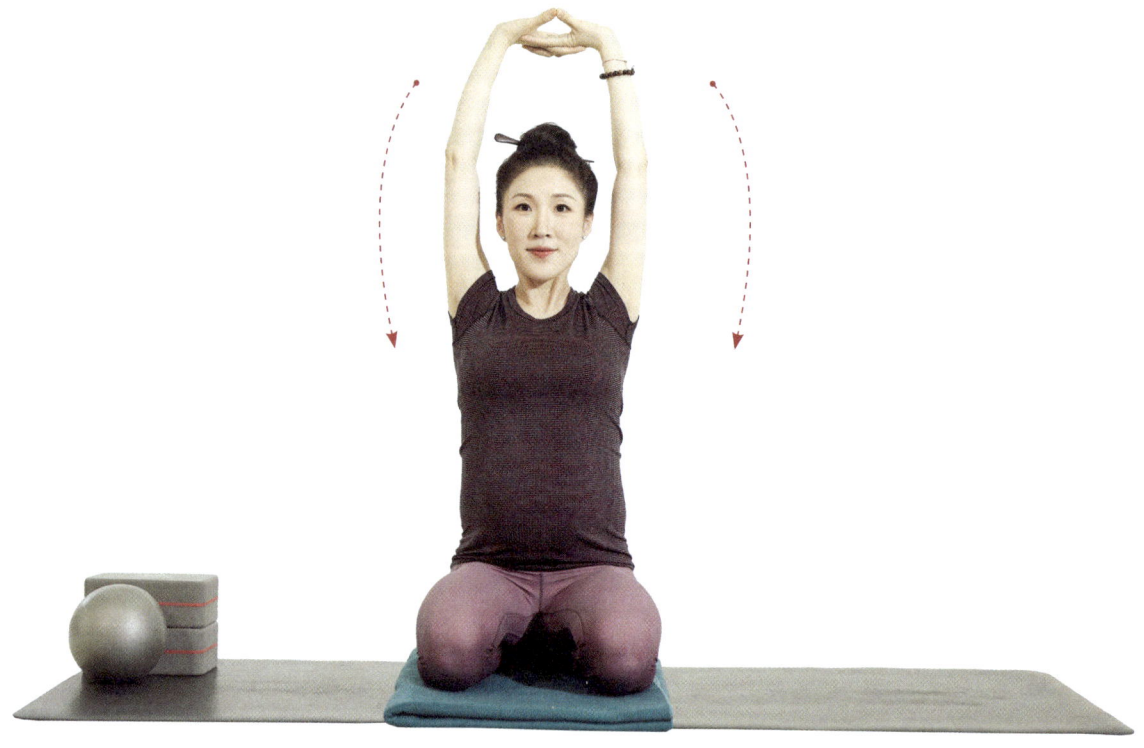

坐立扭转式

❶ 金刚坐,吸气,左手沿耳侧高举过头顶,脊柱延展。

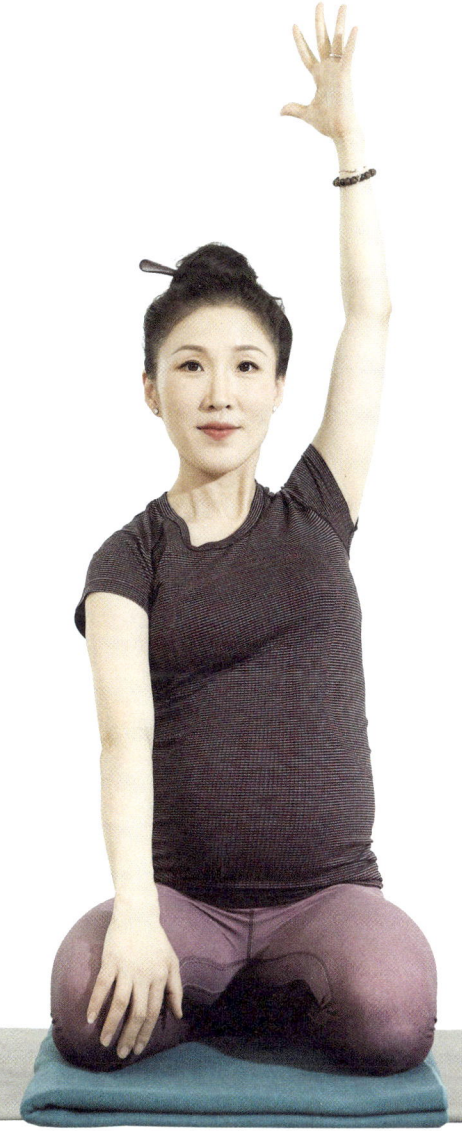

❷ 右手轻抚腹中胎儿，呼气，胸腔带动手臂向左后方扭转；放松，左手指尖点地，转头，视线看向左肩的延长线，下颌微收；在此基础上感受腹式呼吸5~8次；吸气，回正，呼气，反方向练习。

> **注意**：不塌腰；孕晚期的妈妈腹部不动，只扭转胸椎段。
>
> **好处**：增强肠胃蠕动和脊柱的灵活性，预防孕期便秘和胃肠胀气。

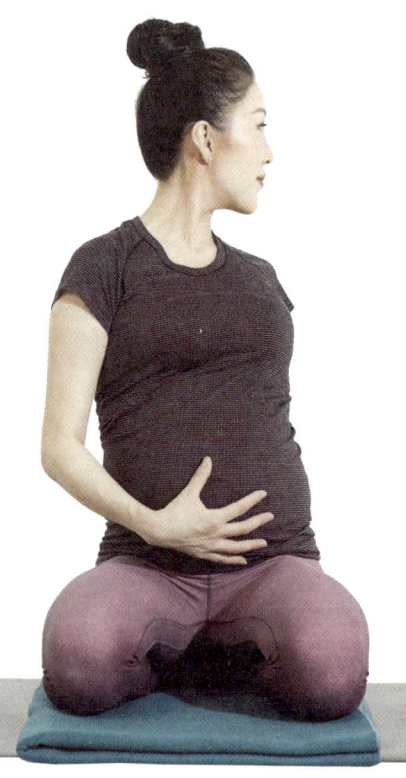

坐立伸展画圈式

❶ 金刚坐,身体前倾,指尖点地,脊背延展向斜上方。

❷ 吸气,左手指尖点地,右手经体侧向前、向上延展。

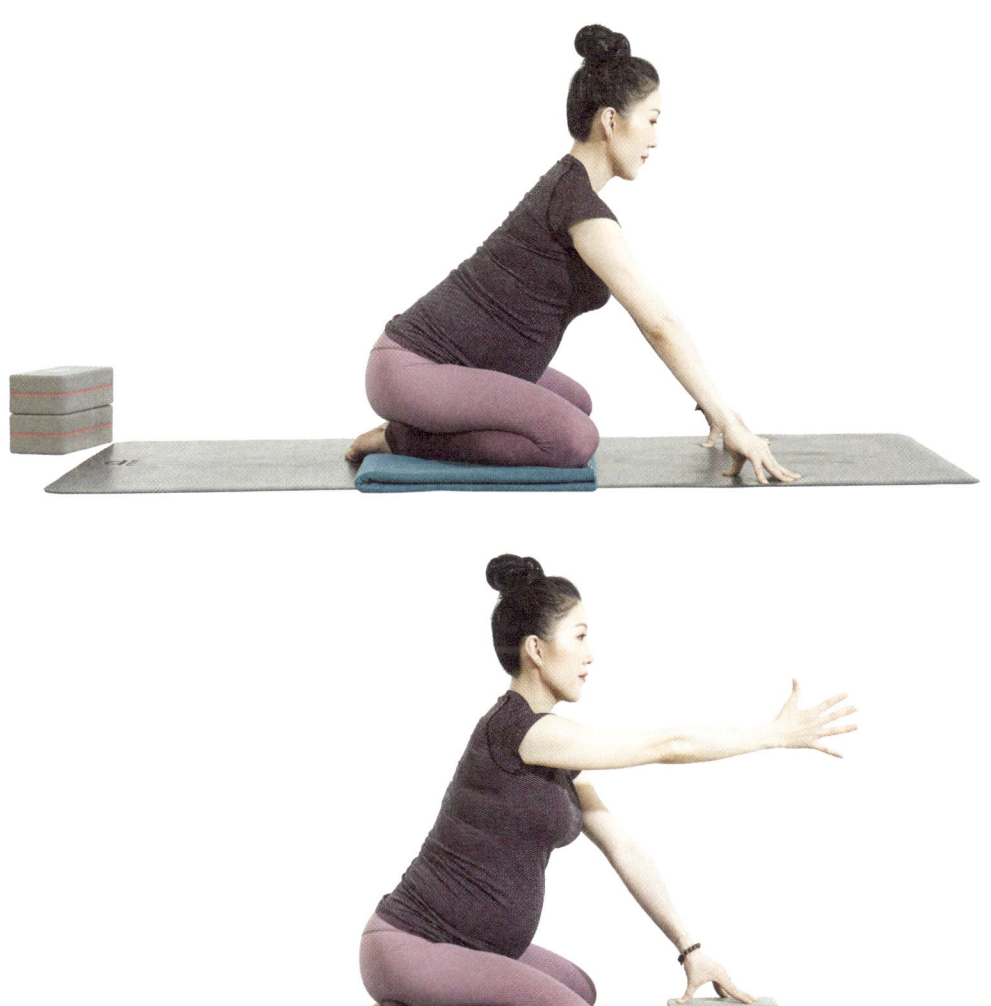

❸ 呼气,右手向后、向侧画圈回到正中;重复5～8次后,反方向练习。

注意:眼随手动,不用刻意强调呼吸,保持气息顺畅即可。

好处:增强肠胃蠕动的同时,灵活脊柱和肩颈区域。

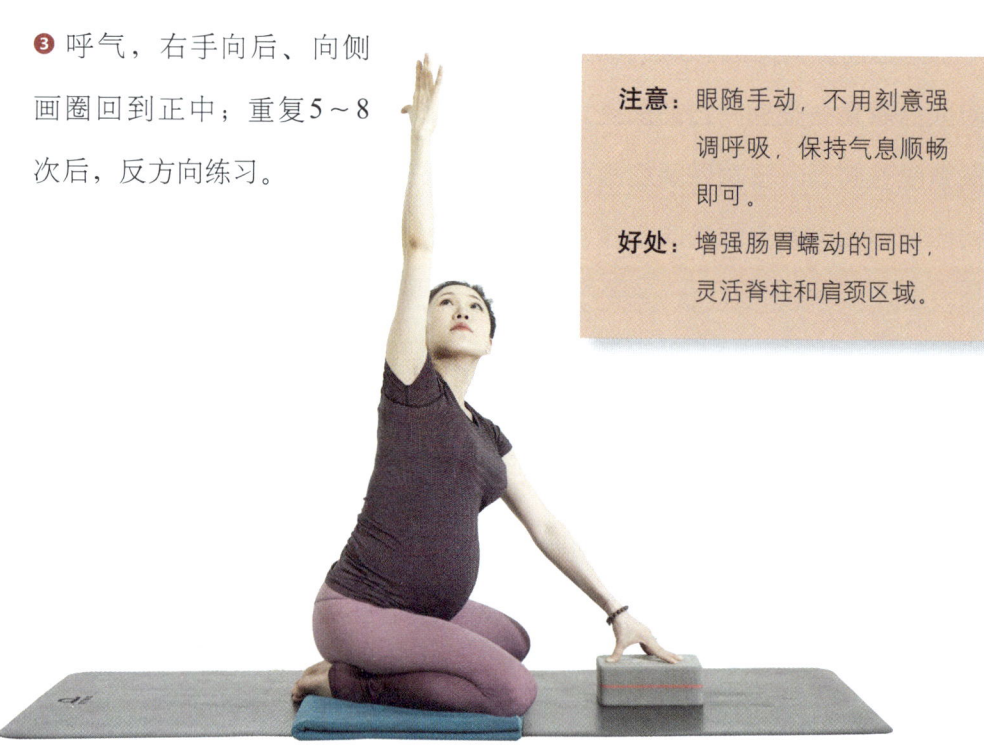

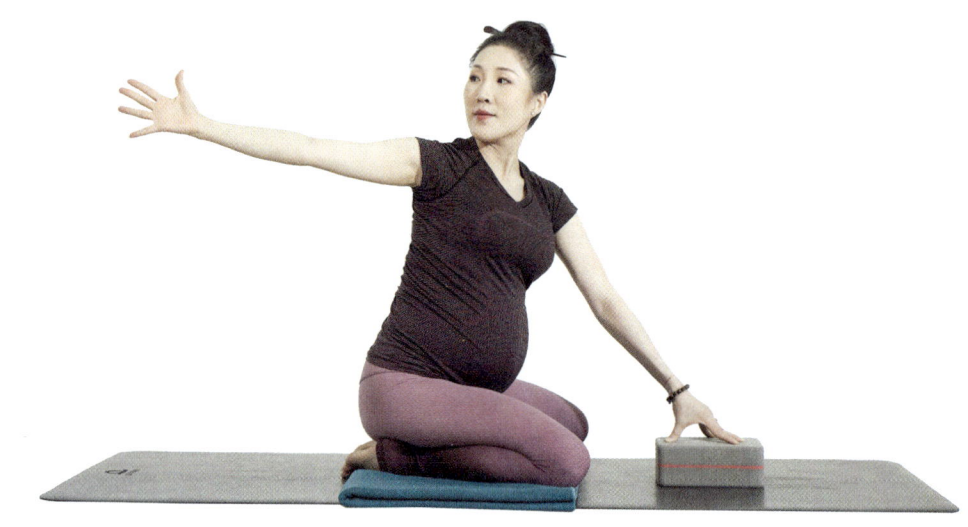

开放式扭转

❶ 开放式坐姿,坐骨坐于毛毯上,弯曲左膝,脚跟抵在会阴前侧,脚掌回勾,膝盖外展;打开右腿向斜外侧,脚掌踩地,膝盖指向天空,双手分别扶膝盖;保持坐骨、双肩、后脑勺在一条延长线上,脊背延展向上。

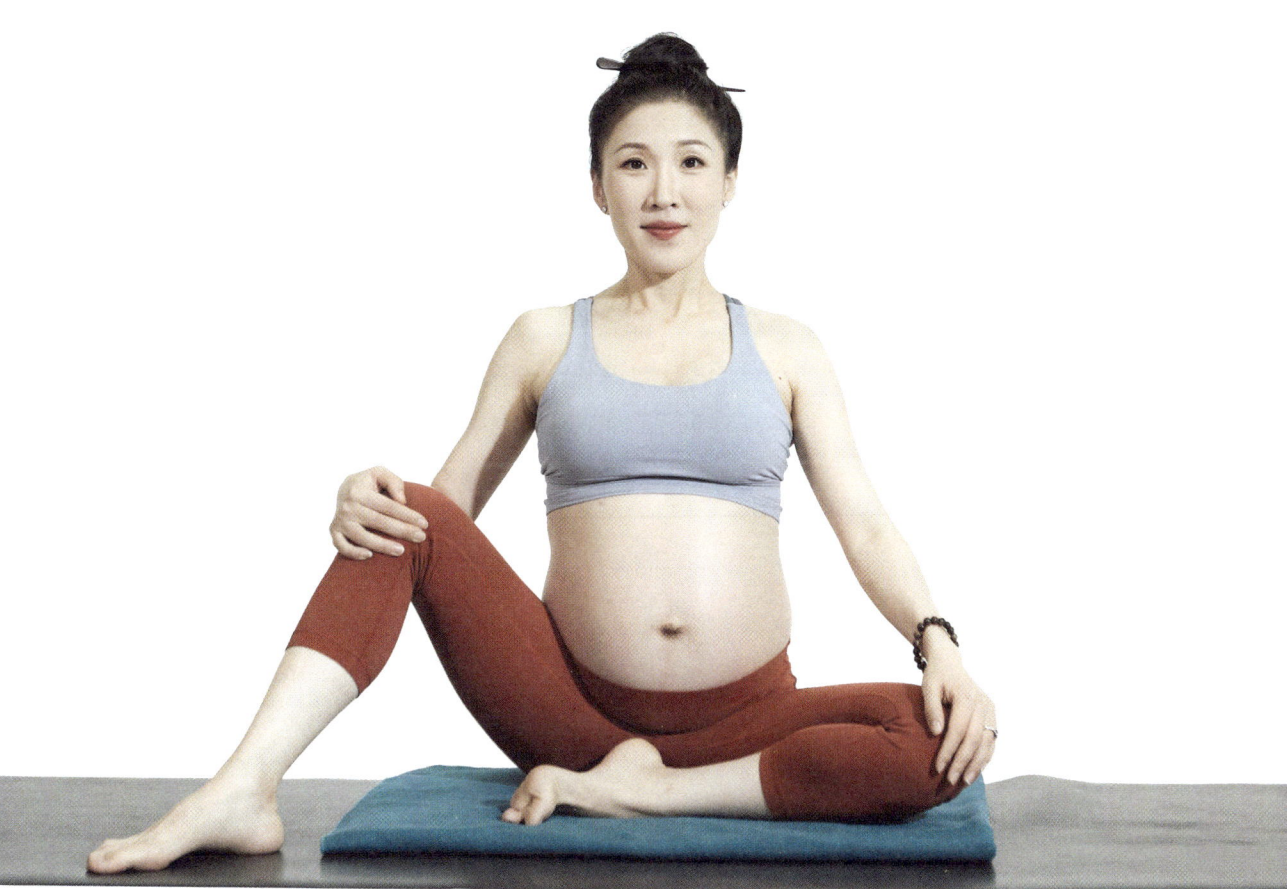

❷ 右手肘抵在右侧膝盖内侧,形成对抗,小臂、指尖向上延展;吸气,左臂经体前向上,左手高举过头顶。

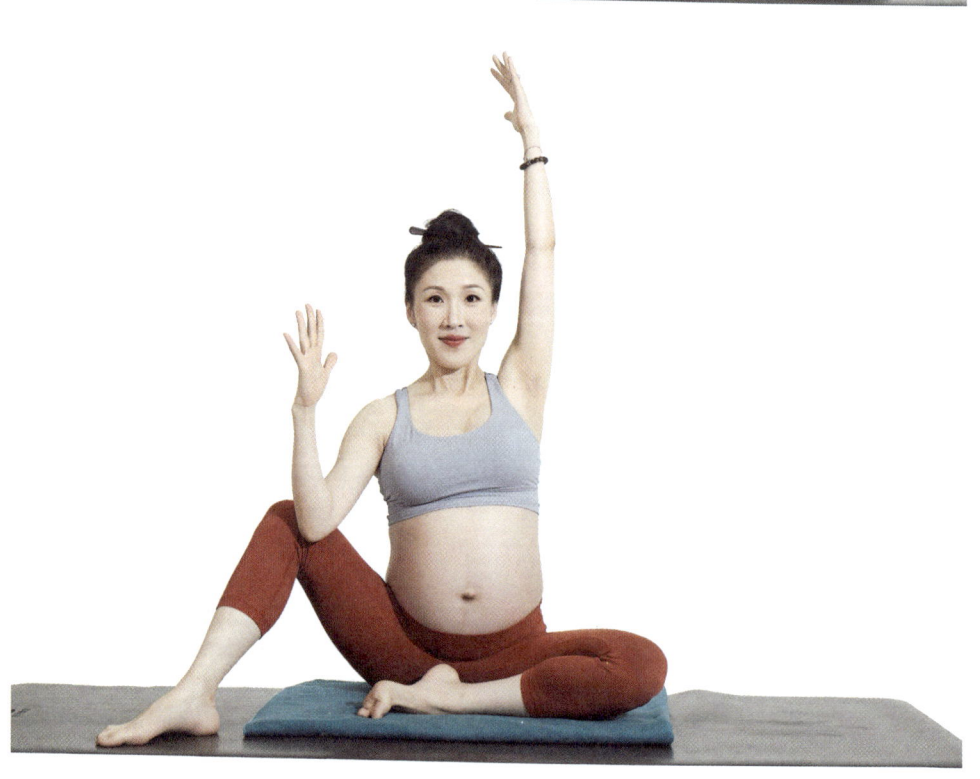

❸ 呼气，胸腔带动脊柱向左后方扭转，放松左臂，指尖点地；配合腹式呼吸，在此处停留3～5次呼吸；吸气，回正，呼气，反方向练习。

注意：右腿打开的程度以舒适和不挤压腹部为宜。

好处：促进肠胃蠕动，改善便秘，同时灵活脊柱，缓解腰背疼痛。

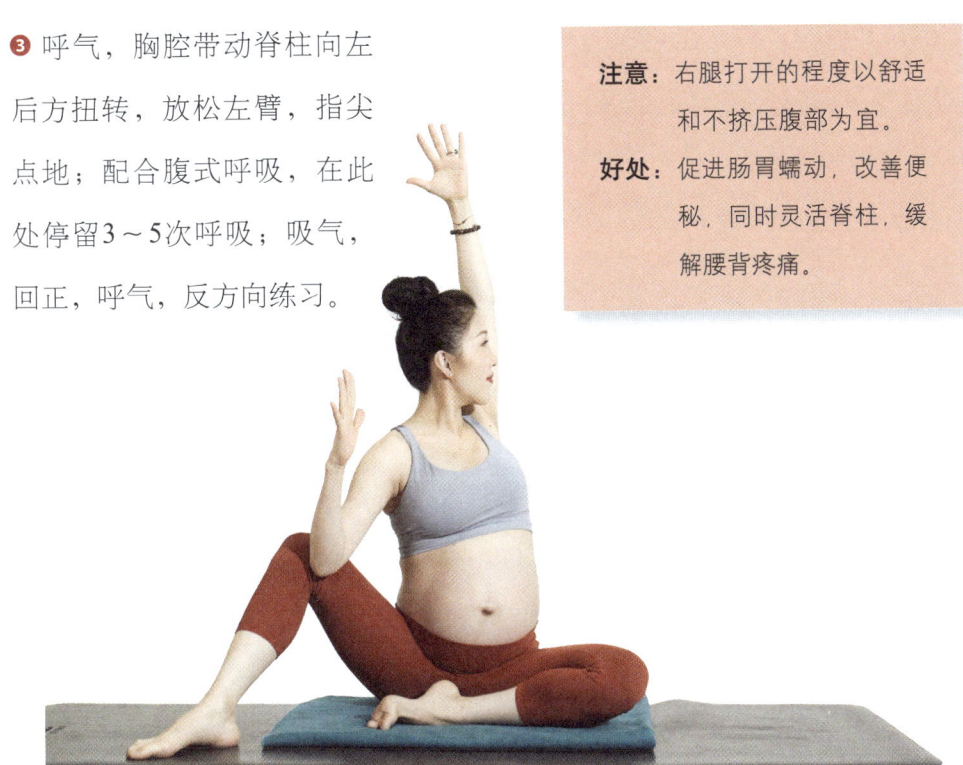

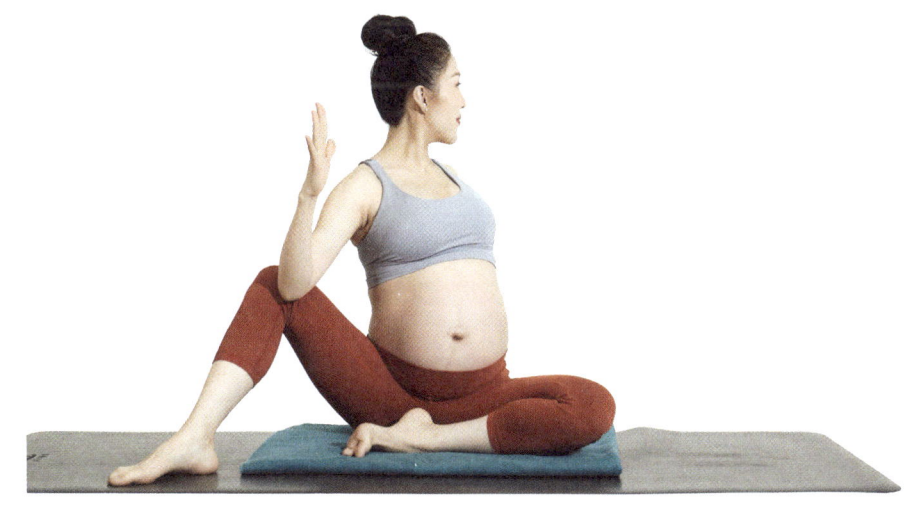

女王式

❶ 站立,双腿向两侧打开约两肩半宽,趾尖向外45°,双手扶髋,骨盆稳定,脊背延展。

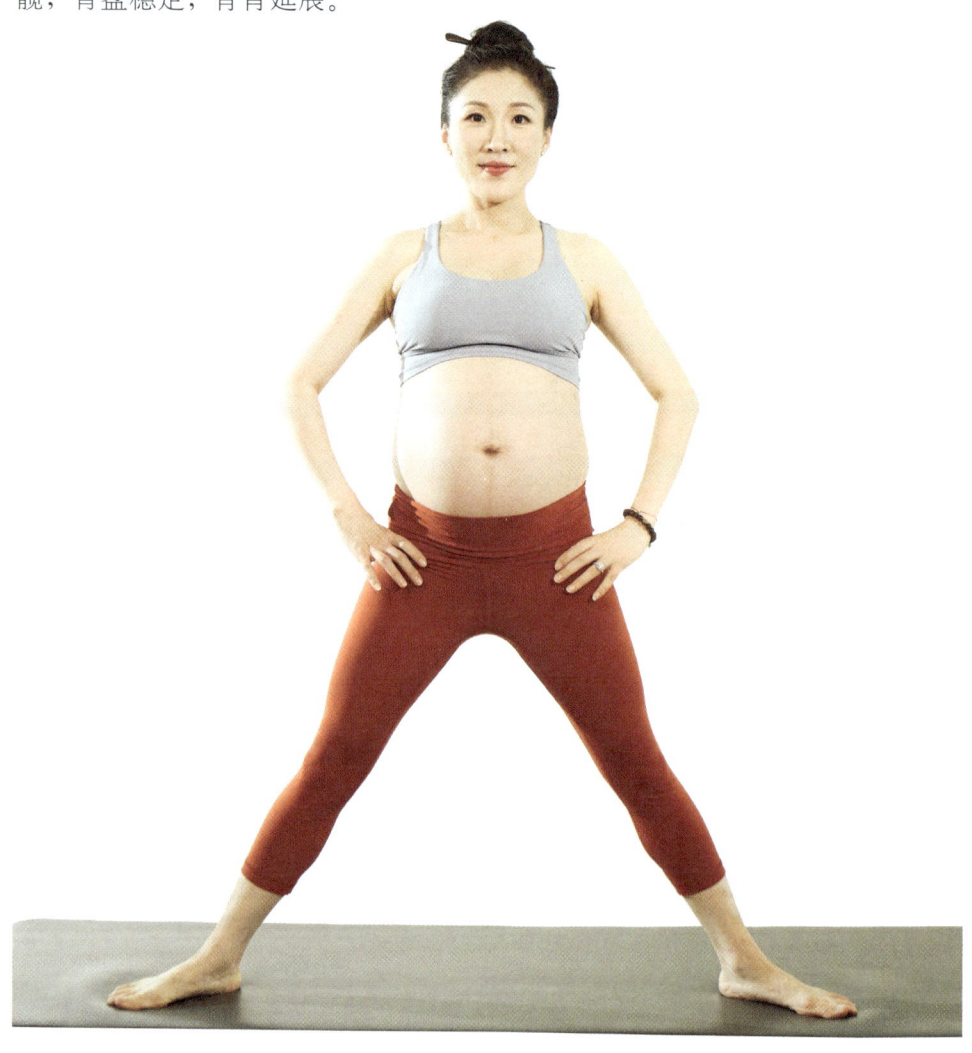

❷ 吸气，手臂高举过头顶，指尖带动手臂、脊柱向上延展。

> **注意**：不塌腰，膝盖外展不内扣。

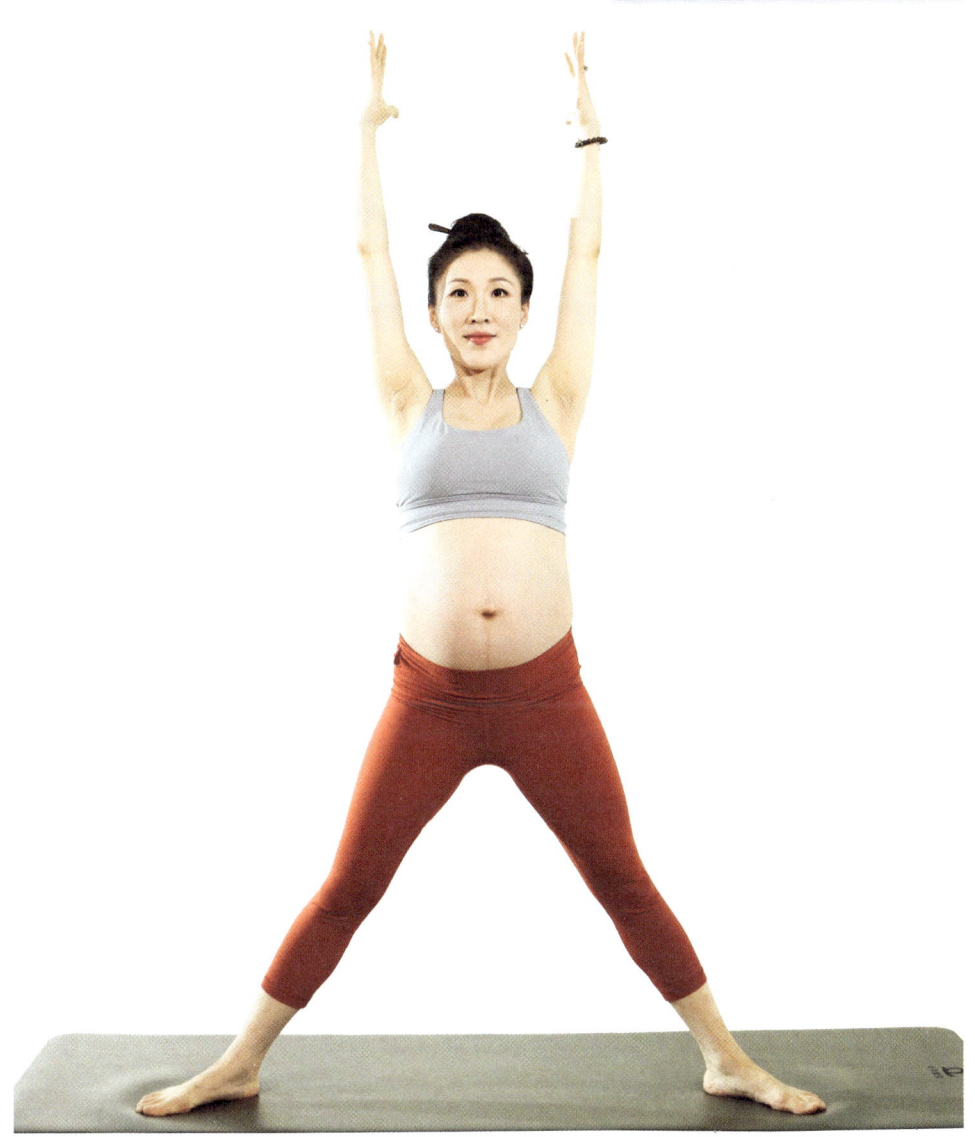

❸ 呼气，双膝向两侧打开，双臂体侧打开平行于地面，注意膝关节不要超过脚尖，臀部不要低过膝盖，不耸肩，如果重心不稳、腹部过大，可以上身略微向前，臀部略微向后。每次吸气时双膝蹬直，但膝关节不锁死，手臂向上高举过头；每次呼气时屈膝下蹲，手臂外展。一吸一呼为一个回合，动态重复3~5次呼吸。

注意： 不要内扣膝盖，骨盆稳定，微收核心。

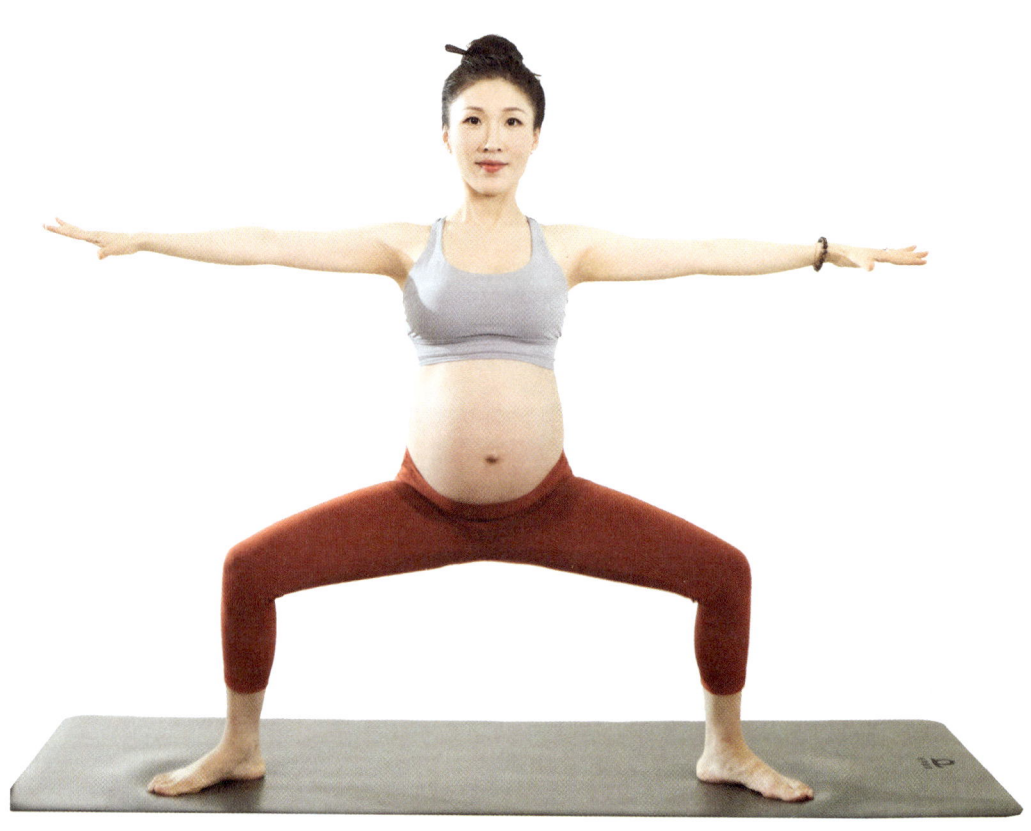

加强版

双手于体前十指交叉，吸气，翻转手掌心向上高举过头顶，呼气，双肩下沉，双膝外展，膝盖不要超过脚尖，臀部不要低过膝盖，配合腹式呼吸，停留3～5次呼吸的时间，以此按摩腹内脏器，安抚胎儿。

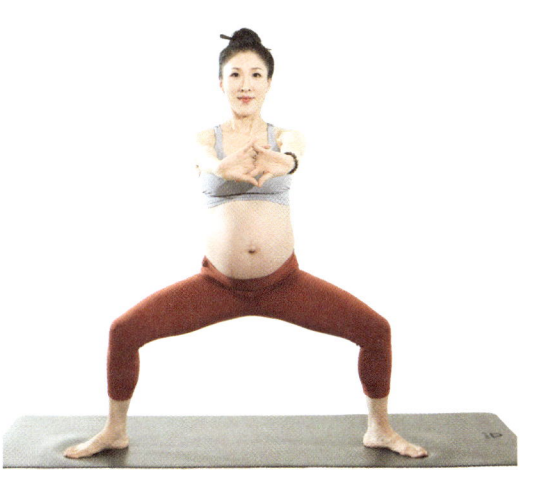

注意：不塌腰，不耸肩，重心均匀分布于脚底；孕晚期腹部过大的准妈妈可上身微微前倾，坐骨向后打开。

好处：增强新陈代谢，按摩盆底肌，滋养脊柱；配合呼吸训练按摩脏器，促进肠胃蠕动，预防及缓解便秘。

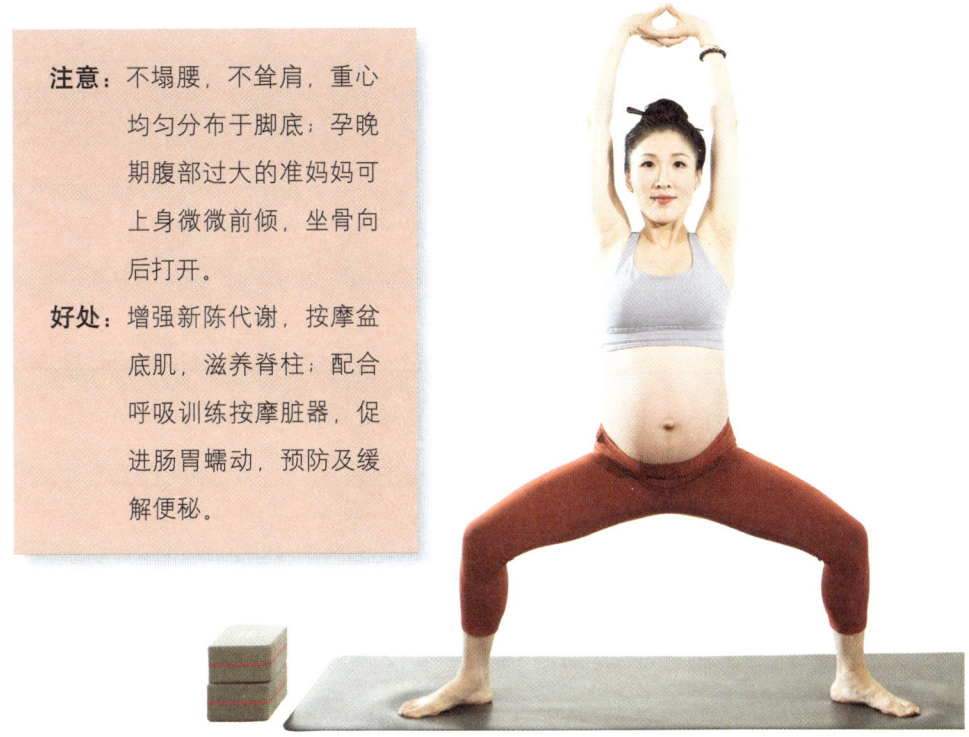

● **坐立猫式脊柱流动**

❶ 金刚坐基础上，双膝微微向两侧打开，超过骨盆宽度，保持脊柱延展，后脑勺在后背延长线上，耻骨、肚脐、胸口上提。

❷ 手臂前平举，胸腔上提，不要耸肩；吸气，脊柱从耻骨位置逐节向上延展，同时微微后弯，手臂打开，如同给世界一个拥抱；呼气，耻骨、肚脐、胸口逐一内收，脊柱前弯，低头看向腹中胎儿，但不要过度收腹。

❸ 动态重复5～8次。

注意：有下肢水肿、会阴水肿的孕妈妈，时间保持不宜过久；如有下肢水肿或膝盖有压力，可以在臀部下方垫瑜伽小球或瑜伽砖（可用抱枕、毛毯代替）。

好处：灵活后背肌肉，缓解疼痛与紧张。

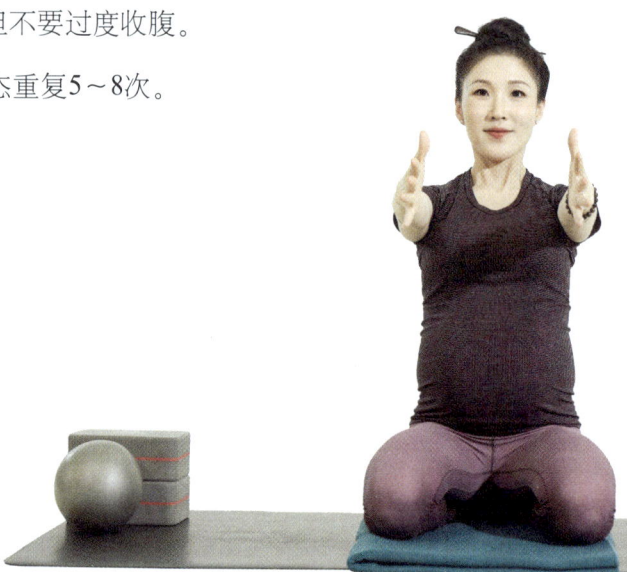

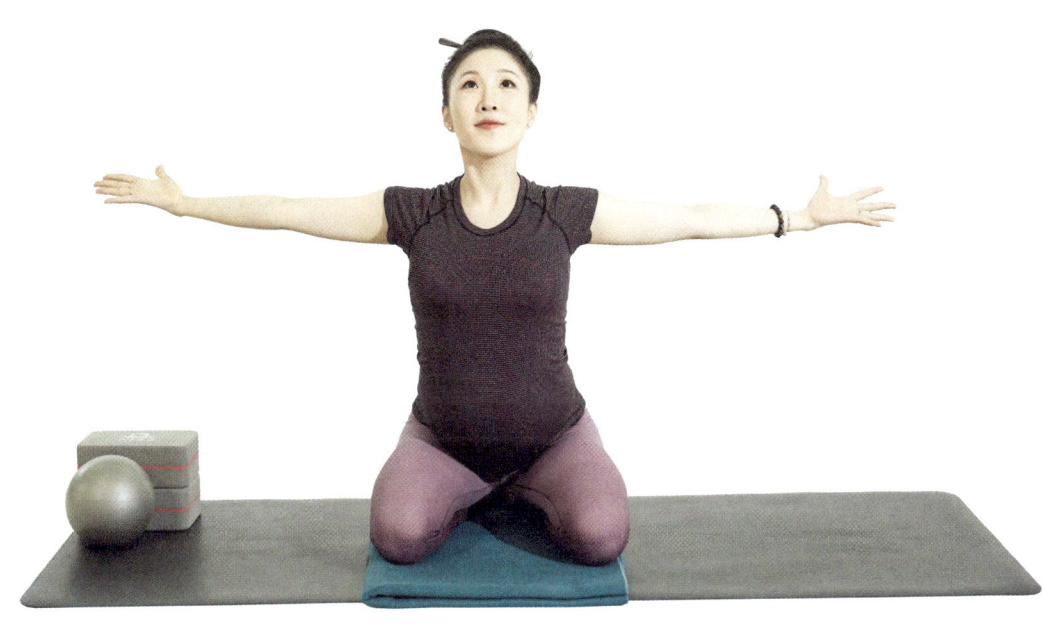
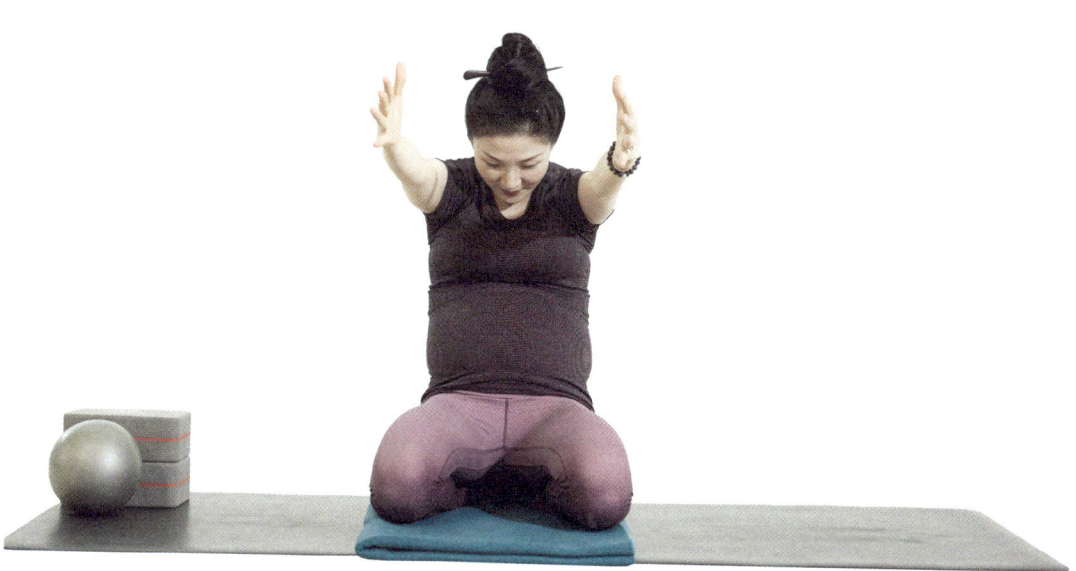

简易骆驼式

❶ 金刚坐，膝盖下方垫毛毯，双腿打开与骨盆同宽（接近预产期的孕妈妈双膝打开程度可以更大一些）。

❷ 双脚大拇指轻触，准备两块瑜伽砖放在臀部两侧，手放在砖上，手指尖指向臀部，手腕在肩膀的正下方或后方，手肘不锁死，肩膀下沉，微收下颌，眼睛平视前方。

❸ 吸气，脊柱延展，胸口上提，微收下颌，让后脑勺在后背延长线上（注意不要低头、塌腰），双膝压住地面；呼气，微收腹部，配合腹式呼吸，自然地保持5～8次呼吸的时间。

禁忌证：有严重的静脉曲张和血栓不建议练习。

注意：循序渐进，不要超出极限；练习时如出现腹部拉抻，不要紧张，幅度放小就可以了；手腕不舒服的孕妈妈可以手指尖朝外，或者握拳放瑜伽砖上。

好处：帮助消化、排便，伸展腹部，预防妊娠纹。

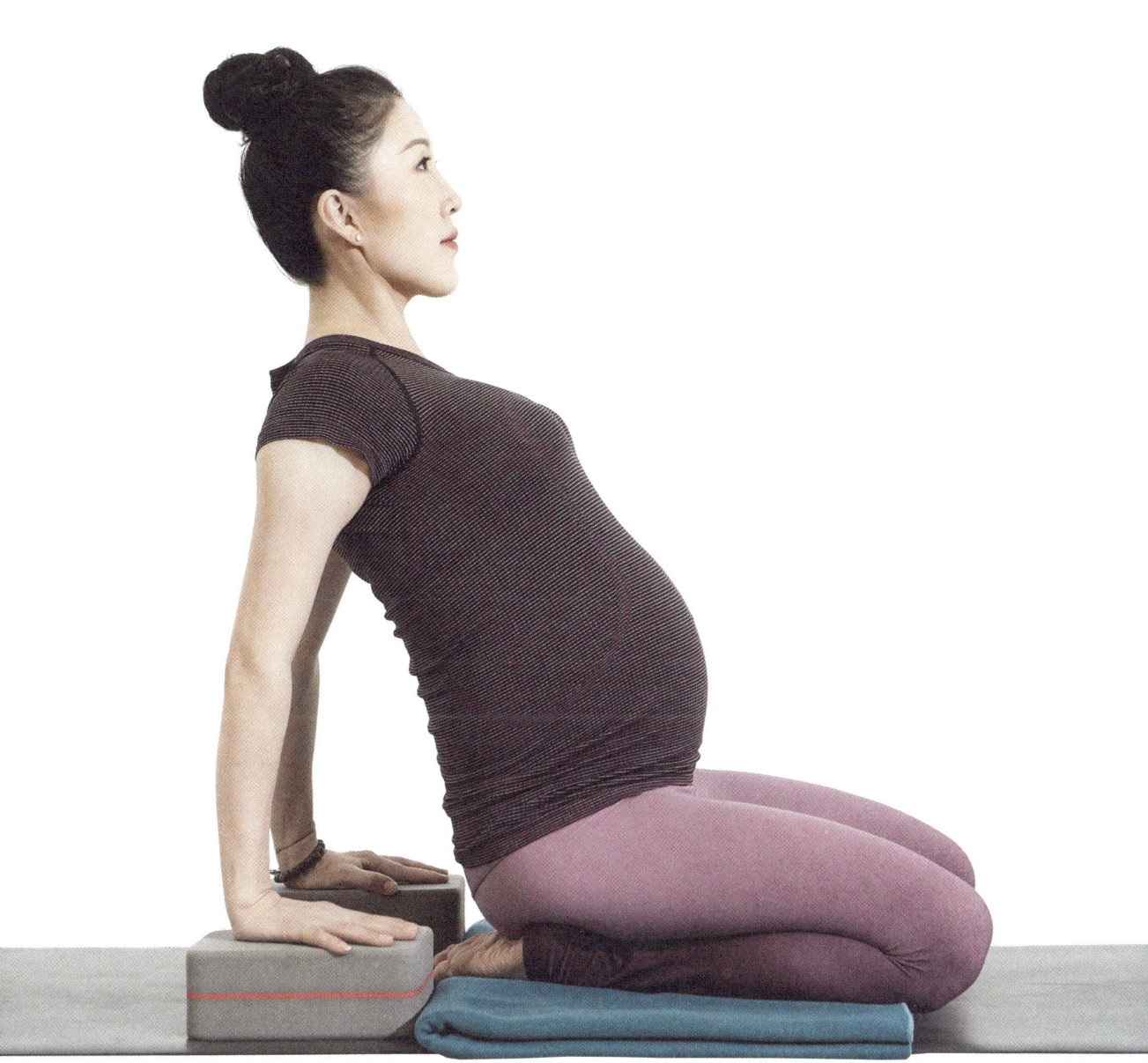

151

● 猫伸展+猫弓背

❶ 四脚板凳式，膝盖在骨盆正下方，手腕在肩膀正下方，五指压地，双脚脚背着地，然后脚掌回勾，脚后跟向后蹬，不塌腰。

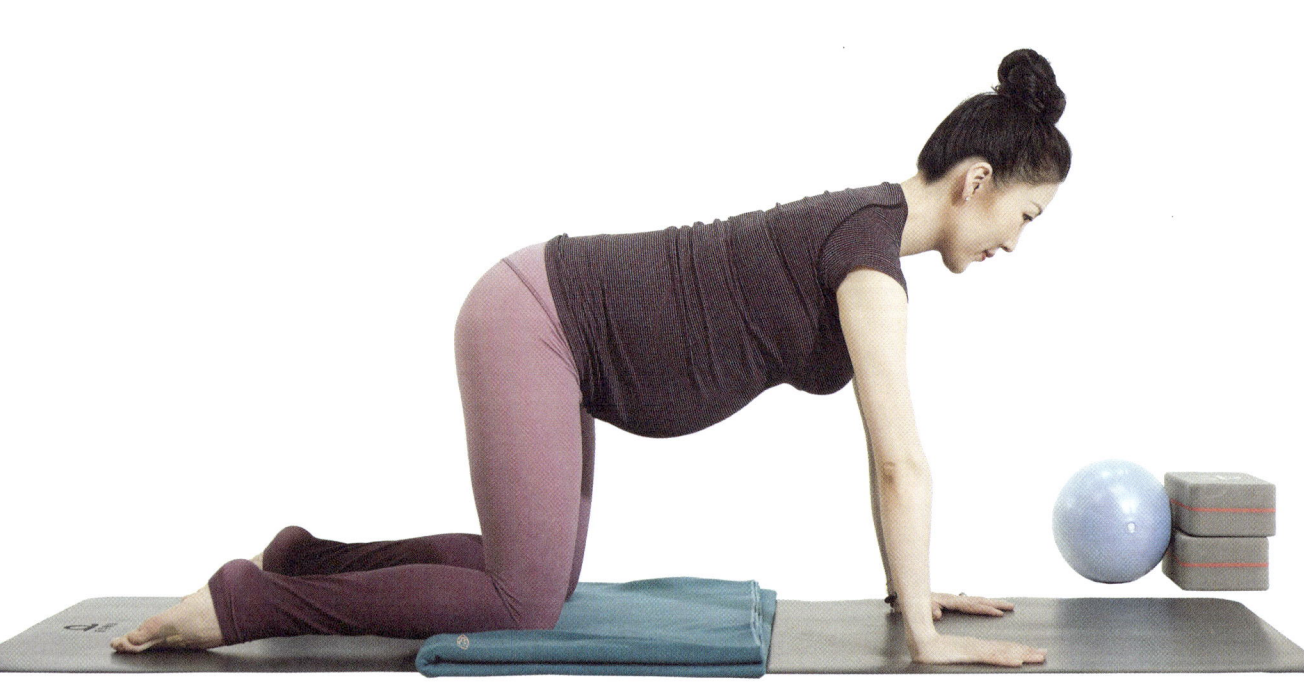

❷ 吸气，坐骨打开，腹部往下放，提胸口，抬头往上看，脊柱逐节后弯，前侧伸展，进入猫伸展；呼气，卷尾骨、腰椎、胸椎、颈椎，低头看腹部，脊柱逐节前弯，背侧拉长，进入猫弓背。

❸ 动态重复5～10次。

注意：练习时要配合呼吸，不要憋气；悬垂腹妈妈练习时，腹部微内收。

好处：缓解臀部、背部疼痛，灵活脊柱，调整胎位，帮助消化、排便。

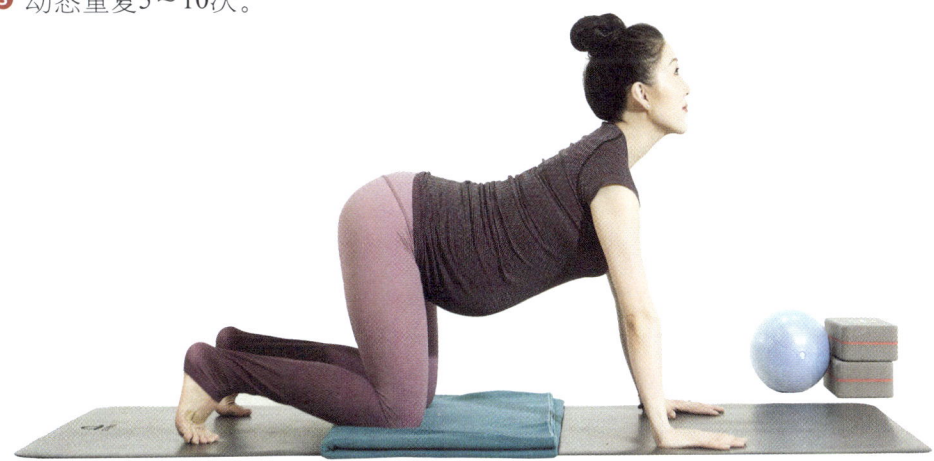

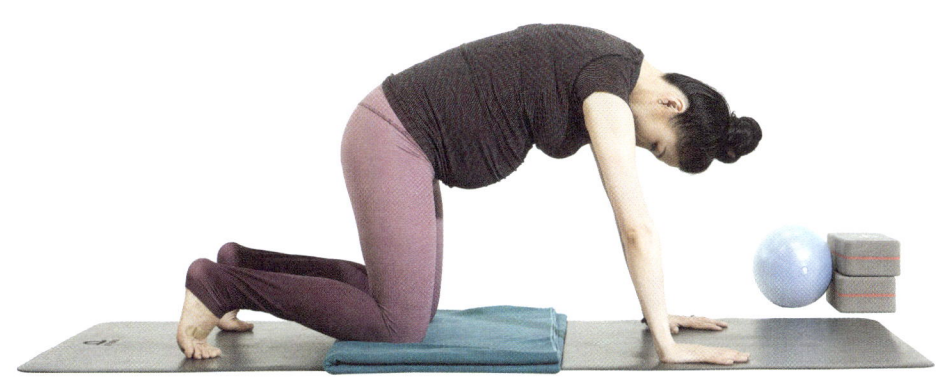

脐带绕颈和胎位不正

羊水犹如海洋，宝宝沉浸在羊水里翻滚玩耍，脐带也被不断牵扯。有些宝宝不小心就会把脐带缠在身上，害得妈妈担心、焦虑。

脐带绕颈

我曾教过的一个学生就出现了胎儿脐带绕颈的情况。她那时怀的是第二胎，怀第一胎时没有这样，所以十分着急地问我怎么办。

脐带绕颈一般不必过度紧张或过度关注，只要胎心、胎动没有问题，医疗检查没有问题，那也许只是宝宝活泼好动、脐带较长或羊水适度增多造成的。

如果是孕晚期发生脐带绕颈，妈妈希望宝宝能尽快绕出来，那也是有办法的。

记住，处理单纯的脐带绕颈只有一种办法：借助"相信"的力量，相信专属于你和孩子之间的母子感应。母子连心，你的思想、意愿，宝宝一定能感受到。妈妈希望宝宝尽快绕出来，就用意念和语言跟他沟通。

每次上课静坐冥想的时候，"昕孕瑜伽"的老师都要先询问学员有没有出现脐带绕颈的情况。有脐带绕颈的孕妈妈要把手放在宝宝的位置，在心里跟宝宝沟通，看他的反应。用心表达心之所想，宝宝真的可以听到。

冥想时，孕妈妈可以把手放在腹部，去跟宝宝沟通。可以心里想着，嘴上也说着："妈妈相信你。你现在脐带绕着身体（可能是脖子、腹部、四肢），医生说可能影响顺产，可顺产对你、对妈妈都是最好的。所以如果可以的话，宝宝你怎么把自己绕进去的，就再怎么绕出来吧！妈妈想给你最佳的分娩体验。"

需要注意的是，瑜伽是通过身体操作、心理意念引导，达到身心调和的运动。其中，调心就是经由意念来安神，必须专注，才能达到效果。所以，千万不能一边玩手机，一边去跟宝宝沟通，否则敷衍不专心的沟通只会被忽略。

胎位不正

我怀老二的时候，一不小心，"滚"成了臀位。

那是33周时，我做了一次水中孕妇瑜伽的培训。两天的课全是泡在水里讲解，其中有一个在水中调胎位的翻滚动作，有一位学员就是掌握不好练习技巧，我就在水里一遍遍给她演示能给宝宝创造空间的翻滚。

做着做着，肚子里"咕噜咕噜"一阵响，我心里一惊："天哪！怎么回事？这动静太大了！"当时我并没有非常不舒服，但是能感觉到肚子里的宝宝好像做了一次大翻滚。"不会变位置了吧？"我暗自嘀咕。

过了一周去孕检，医生在原来的位置听胎心，半天没有听到声音，就问："怎么回事？"

"臀位了吧？"我就跟她说了肚子"咕噜咕噜"的事情。

她换个位置一测，有声音了，宝宝真的臀位了！

34周，臀位。我的医生和我彼此非常熟悉，她知道我有办法解决，坏笑着逗我："没事，王老师你也可以经历一下剖宫产嘛！"

"我才不呢！那太丢人了。"这是我作为孕产瑜伽老师的尊严（不是说剖宫产丢人，正常的运动也不会增加胎位不正的风险，大家不要担心）。医生点头："我相信王老师能用教学生的方法，让自己的宝宝转成头位！"

回家我就准备调胎位。

调胎位并不是简单做个动作就能把胎儿从横位变成头位，或者从臀位变成头位，它是一个给胎儿创造更多空间的过程，让其从相对狭小的盆腔向相对开阔的腹腔移动，从而有更多的活动空间。孕妈妈自然地活动，让宝宝借助地心引力，慢慢把最重的部位——头转到最下面。空间足够，借助重力，自然就会变回头位。

孕期瑜伽怎么给宝宝创造空间？

最简单的就是半膝胸卧位。

临床上更常见的是膝胸卧位，但我坚持用半膝胸卧位。上课的时候，我常常让医护、助产士感受，膝胸卧位留给腹部的空间没有半膝胸卧位大。并且，膝胸卧位对孕妈妈身体的压迫是超过半膝胸卧位的，尤其是对胸腔、心脏的压迫。

桥式也是可以创造空间的体式。国外用桥式的比较多，关键就是把臀部垫高。

孕妇水中瑜伽也有调胎位的体式：用浮条在水中做翻滚。水的抚触，加上孕妈妈跟孩子的抚触、沟通，利用浮力完成翻滚动作，创造空间。水中孕妇瑜伽要求的条件比较高，对水质及孕妈妈的身体条件、运动基础都有要求。

调胎位也要一边调，一边跟宝宝沟通："宝宝啊，你就快跟妈妈见面了，但你现在的位置不利于自然分娩，所以宝宝你动一动，试着让你的头往下走，试着往有空间的地方移动，妈妈相信你！"孕妈妈要一直认真、专注地边运动边跟宝宝说话。

如果脐带绕颈还伴随着胎位不正，只要没有胎心问题，胎动正常，半膝胸卧位或桥式，都是足够安全的。在医疗上，胎位不正还伴随脐带绕颈，一般是不纠正胎位的，大家若不安心，就遵医嘱。

宝宝能健康地来到我们身边，他自己也有很大的功劳。他是活泼健康的，可以理解妈妈的心意，可能偶尔出点小状况，妈妈也不用太焦虑，从容淡定地和他沟通吧！

你要相信，宝宝听得懂，也会配合，宝宝自己也有办法解决自身的问题。好好沟通，从孕妈妈和胎儿开始！

跟我学
FOLLOW ME

● **依球前屈位**

❶ 双膝打开与臀部同宽，垂直跪于垫子或床上，双手抱球，胸部、肩部及头俯卧在球上；保持臀部离开脚后跟，上身与地面平行。

❷ 自然呼吸，臀部带动上半身，推动瑜伽球顺时针画圈5~8次；重复几组后，逆时针练习。

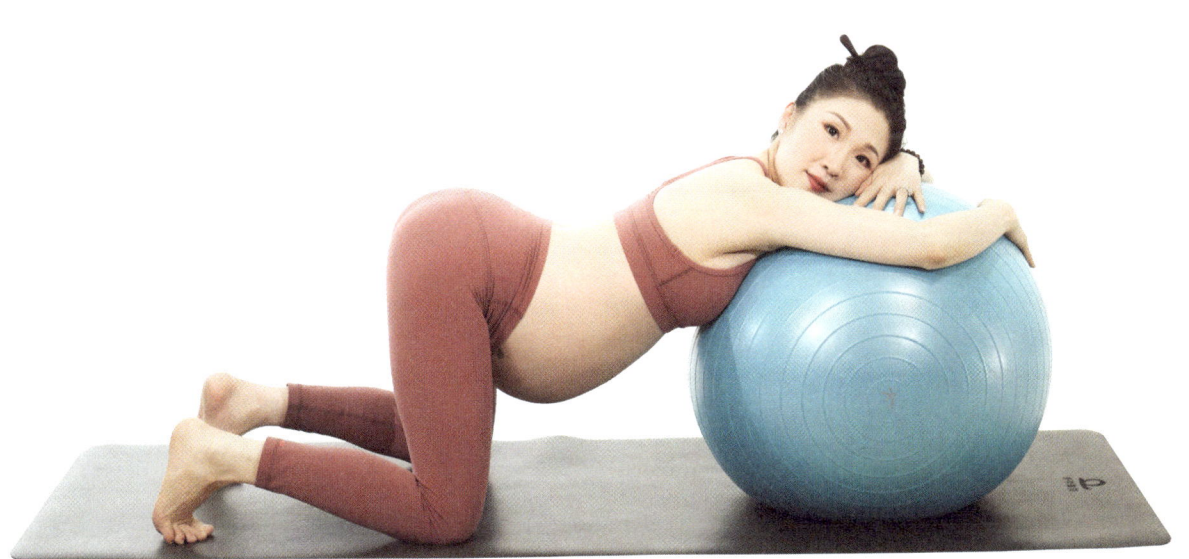

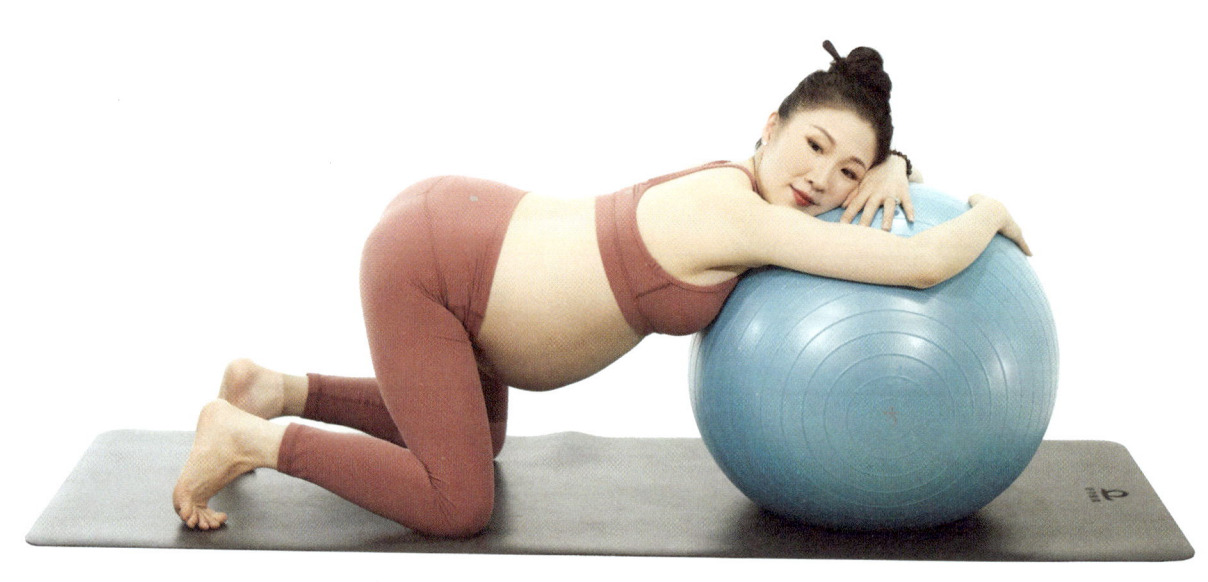

注意：不要挤压腹部。

好处：通过配合球的运动，灵活腰背部的同时给腹腔创造更大的空间，益于宝宝发育成长，调整胎位。

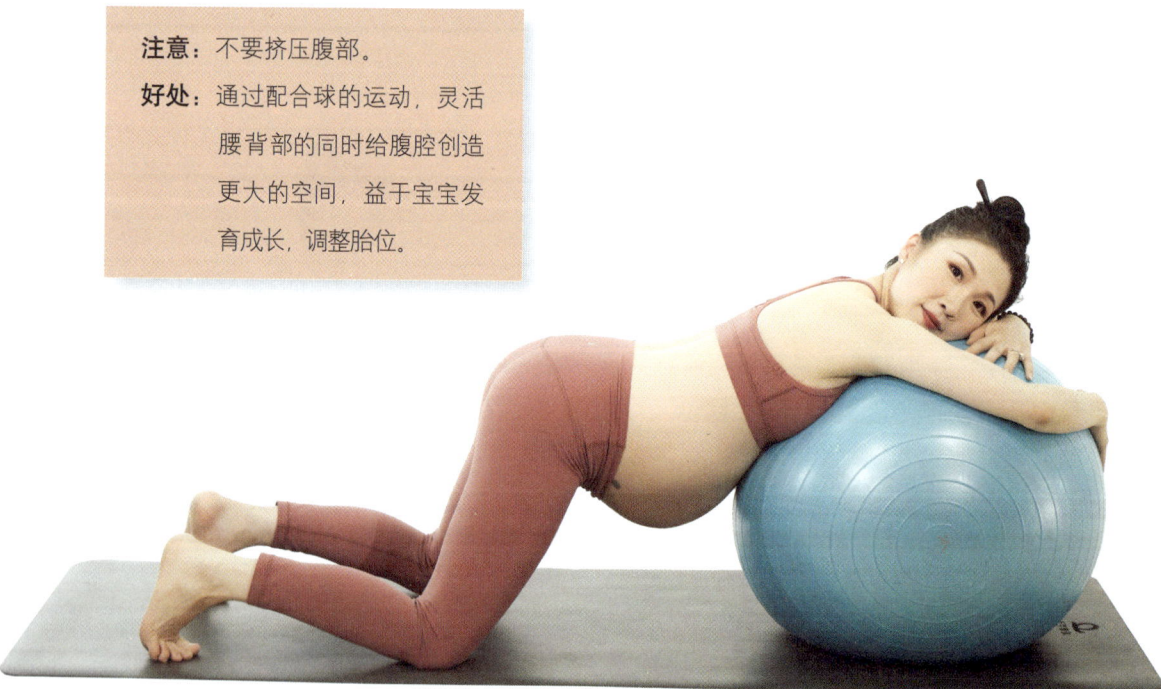

半膝胸卧位

❶ 跪姿，双膝打开比骨盆略宽，脚背、小腿触地，膝盖置于骨盆的正下方；小臂贴地，手肘在肩膀的斜前方；手肘弯曲，双手握拳重叠在一起。

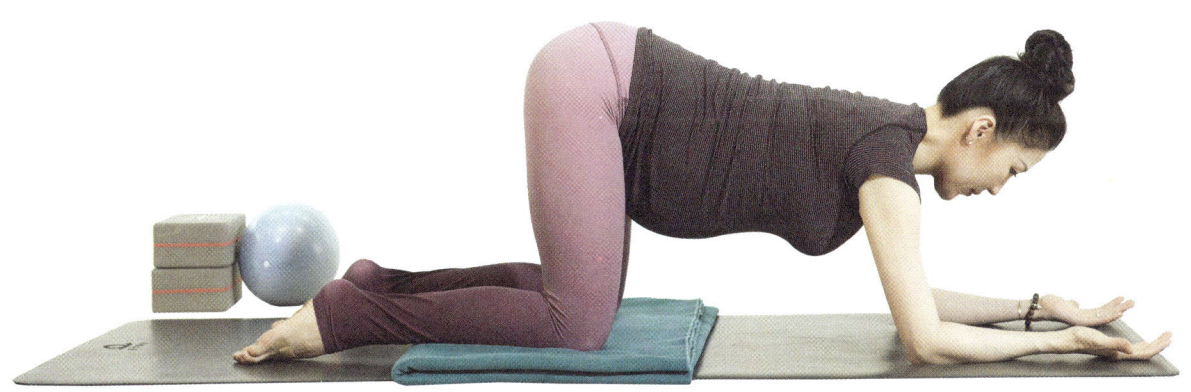

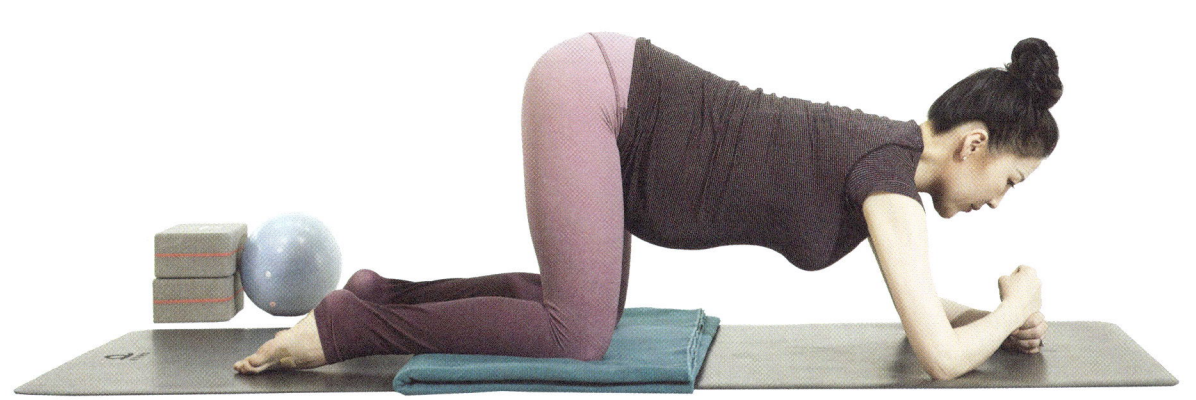

❷ 额头放低,用双手支撑额头,后脑勺、后背、臀部在一条直线上,放松身体;在此处停留几分钟或者一次完整的胎动,以孕妈妈舒适为宜。

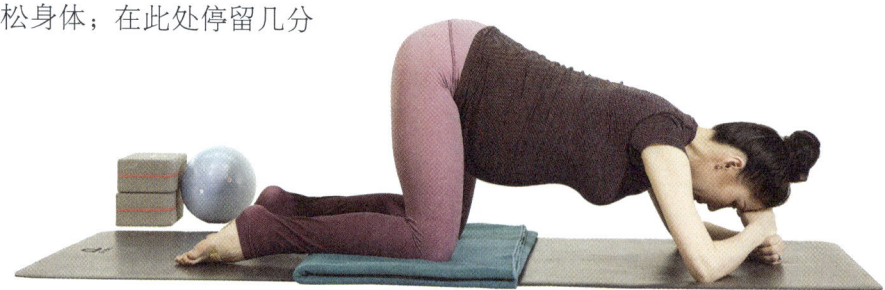

注意:半膝胸卧位基础上,可以让臀部前后或左右摆动,也可以画小圈,给孩子创造更多的空间;脐带绕颈两圈以上,孕妈妈在此体位停留的时间不要太久,注意观察胎动和胎心。

❸ 也可以将瑜伽小球放置在额头的下方,前臂自然放松向前,双手掌心向上,停留几次呼吸。

好处:释放骨盆带周围的压力,同时给宝宝创造更多的空间,缓解骨盆带周围的疼痛。

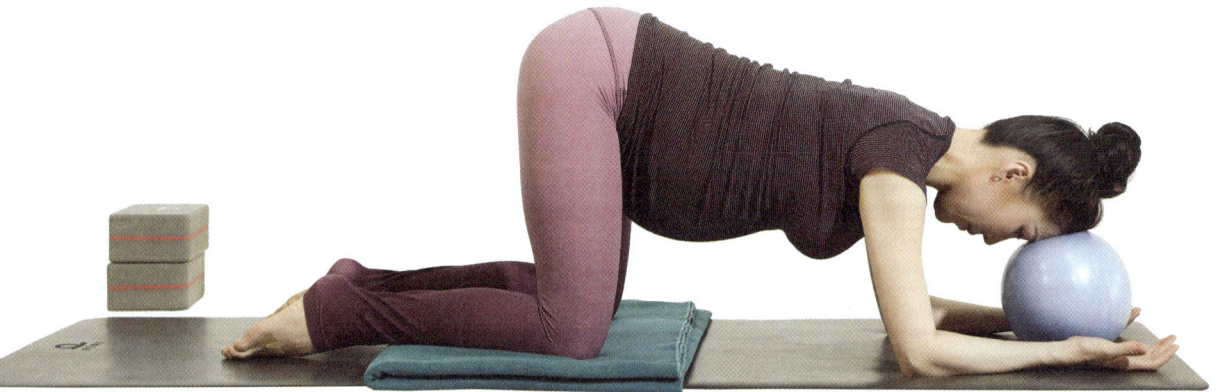

桥式

❶ 仰卧，屈双膝，双脚踩地，趾尖向前，双脚打开与骨盆同宽；双手掌心推地，指尖向前；双膝之间可以夹瑜伽小球或小抱枕，稳定骨盆。

注意：可以在臀部下方垫一个枕头；有仰卧综合征的妈妈，如心慌气短，不能做此练习。

❷ 吸气，卷尾骨，抬高臀部，带动腰椎、胸椎向上，直到膝、髋、肩成一条斜线；可在臀部下方放置瑜伽小球或抱枕；配合自然的腹式呼吸在此处停留，如感觉舒适，尽可能停留一次完整的胎动时间，并多和宝宝沟通。

好处：给宝宝创造更多的空间，同时缓解孕期耻骨和腰背疼痛。

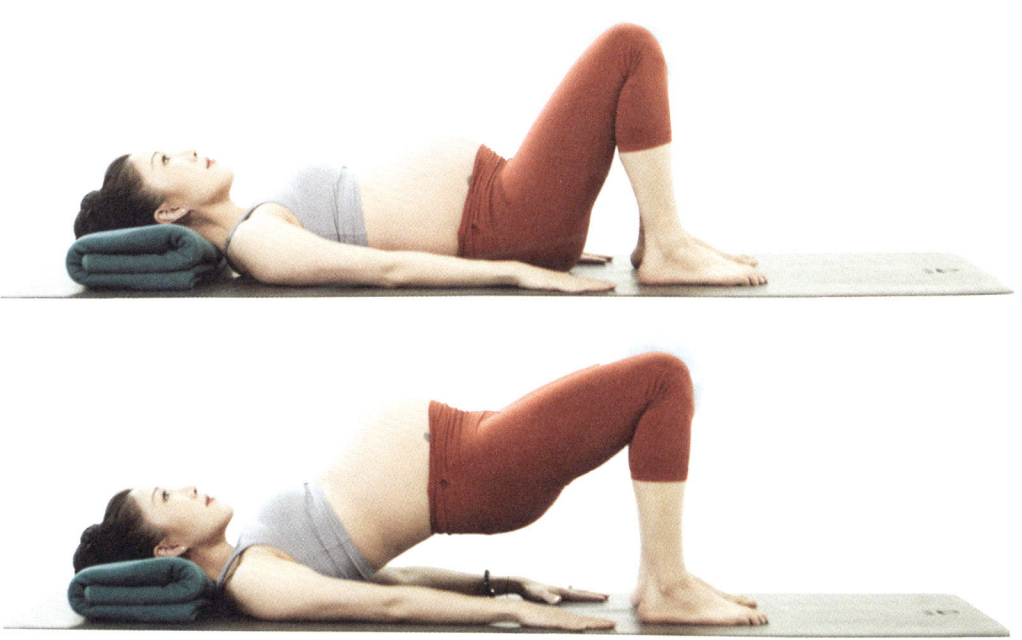

站立依球前屈位

① 站立，双腿分开两肩宽，脚趾自然外展，双手扶球；上身前屈，小臂弯曲，手掌重叠置于球上，支撑额头。

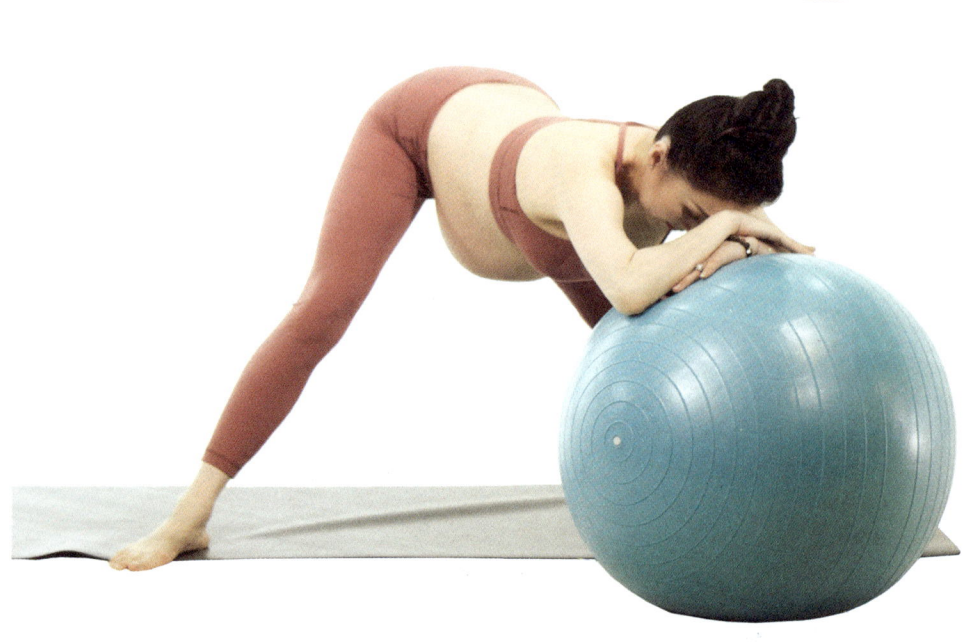

❷ 呼气，屈右膝，身体重心向右，伸直左膝；吸气，蹬直右膝，身体回正，感受坐骨的延展；呼气，反方向练习；动态重复5～8次。

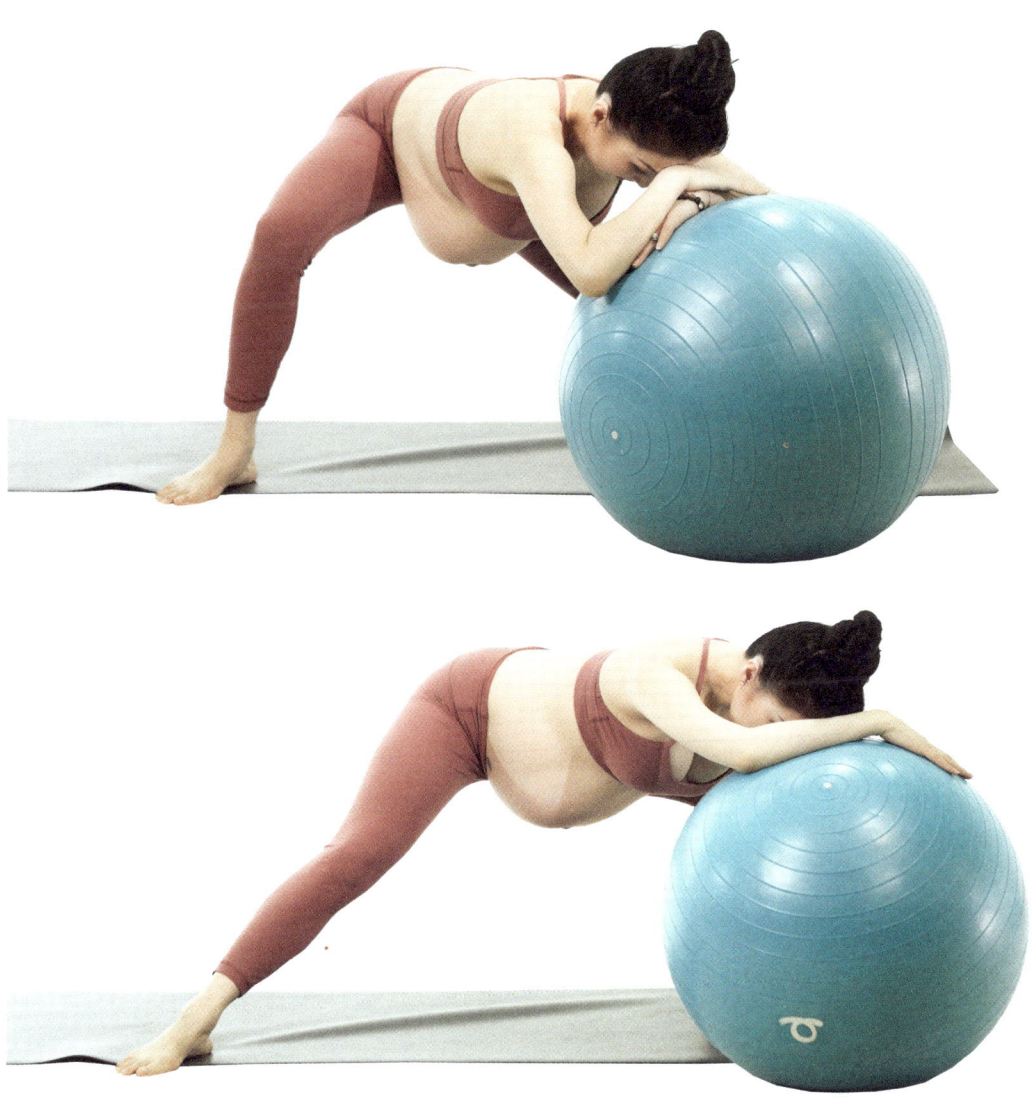

❸ 吸气，回正，放松身体，停留几次呼吸。

> 注意：不塌腰，球不要挤压腹部。
> 好处：伸展盆底肌，打开骨盆出入口平面，帮助胎儿从盆腔进入腹腔，从而达到调整胎位的目的。

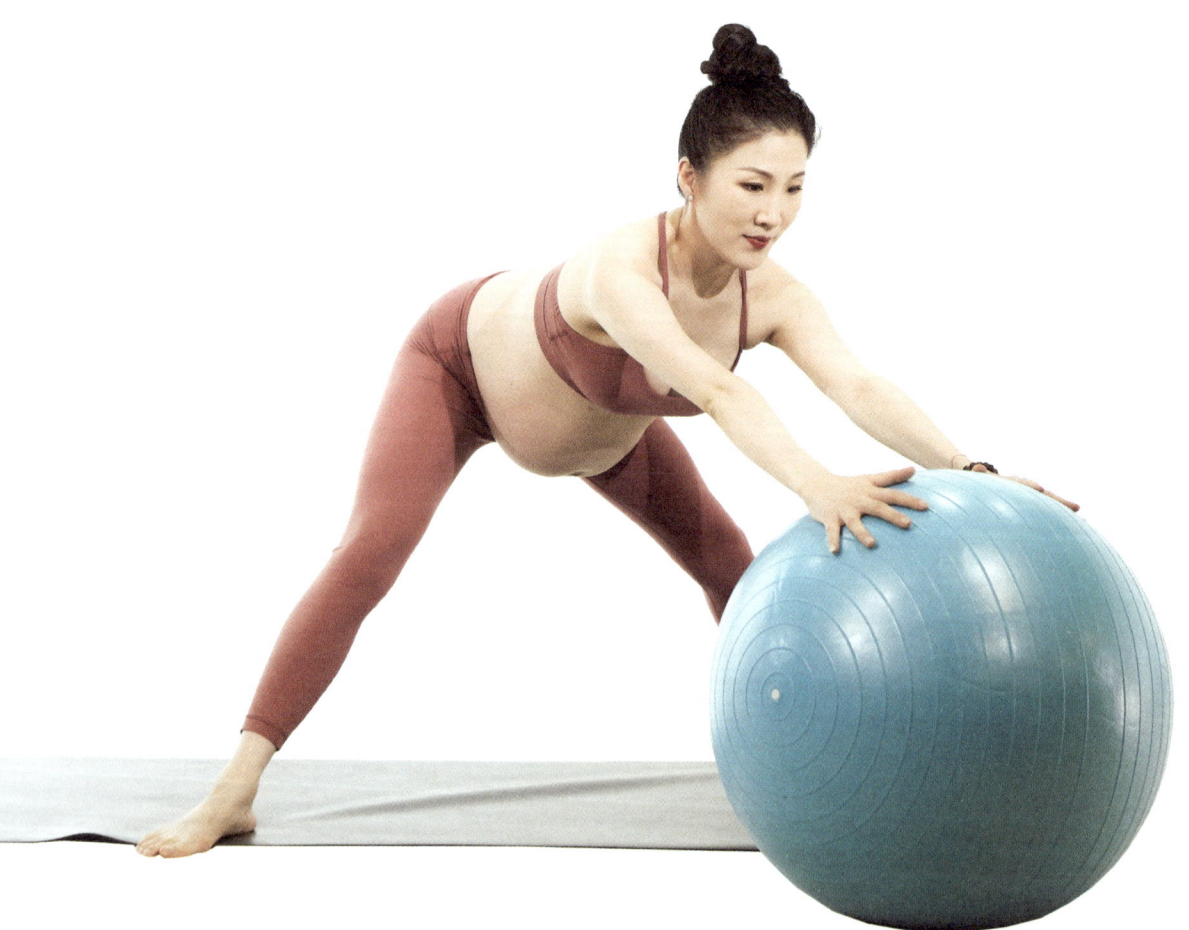

● 女王式

❶ 站立,双腿向两侧打开约两肩半宽,趾尖向外45°,双手扶髋,骨盆稳定,脊背延展。

❷ 吸气,手臂高举过头顶,指尖带动手臂、脊柱向上延展。

注意:不塌腰,膝盖外展不内扣。

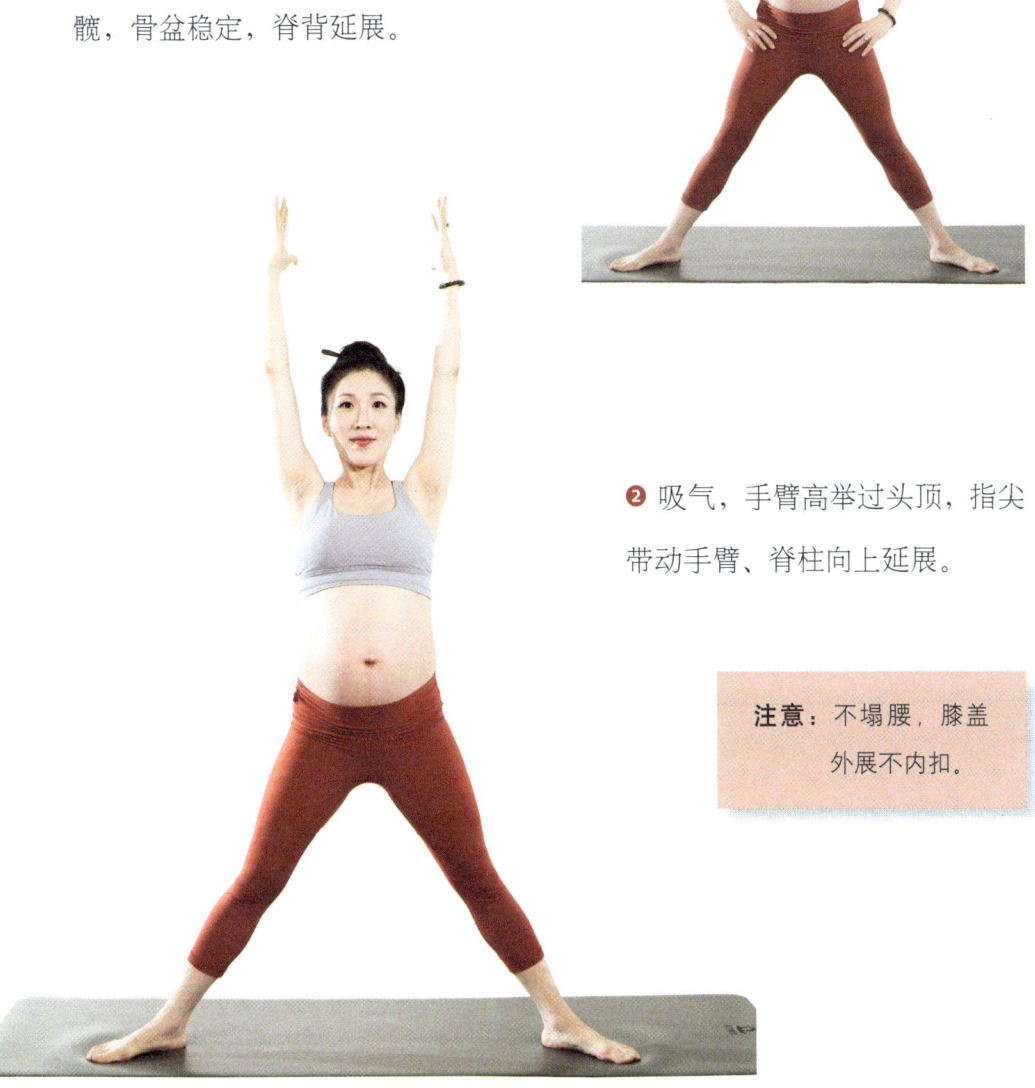

孕吐

孕早期,尤其第六周时,激素如潮水般涌来。这种极速的内分泌变化,可能会引起孕妈妈恶心、眩晕、头痛、疲惫与昏睡。由于呕吐常常发生在早晨,所以也称它为"晨吐"。

孕妈妈在感觉恶心时,尽量让身体先放松下来,不要动,不要有过度的前屈姿势,以免刺激胃部以及与胃部相连的迷走神经。

饮食上,孕妈妈要少食多餐,避免过度油腻。少接触味道比较浓郁的地方,比如正在做大餐的厨房。空腹的时间也不宜太久,出门随身携带苏打饼干或干馍片。新鲜的柠檬水可以缓解孕吐。配合瑜伽深长、放松的腹式呼吸,按摩肠胃,也可以改善孕吐及孕吐带来的身体不适。如果呕吐严重到喝水都吐的境地,要随时就医,避免营养不良和体内电解质紊乱。一般12～16周之后,孕吐就自然消失了。

孕期常见疼痛

怀孕之后，宝宝在准妈妈的肚子里每天都会变化。随着他的茁壮成长，孕妈妈开始出现各种身体不适：孕吐、腰酸背痛、乳房胀痛、抽筋、水肿……周围人总说："怀孕就是这样啊，忍忍就好了！女人怀孕哪有不辛苦的？"

对于孕期各种疼痛，真的就没有解决办法了吗？当然不是！轻松告别孕期疼痛，舒舒服服不是梦。

孕期常见疼痛可以说从头到脚都有，颈椎痛、胸背部疼痛、腰痛、屁股痛、腿抽筋、下肢水肿、脚疼等，不一而足。但所有疼痛，都有三类共通原因。

▶ 不正确的姿态或压迫

天天塌腰挺着大肚子，或者天天窝在沙发里、躺在床上，该伸展的部位一直在紧张，该调动的肌肉一直在松懈，加上增大的子宫及胎儿对骨盆带周围的压迫，自然会导致疼痛。

▶ 松弛素分泌导致关节、肌肉无力

孕妈妈一直在分泌松弛素，目的是给宝宝增加生长空间，利于自然分娩。但我们的身体也需要稳定、紧致才能保持健康，过度松弛时需要周围有力量来保护。没有保护力量，关节松弛，功能紊乱，自然就会疼。

▶ 某种营养元素缺乏

缺乏营养元素也有可能引发疼痛，如缺钙、铁、锌或其他元素。孕检时，须遵医嘱补充。

如果有孕期疼痛，可以对号入座，看自己属于以上哪一种或多种原因。处理疼痛，就是从源头逐一进行筛查。先找到原因，再针对根源一一解决它。

怀老大的时候，我没经验，孕早期的一天夜里，因为坐骨神经痛而崩溃大哭，站都站不起来。我一直在教瑜伽课，姿势肯定是正确的，核心肌肉也有力量，所以找了好几天才找到原因：我对紫外线严重过敏，从不晒太阳，又长期吃素，缺钙和维生素D。一般孕妇孕中、晚期才需要补钙和维生素D，我发现得早，看完医生立马就补了起来，几天后就不疼了。怀老二的时候，一开始我就补充维生素D，再也没疼过。

常见疼痛的正确处理思路是：先回到稳定的身体中立姿势，也就是山式，调动内核心稳定，再去创造空间伸展放松，最后建立核心稳定力量。

调整到山式站姿，看看疼痛是不是和不正确的姿态有关系（几乎所有的疼痛都和内核心不稳定有关系），这往往是最重要的一步。

创造空间是在山式的基础上，调动内核心，腹式呼吸做伸展。比如肋骨痛，就十指相扣反掌向上，让身体往一边倒,做侧伸展。创造空间后,再去做稳定、力量的练习,比如幻椅式、桥式,每个动作5~8次呼吸为一个回合,每天坚持做三个回合,就可以缓解80%以上的疼痛。

做任何动作时,内核心都要调动起来,养成习惯后内核心就会稳定有力量。功能性、器质性问题导致的疼痛,严格遵照医嘱处理即可。孕妈妈只要时刻保持正确的体态,孕期疼痛几乎就可以消灭在萌芽状态。

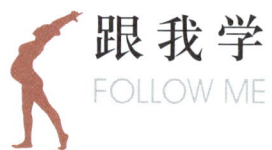

跟我学
FOLLOW ME

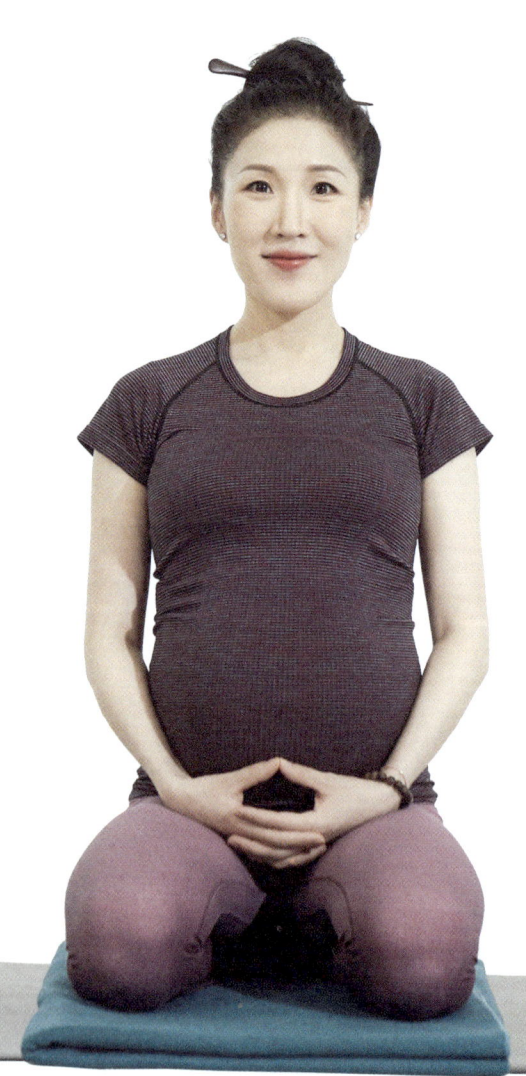

缓解气短气虚、胸闷 ▶

● **坐立摩天式**

❶ 金刚坐，膝盖打开比骨盆略宽，臀部坐于脚后跟上，双手置于双膝上，保持脊背延展向上。

❷ 双手交叉于体前，吸气，翻转掌心向上，高举过头顶。

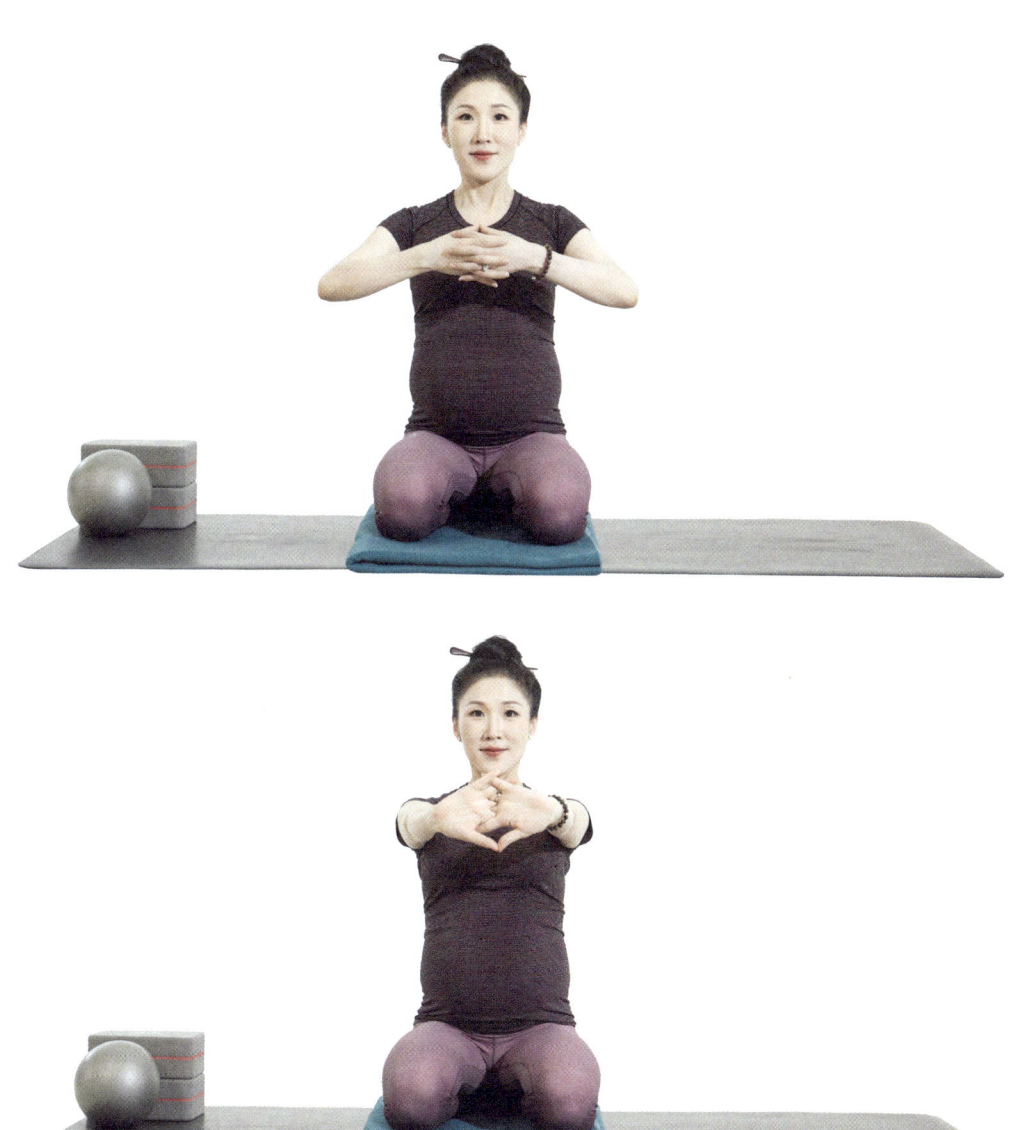

❸ 呼气，双肩下沉，腹部向后找腰椎，后背拥抱腹中胎儿；吸气，腹部微微隆起，延展脊柱向上；在此体式基础上，重复腹式呼吸数次。

注意：不耸肩，始终寻找肩膀下沉、远离耳朵的感觉，微收肋骨，不塌腰；保持呼吸的顺畅，不憋气，次数以自己舒适为宜。

好处：打开胸腔，伸展脊柱，缓解僵硬与紧张，提振神经系统。

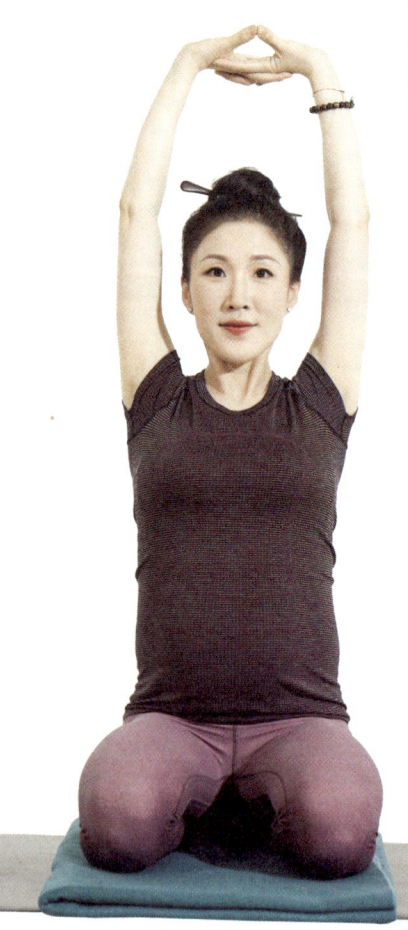

◐ 坐立脊柱流动

❶ 金刚坐,双手向前平举,掌心相对,十指延展,保持臀部、后背、后脑勺在一条直线。

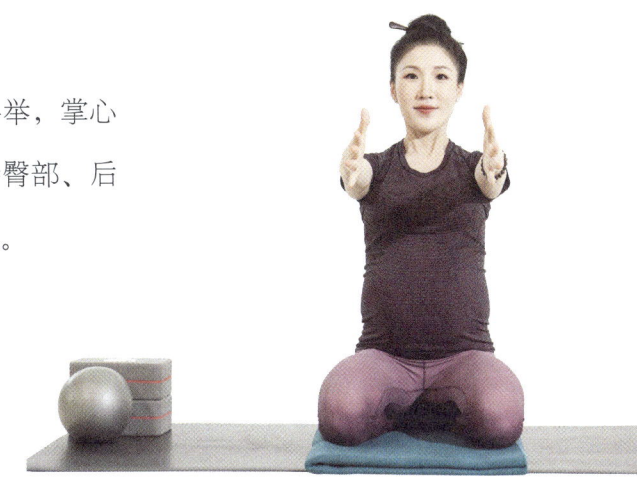

❷ 吸气,双手打开向两侧,延展胸腔向前,抬头看向斜上方。

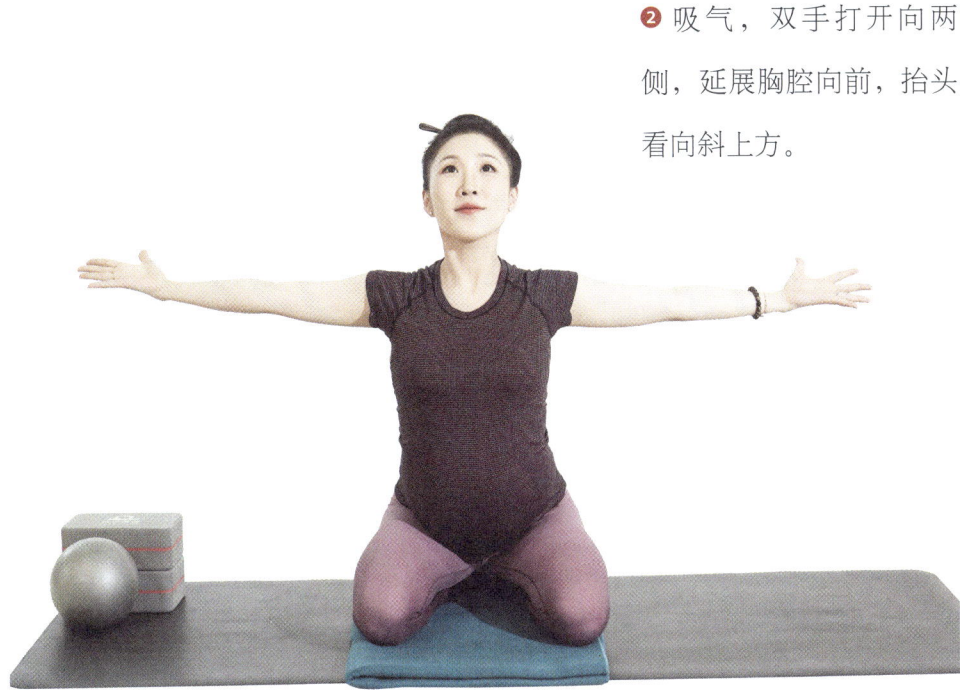

❸ 呼气，拱背向后，低头看向腹中胎儿，手臂向前伸直。

❹ 吸气，手臂延展；动态重复5～8次。

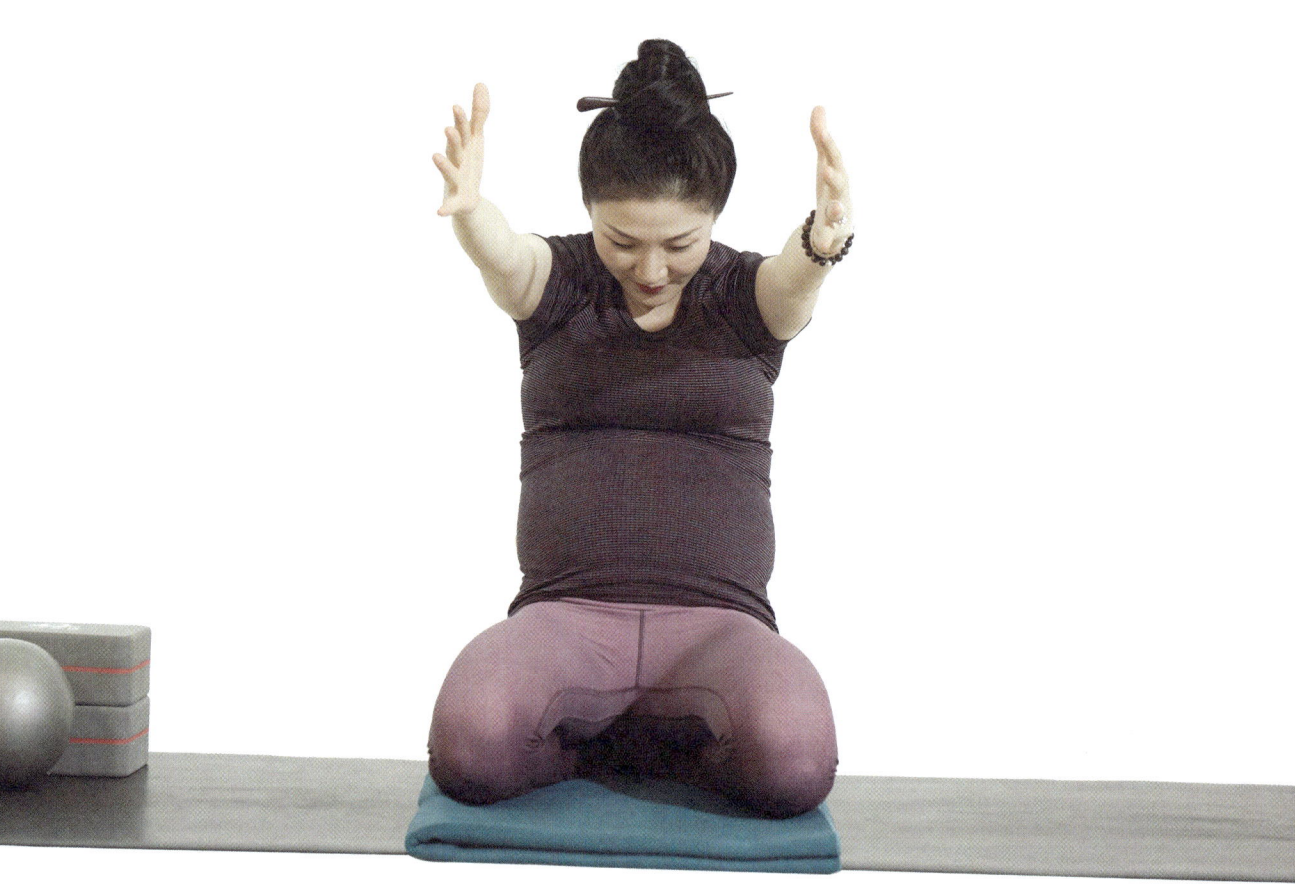

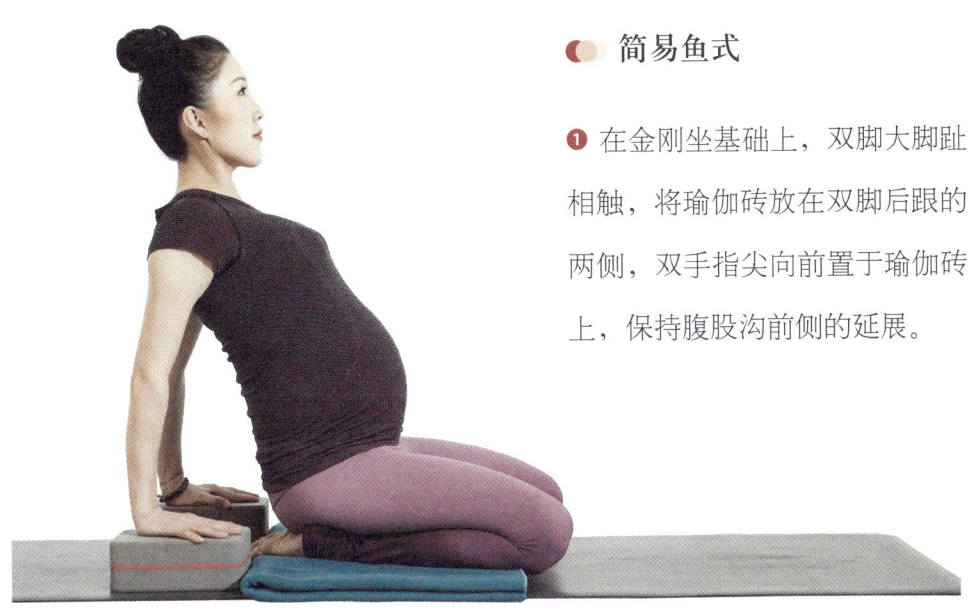

● 简易鱼式

❶ 在金刚坐基础上，双脚大脚趾相触，将瑜伽砖放在双脚后跟的两侧，双手指尖向前置于瑜伽砖上，保持腹股沟前侧的延展。

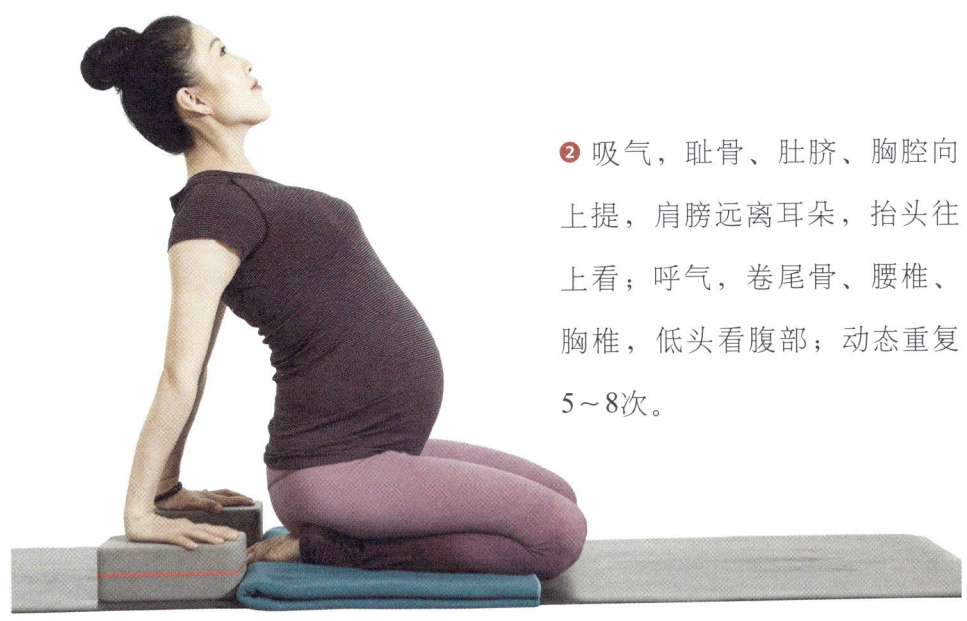

❷ 吸气，耻骨、肚脐、胸腔向上提，肩膀远离耳朵，抬头往上看；呼气，卷尾骨、腰椎、胸椎，低头看腹部；动态重复5~8次。

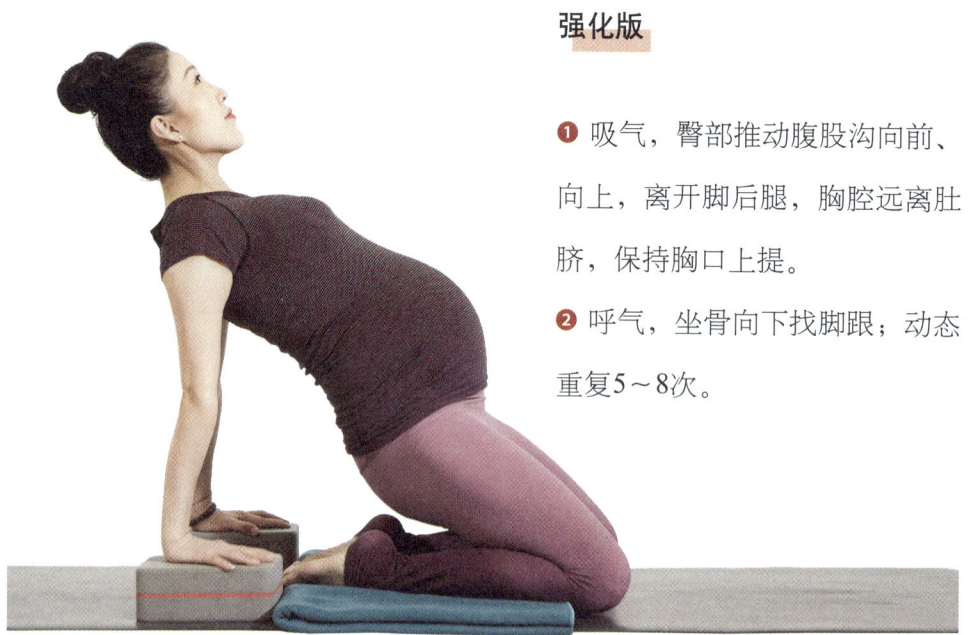

强化版

❶ 吸气，臀部推动腹股沟向前、向上，离开脚后腿，胸腔远离肚脐，保持胸口上提。

❷ 呼气，坐骨向下找脚跟；动态重复5~8次。

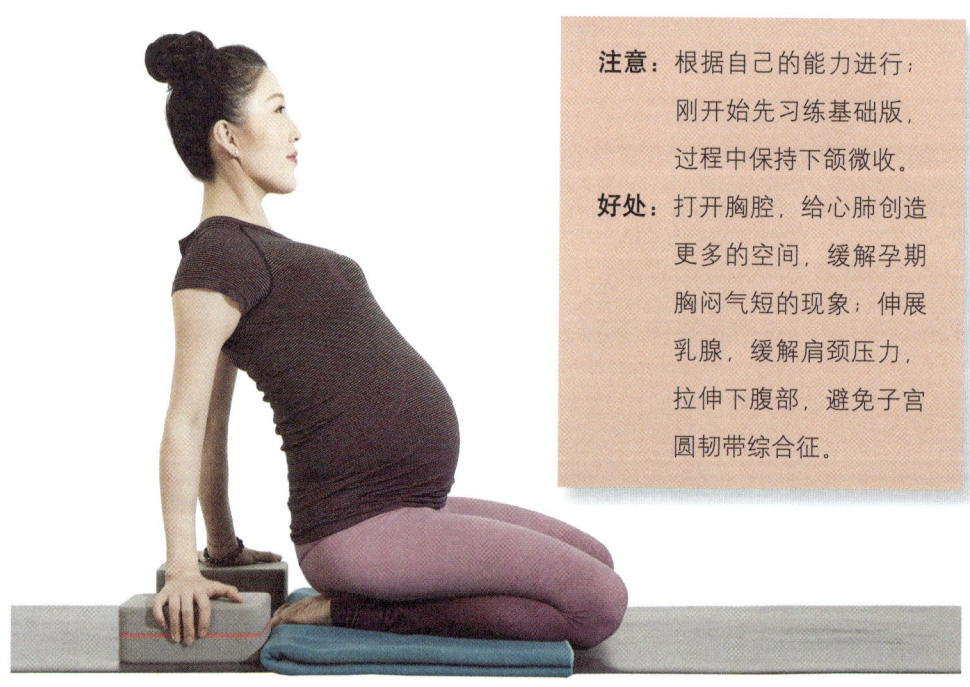

注意：根据自己的能力进行；刚开始先习练基础版，过程中保持下颌微收。

好处：打开胸腔，给心肺创造更多的空间，缓解孕期胸闷气短的现象；伸展乳腺，缓解肩颈压力，拉伸下腹部，避免子宫圆韧带综合征。

跪立战士一式

❶ 四脚板凳式,双脚回勾,膝盖在骨盆的正下方,双手指尖点地。

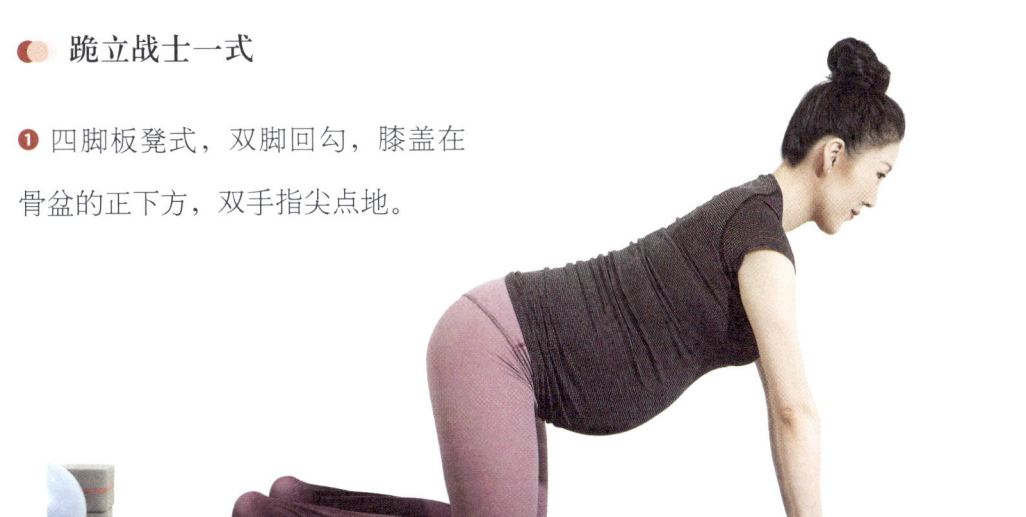

❷ 左脚向前迈至左手外侧,腹部过大的孕妈妈脚掌可微微朝外;左手放在左膝上。

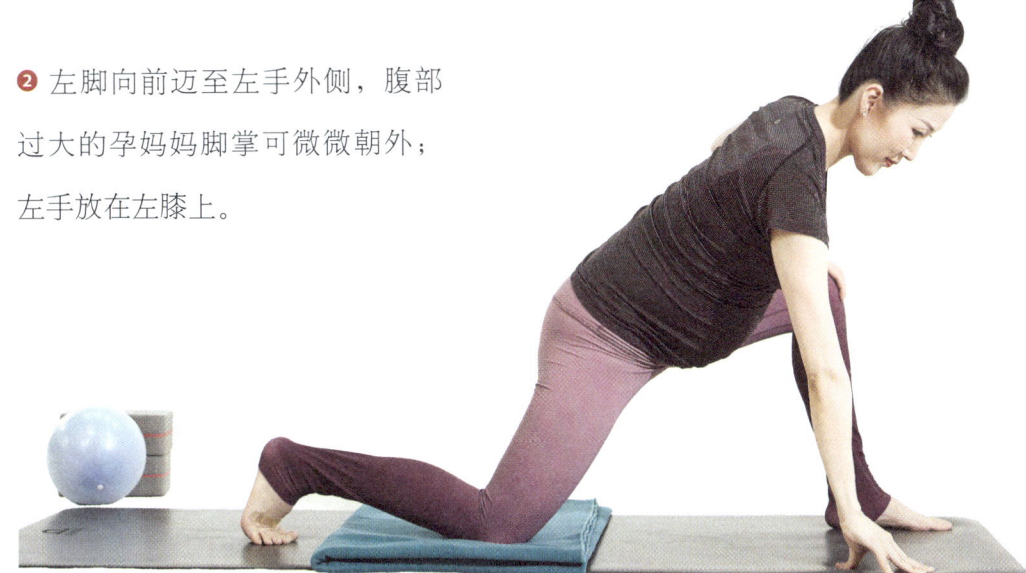

❸ 自然地呼吸，保持骨盆稳定，右手扶髋，上身慢慢立起，脊柱垂直地面。

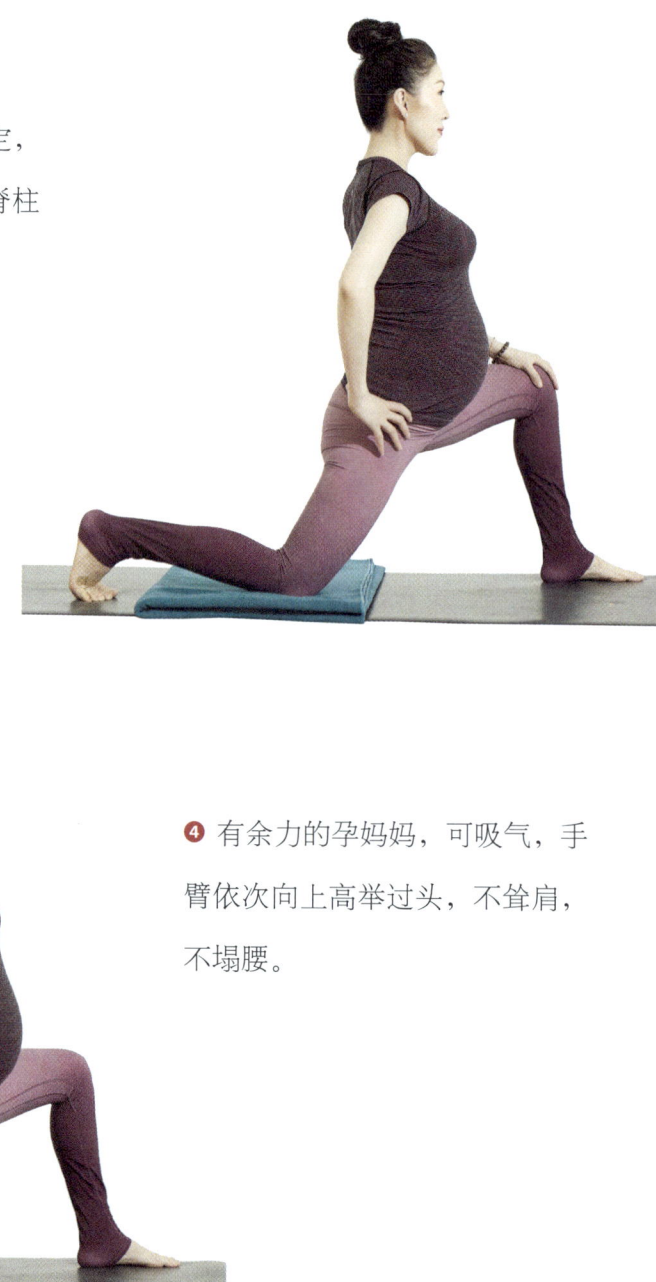

❹ 有余力的孕妈妈，可吸气，手臂依次向上高举过头，不耸肩，不塌腰。

❺ 呼气，微收腹部，沉左髋，保持胸口上提远离肚脐。

❻ 吸气，腹部隆起，延展脊柱向上；呼气，沉髋向前、向下，微收腹部（但不要过度压髋）；进行5～8次练习，最后一次伸展后，可以静态保持3～5次呼吸。

❼ 呼气，重心向前，双手扶地，左脚向后撤一大步，回到中立位，反方向练习。

注意：有耻骨分离的妈妈不做此体式。

好处：灵活滋养脊柱，给心肺创造空间。

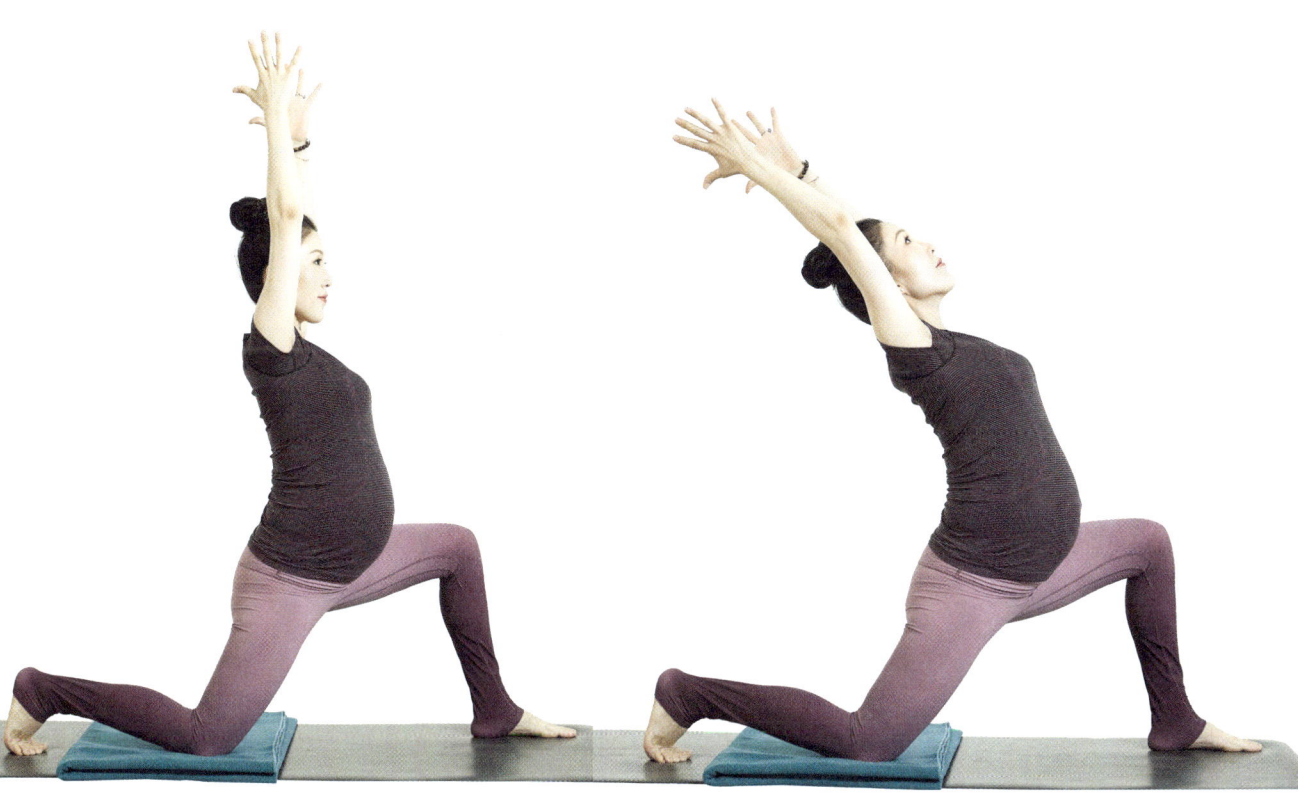

缓解腰背疼痛 ▶

◐ **猫伸展**

❶ 四脚板凳式，双腿打开与骨盆同宽，膝盖在骨盆的正下方，脚背自然贴地，调整手腕在肩膀的正下方，手掌心压实地面，手指延展，后背舒展放平。

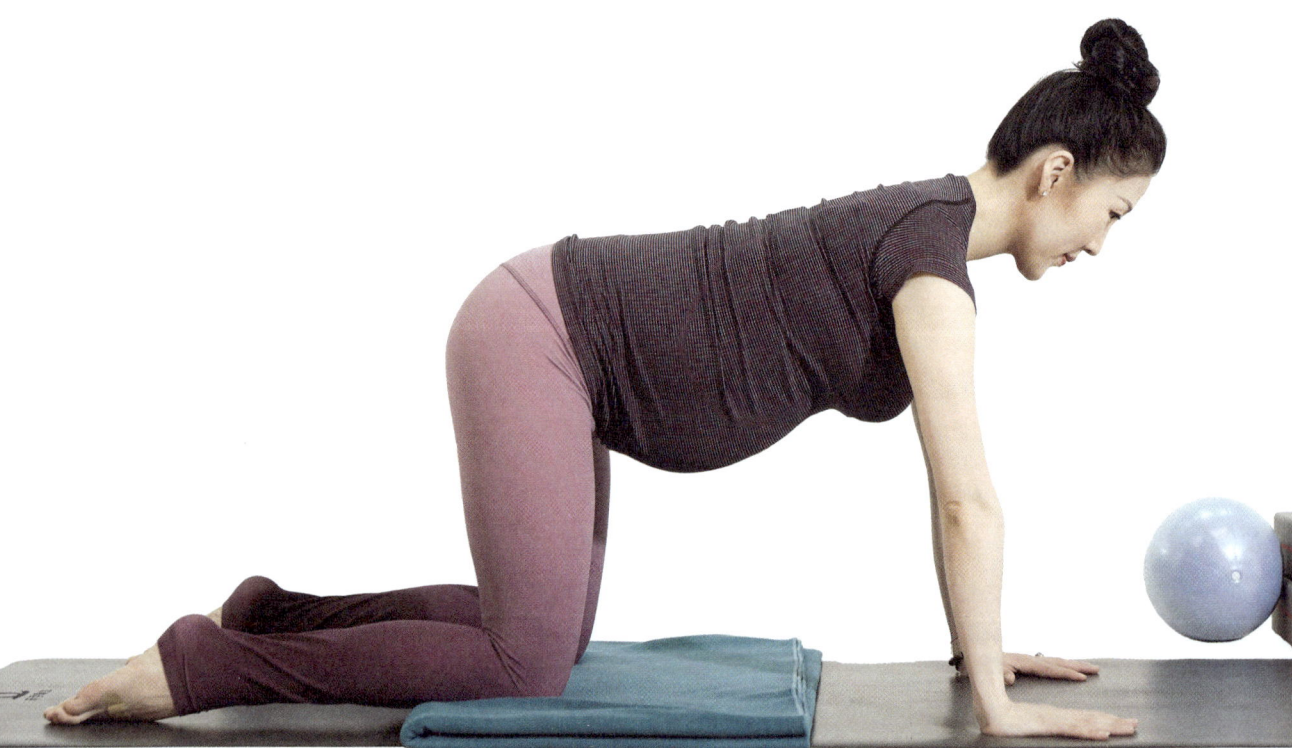

❷ 双脚回勾，前侧脚掌踩地，吸气，脊柱从尾骨开始逐节后弯，坐骨延展向后，翘臀，腹部向下放，提胸口，抬头向上看，身体前侧拉长。

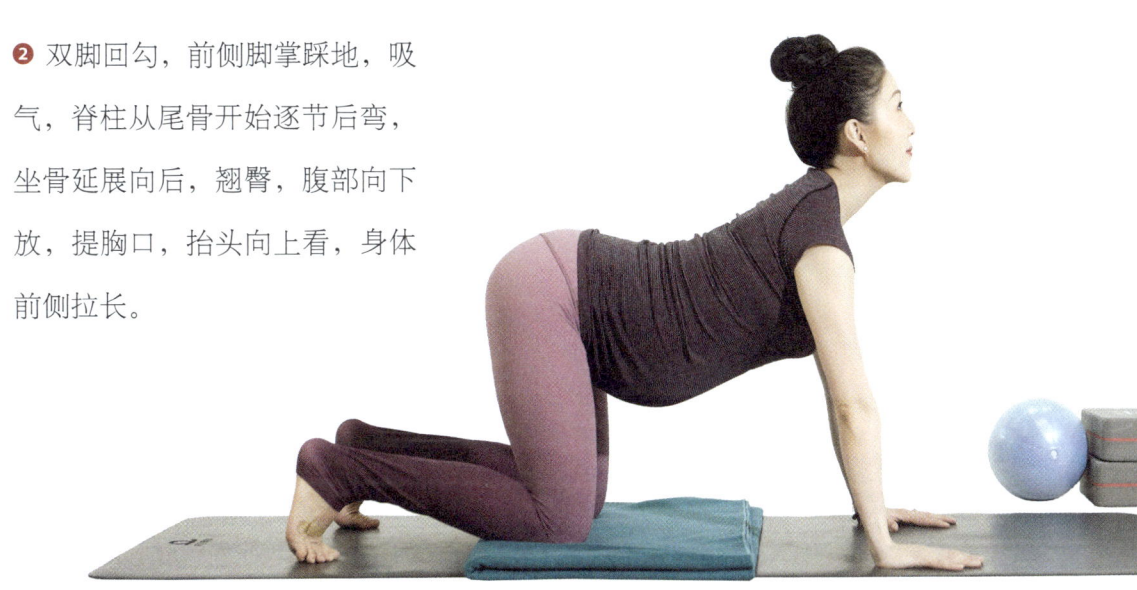

❸ 呼气，耻骨上提，卷尾骨、腰椎、胸椎，低头看向腹中胎儿，背部高高拱起向上，释放后背压力；随着呼吸，动态练习5~8组。

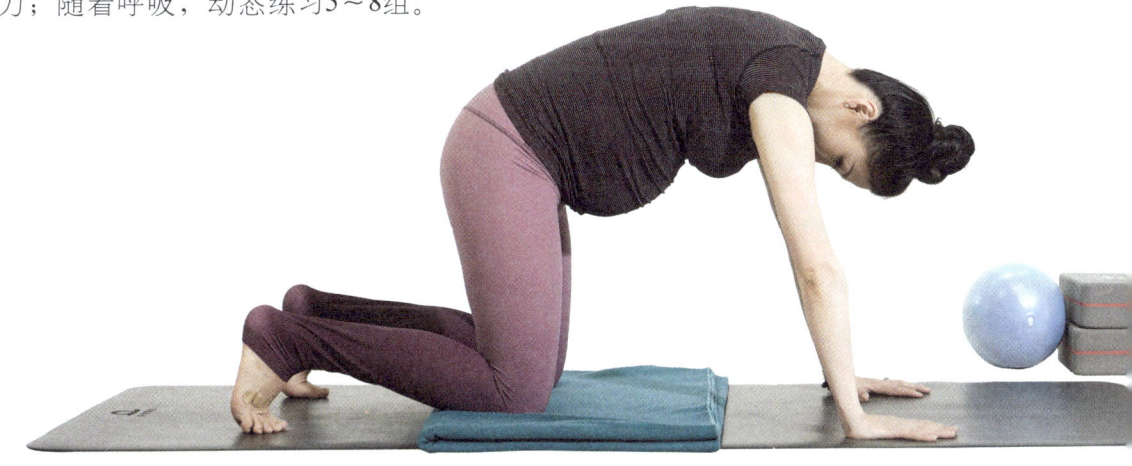

● **猫摆尾**

❶ 四脚板凳式，保持膝盖位于骨盆的正下方，双手位于肩膀的正下方。

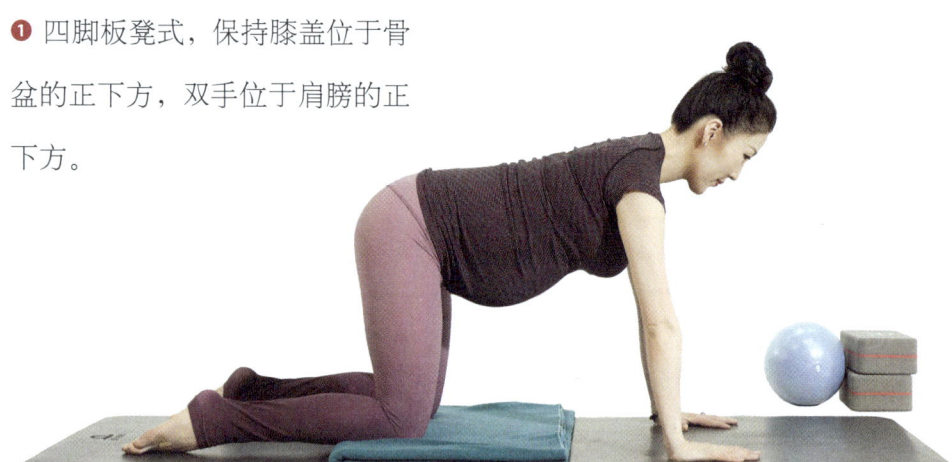

❷ 呼气，右臀找右肩，右肩找右臀，眼睛看向右侧臀部，感受左侧躯干的延展。

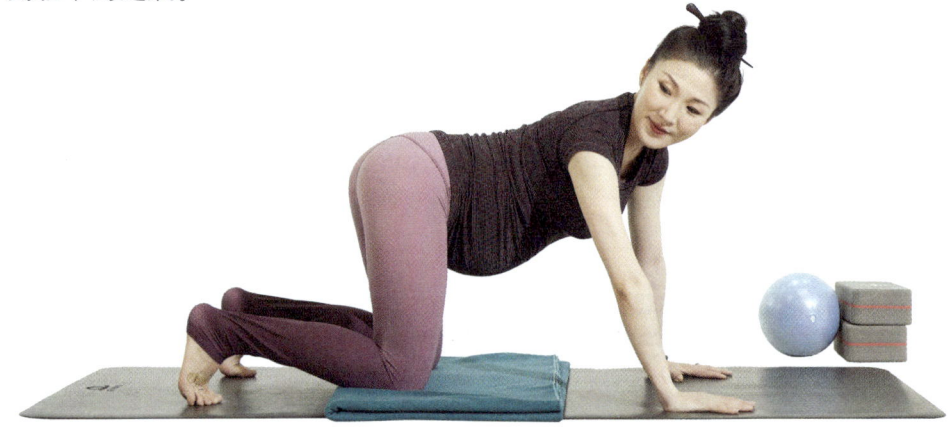

❸ 吸气，回到正中，呼气，反方向练习；动态重复5~8次。

注意： 做的过程中，保持腹部微收，不塌腰。

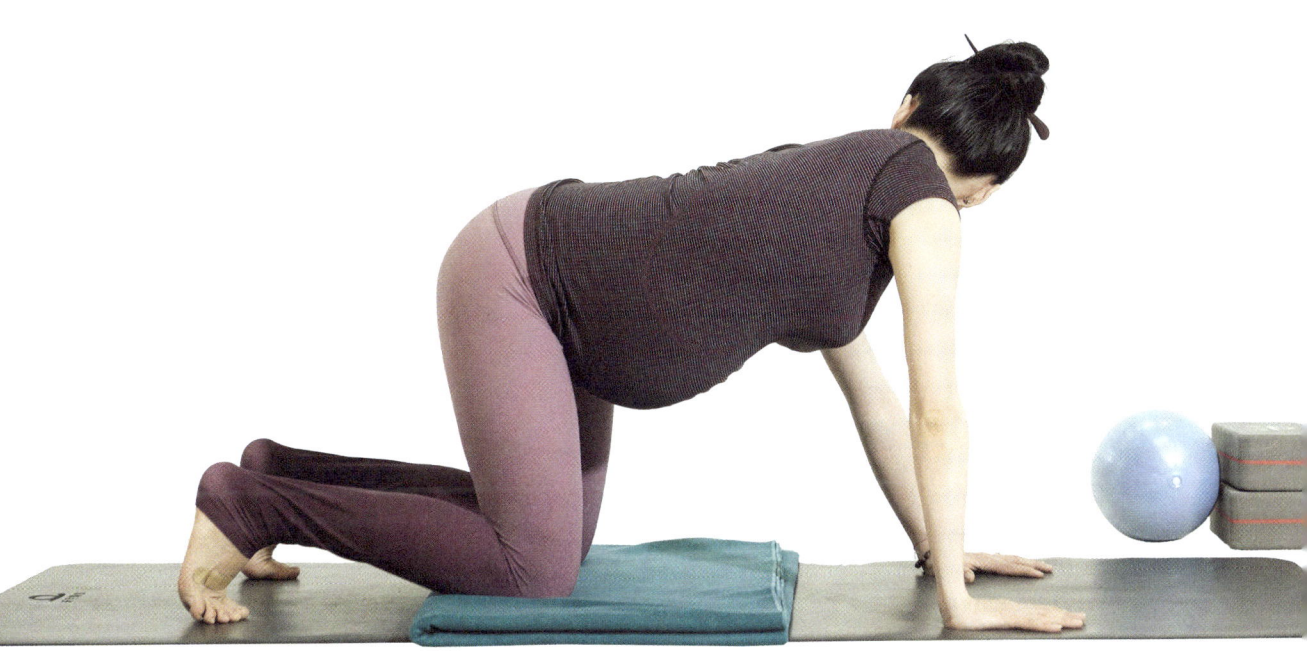

幻椅式

❶ 山式站姿，双脚打开与骨盆同宽，大拇指、小拇指根端和脚跟中央压实地面，寻找双脚拨开大地的感觉；保持膝盖窝柔软，大腿有力向上；耻骨向上提，肋骨内收，双手扶髋。

注意：孕晚期妈妈可以双脚打开比骨盆略宽。

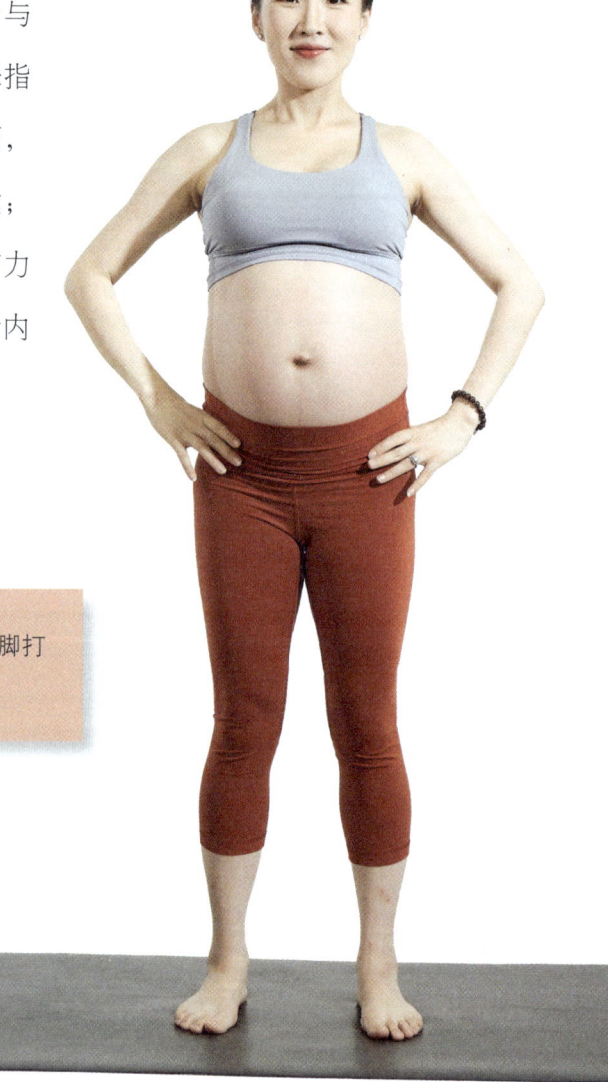

❷ 呼气，屈膝，臀部往后推，身体微向前倾，膝盖对准脚尖或者脚掌位置，后背拥抱腹中胎儿；吸气，臀部有力蹬直双腿；动态做3～5次。

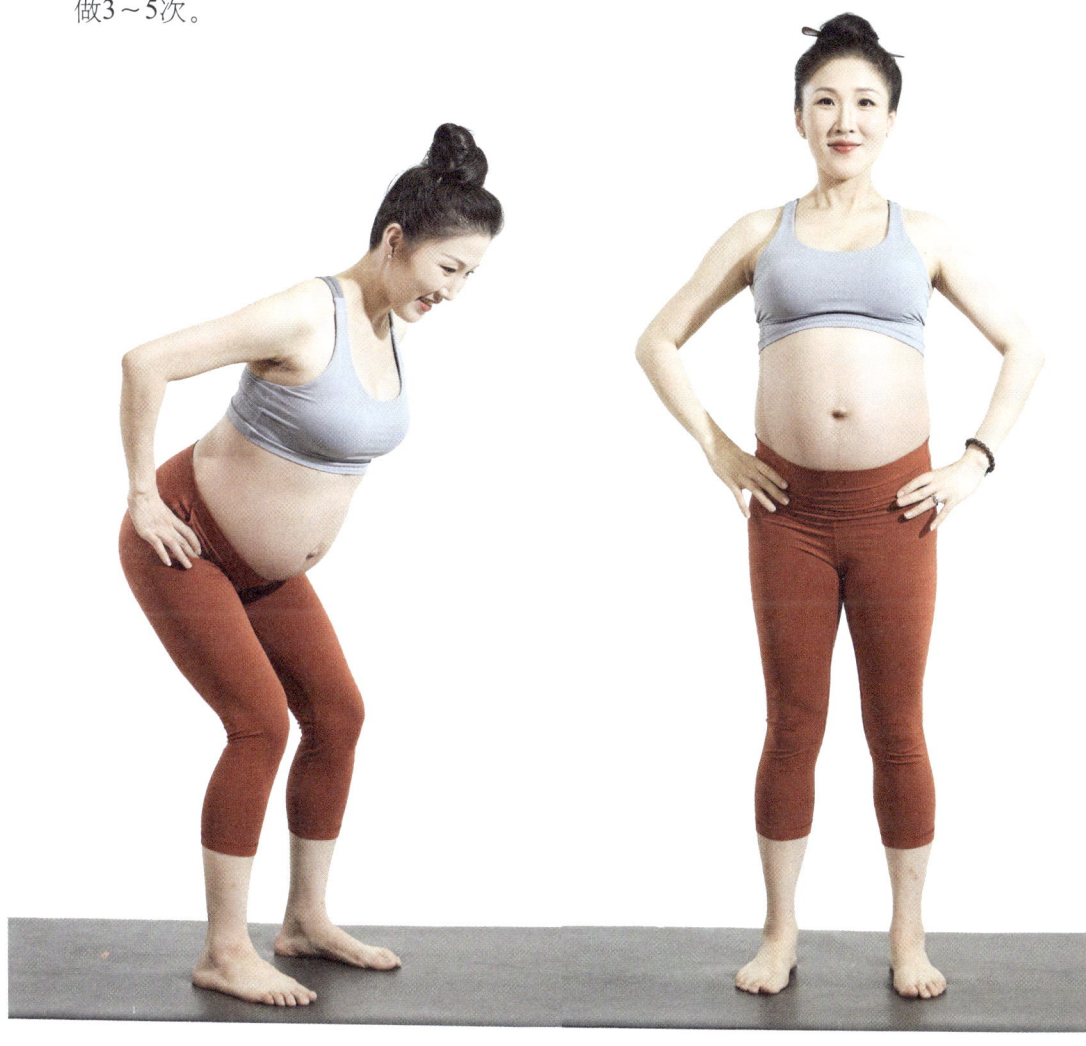

加强版1

吸气,手臂抬高经体前向上高举过头顶,掌心相对,后脑勺在后背的延长线上;保持顺畅的3~5次呼吸;呼气,双手扶住骨盆的两侧,还原;吸气,臀部用力,蹬直双膝。

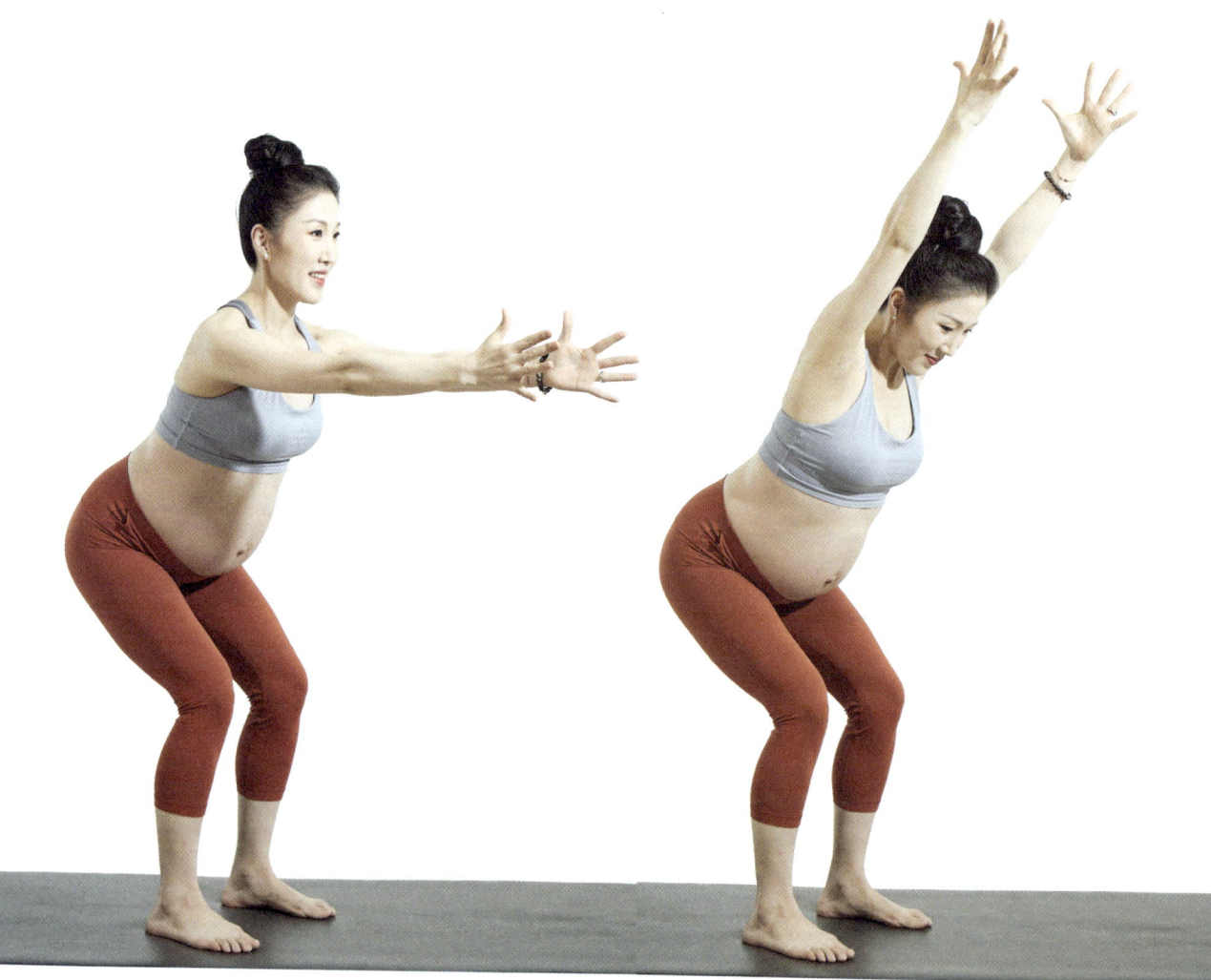

加强版2

双手于头顶处十指交叉，呼气，翻转双手掌心向上，保持臀部、后背和后脑勺在一条直线上，双肩下沉，在此处停留3～5次呼吸。

注意：做的过程中不塌腰，膝盖在脚踝的上方，始终寻找坐骨延展的感觉。

好处：伸展乳腺，锻炼背部和臀部的力量。

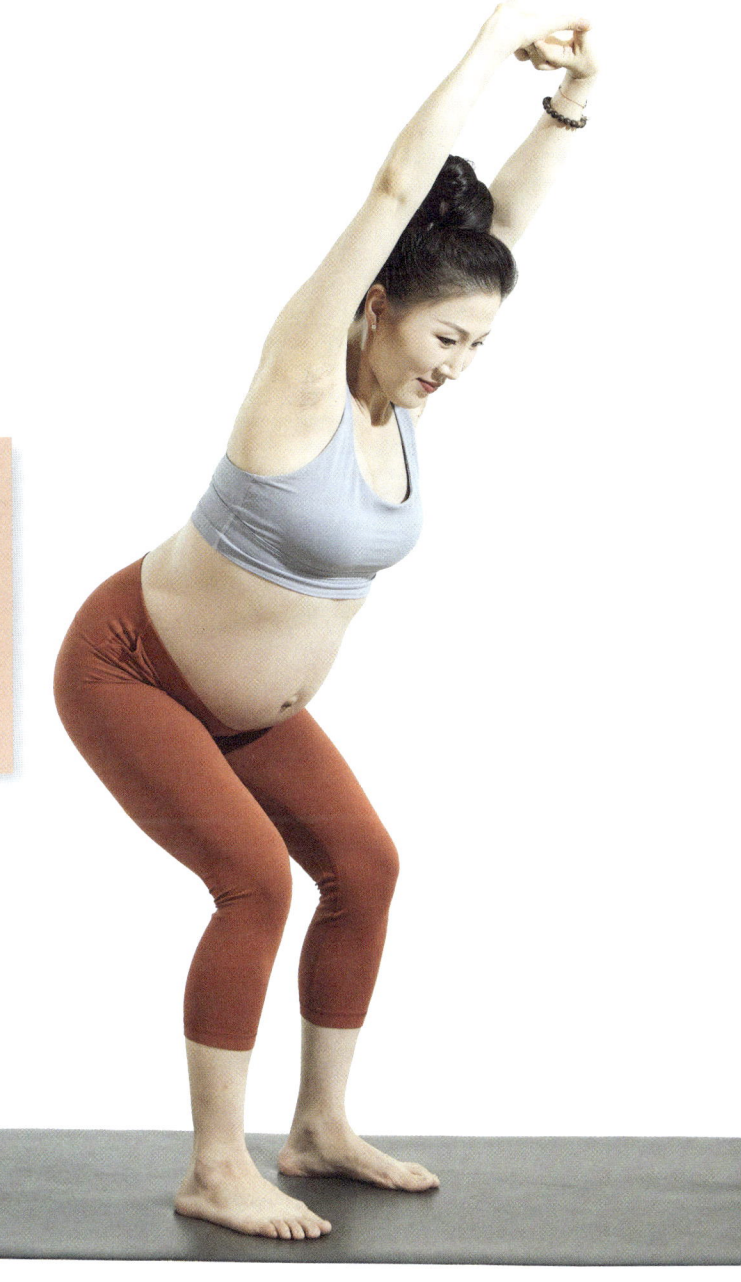

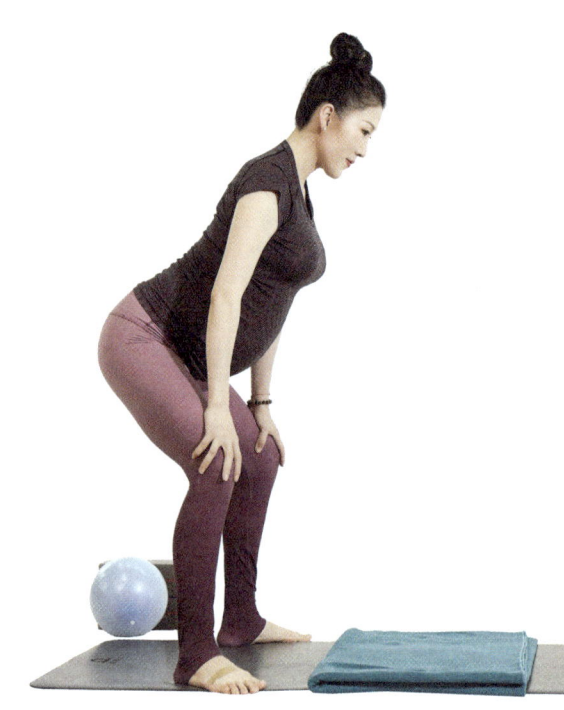

幻椅扭转式

❶ 山式站姿，双脚打开比骨盆略宽，脚趾自然向外；呼气，屈膝，臀部向后，坐骨延展，双手扶膝盖，耻骨向上提，肋骨内收。

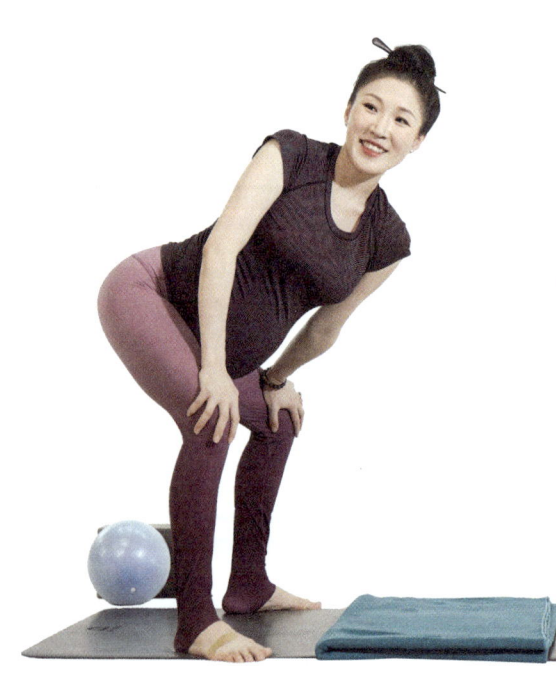

❷ 吸气，胸口上提，呼气，双手与双膝对抗，稳定髋膝，胸椎带动脊柱向右后方扭转，眼睛看向右后方，保持右肘微屈，左臂伸直。

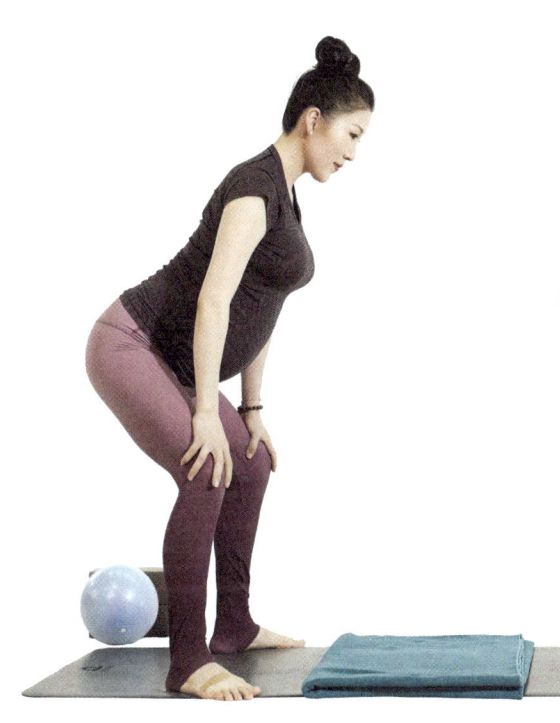

❸ 吸气，回正中，呼气，扭转胸腔向左；动态重复5~8次。

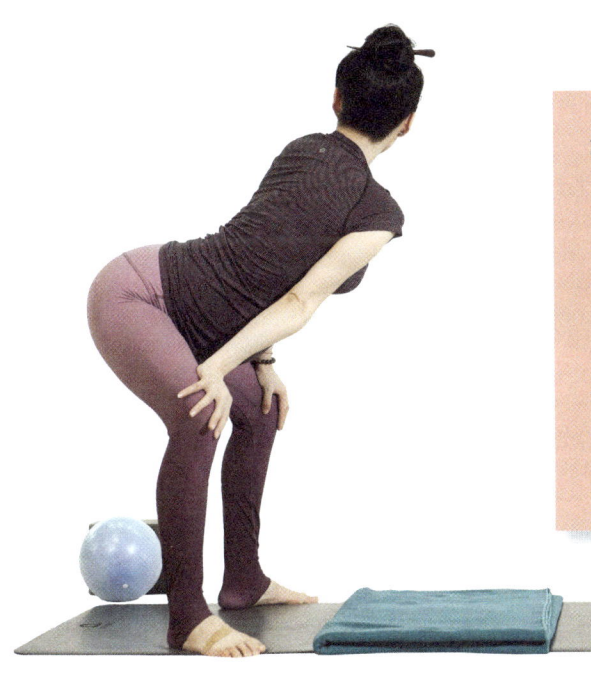

注意：整个过程骨盆始终保持稳定，手膝始终对抗，坐骨延展向后，膝盖外展找第二、第三脚趾，肋骨内收，不塌腰。

好处：延展坐骨，锻炼臀部力量，灵活脊柱，缓解孕期腰背疼痛。

双角式

❶ 打开双脚两肩半或者三肩宽，脚趾向外侧展开45°，膝盖寻找第二、第三脚趾，双手扶髋，稳定骨盆；吸气，躯干延展向上，呼气，屈髋向下至背部与地面平行，手臂自然垂落，双手放于肩膀正下方，有压力的孕妈妈可扶瑜伽砖，根据自己身体条件决定砖的高度。

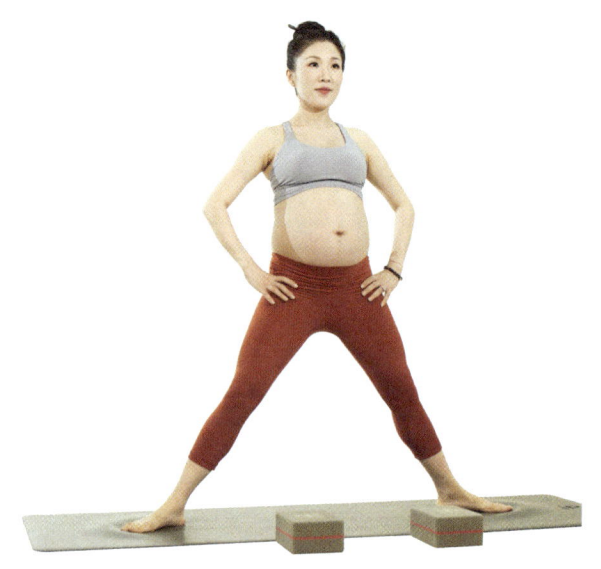

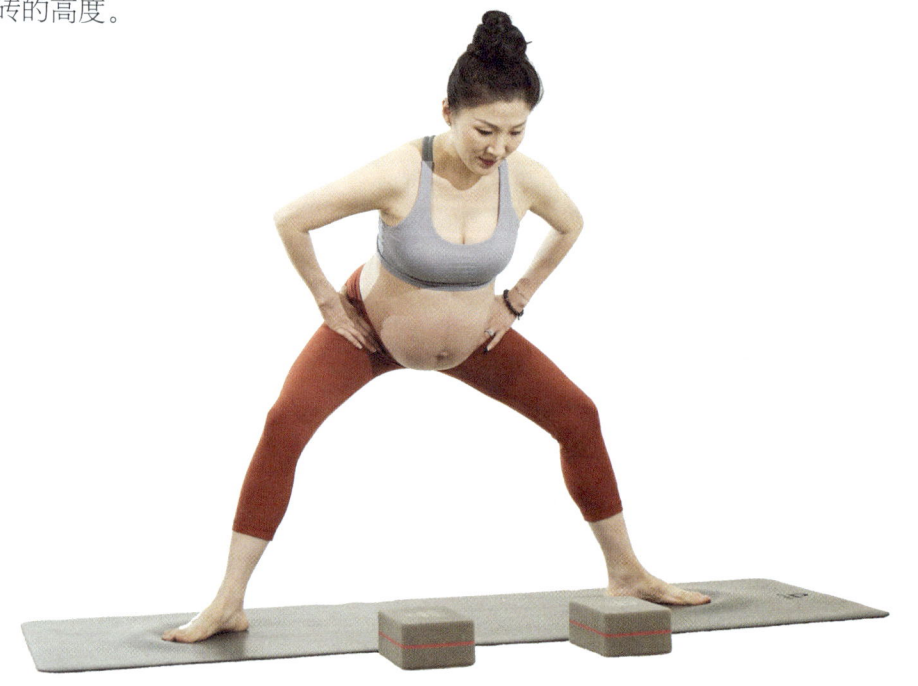

❷ 吸气，坐骨打开的同时延展脊柱向上，呼气，屈肘向外，胸口带着脊柱向前、向下，自然地呼吸，重复数次。

> **注意**：血压不稳定者避免练习。保持背部与地面平行，臀部上提，胸口上提，不塌腰。

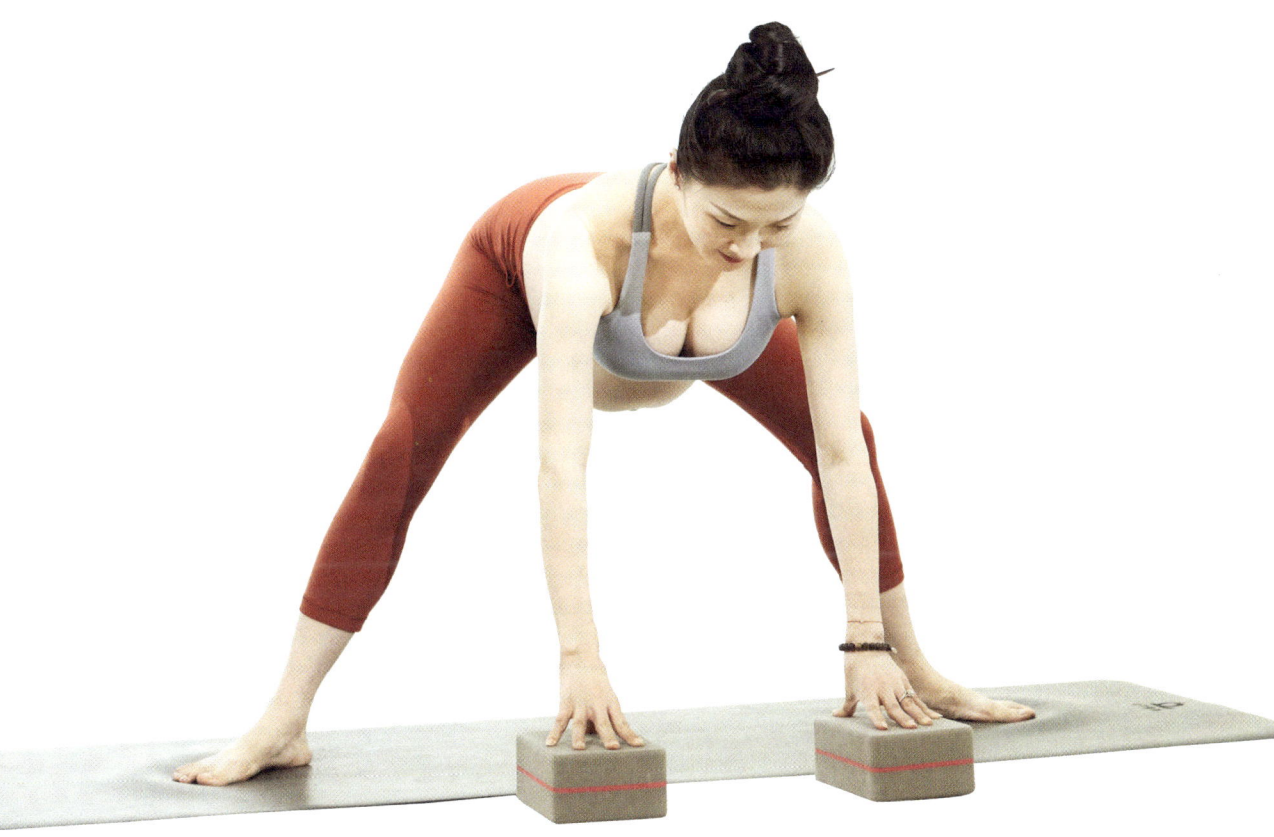

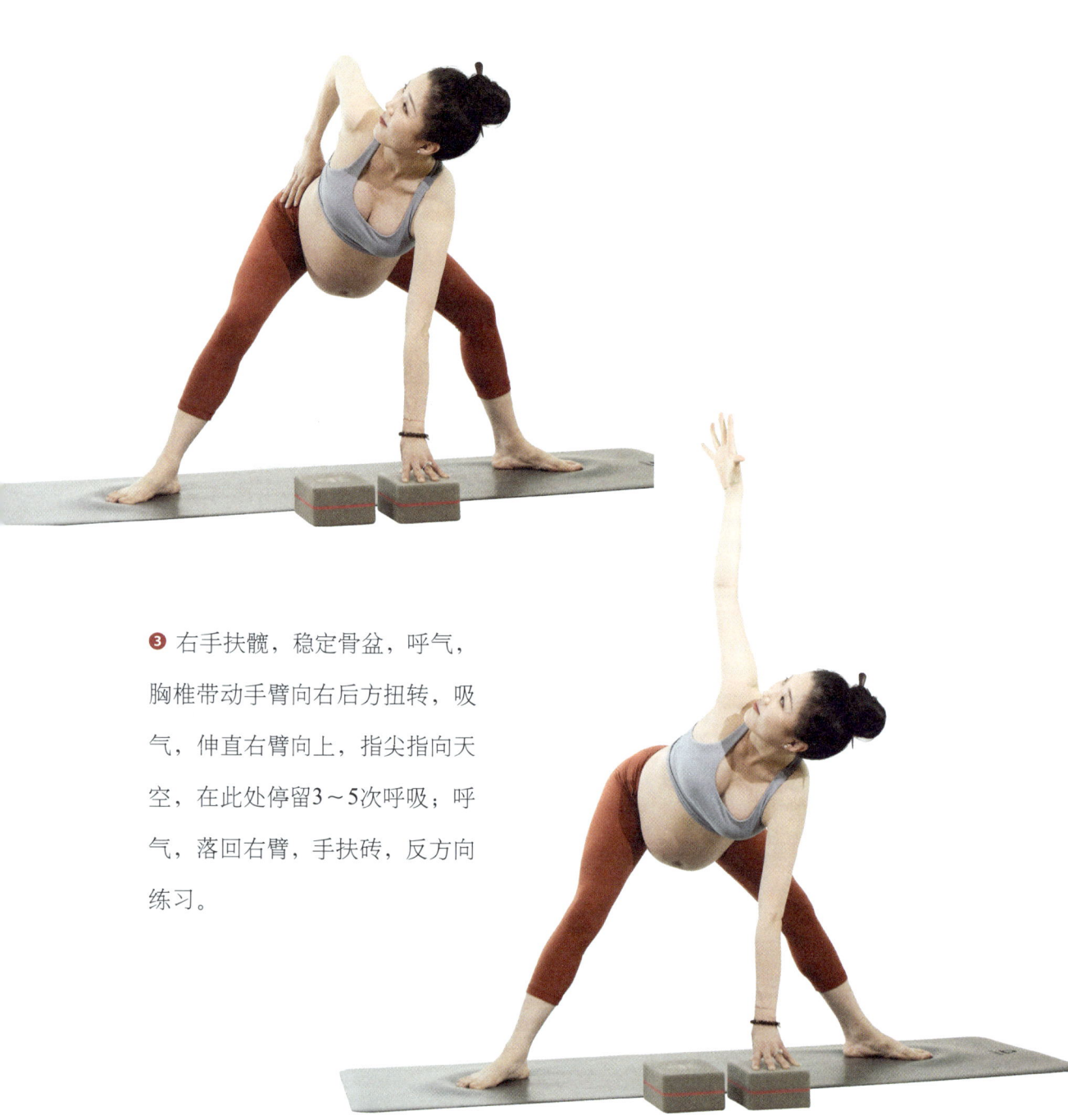

❸ 右手扶髋，稳定骨盆，呼气，胸椎带动手臂向右后方扭转，吸气，伸直右臂向上，指尖指向天空，在此处停留3~5次呼吸；呼气，落回右臂，手扶砖，反方向练习。

缓解肩颈部疼痛 ▶

❶ 简易坐，小腿中段交叉盘坐，脚踝在膝盖的下方（臀部下方可以放毛毯），保持脊柱直立向上。

❷ 双臂向前侧伸出，掌心向上；双手向上，手指触双肩，微屈肘。

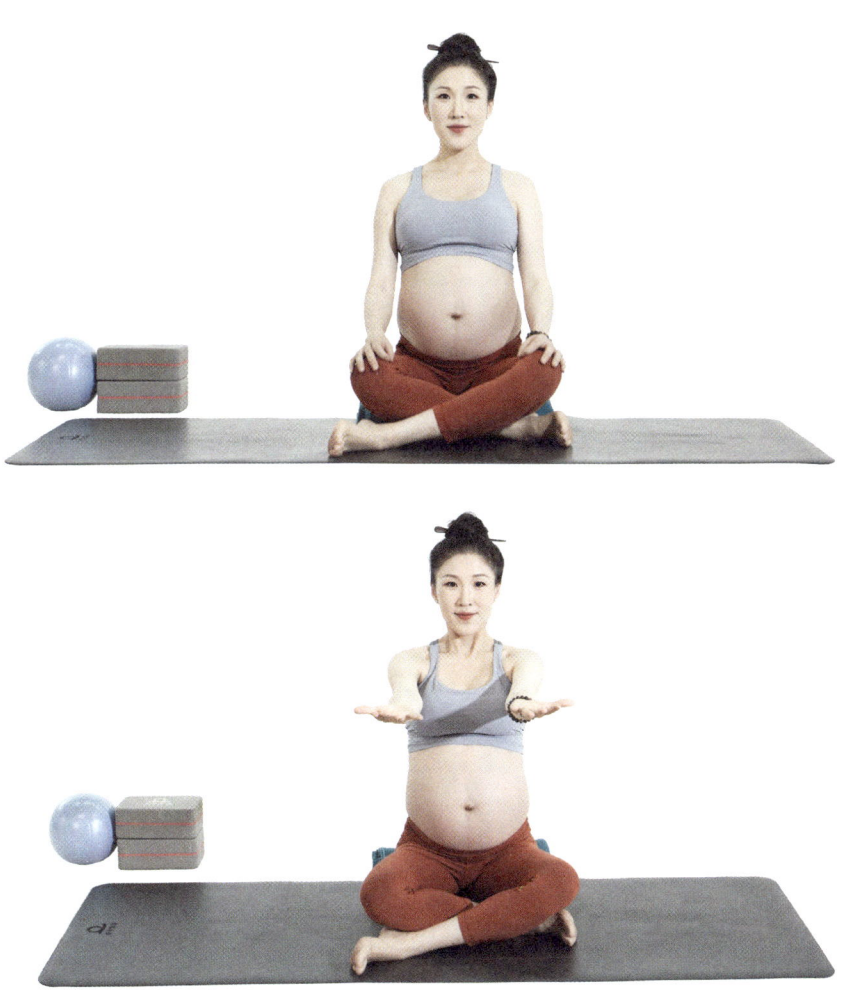

❸ 吸气，背部带动双肩外展，呼气，收回手肘向前；动态重复3～5次。

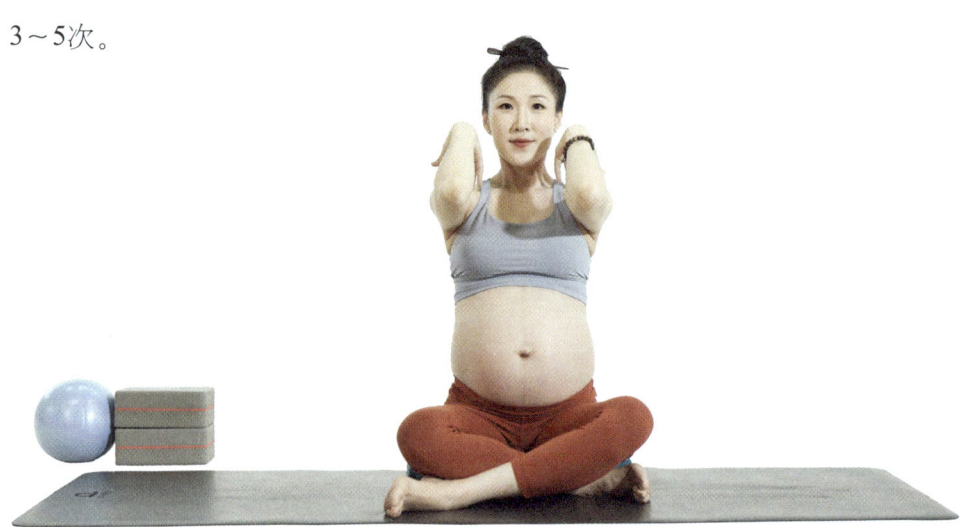

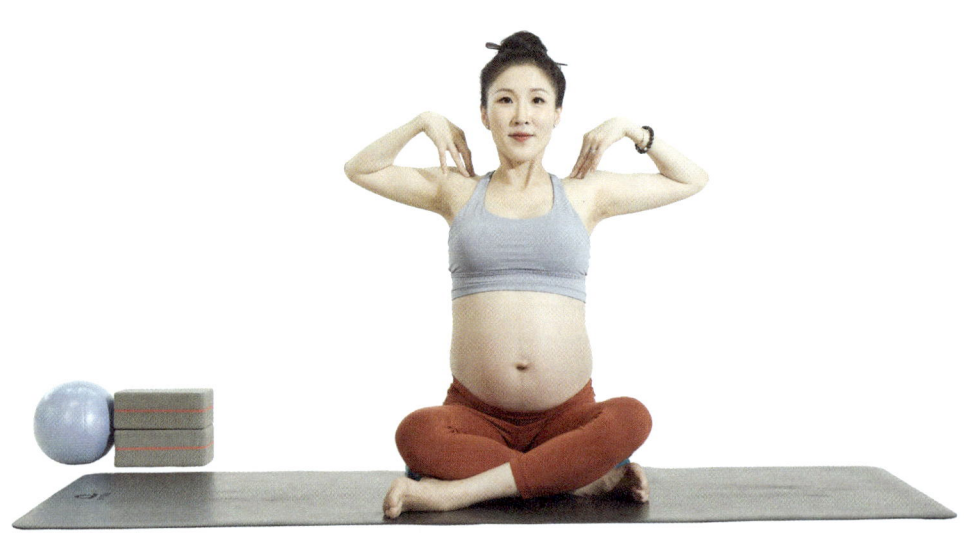

❹ 吸气，抬高手肘向上指向天空，手腕在后脑勺后侧尽可能相触；呼气，沉肩，手臂两侧打开，平行地面，收肋骨；动态重复3～5次。

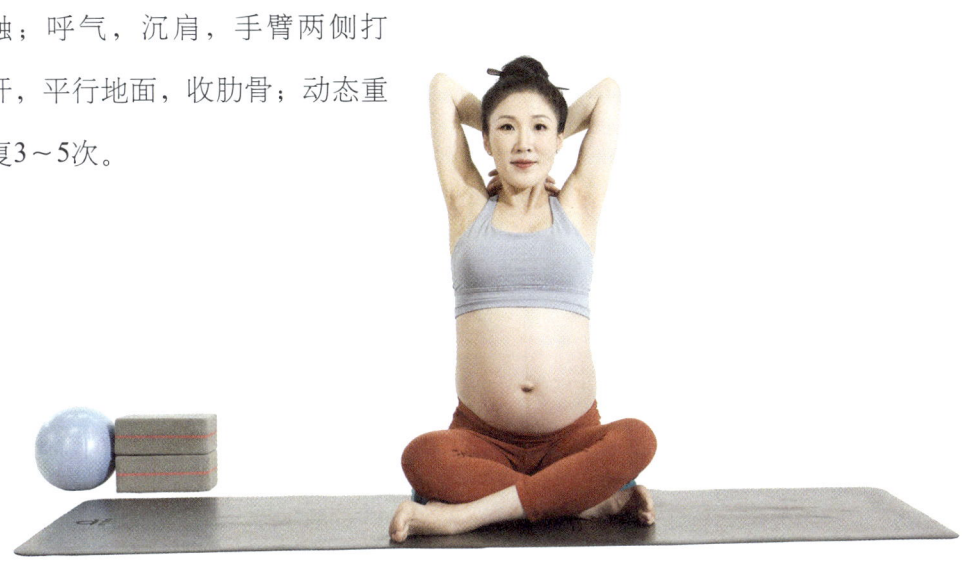

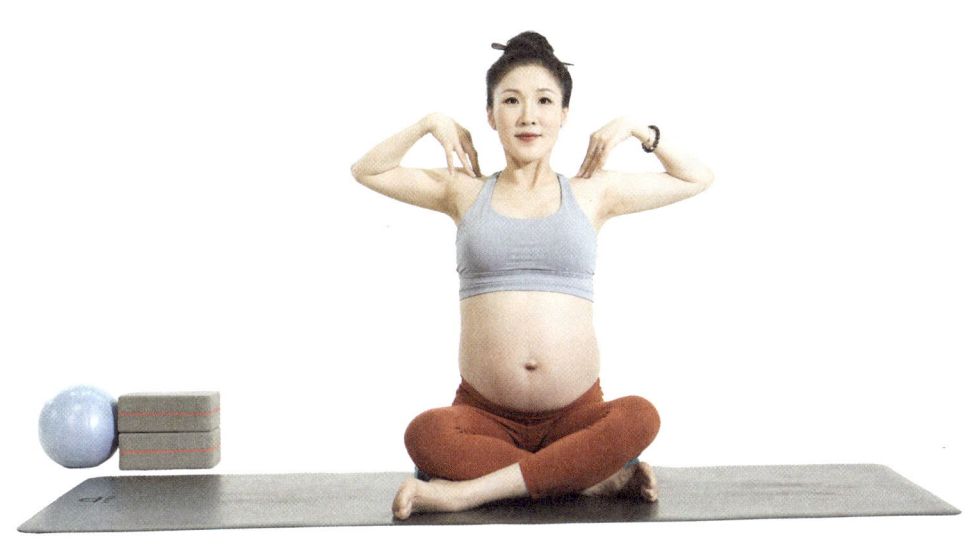

❺ 双手在后背十指交叉，弯曲手肘，拉动手臂来到左侧腰的外缘，沉肩膀；吸气，微收下颌，呼气，头部倒向左侧肩膀，感受右耳到右肩的拉伸。

❻ 吸气，转动头部看向斜上方的天空；呼气，微收下颌，低头看向斜下方的地面；动态重复5~8次。

注意：整个过程不塌腰，肩膀远离耳朵。

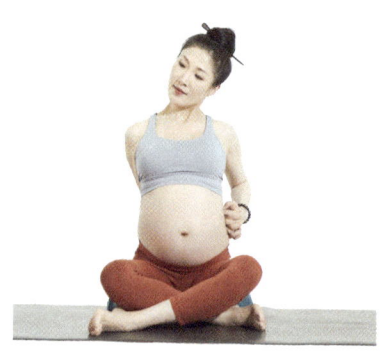

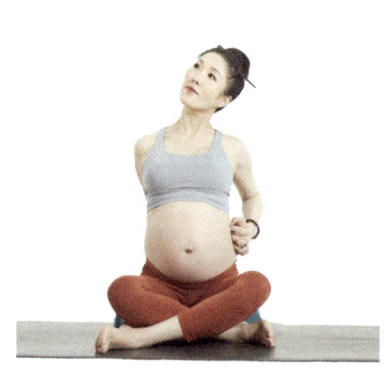

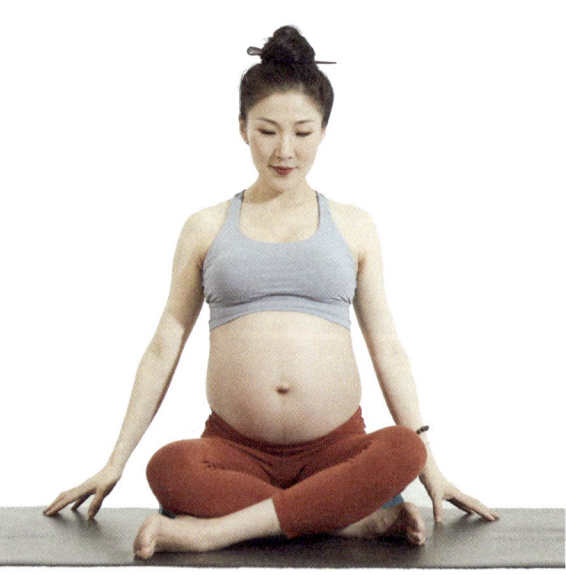

❼ 吸气，回正中，解开双手向下放松。

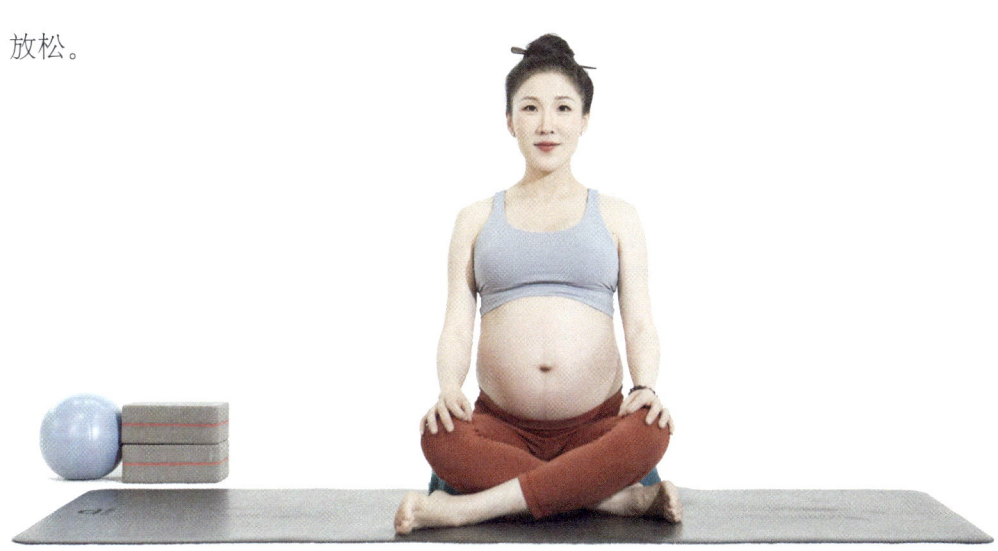

❽ 双手十指交叉，置于后脑勺后侧，手肘外展，腋窝舒展。

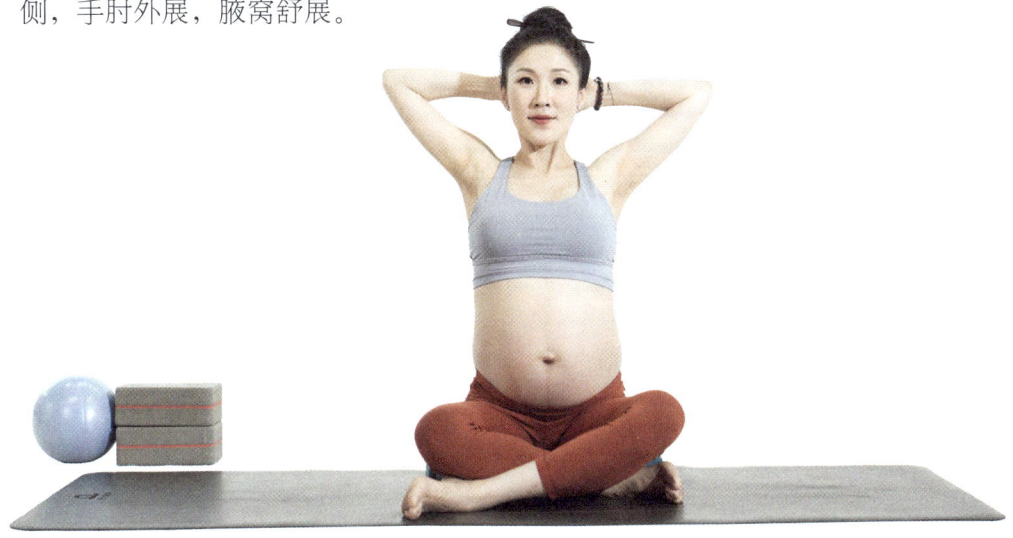

❾ 呼气,收下颌,肘抱头,低头向下,手和头部对抗。

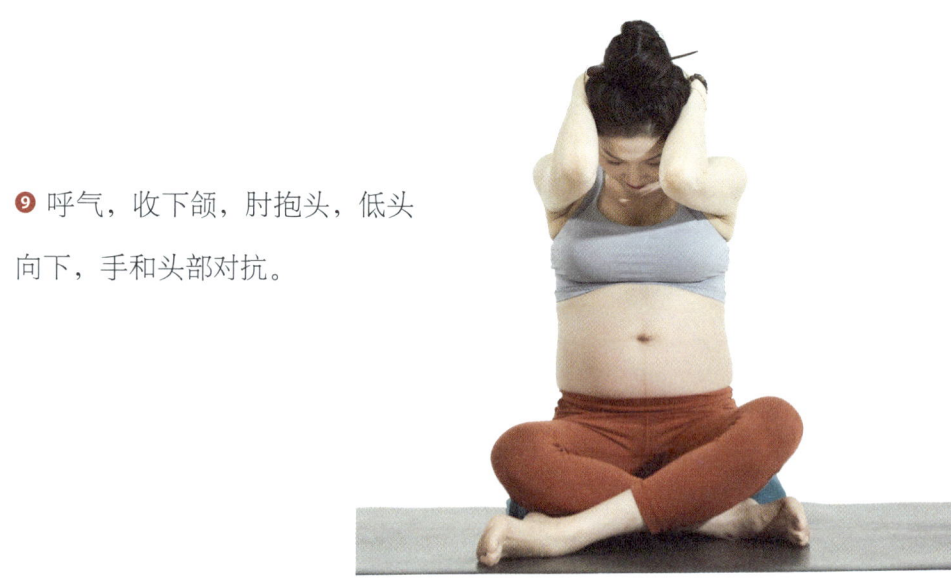

❿ 吸气回正,再提胸腔,手肘外展,展开胸部。

⓫ 呼气回正;动态重复5～8次。

注意:手和头形成对抗,保持坐骨下沉和脊柱的延展。

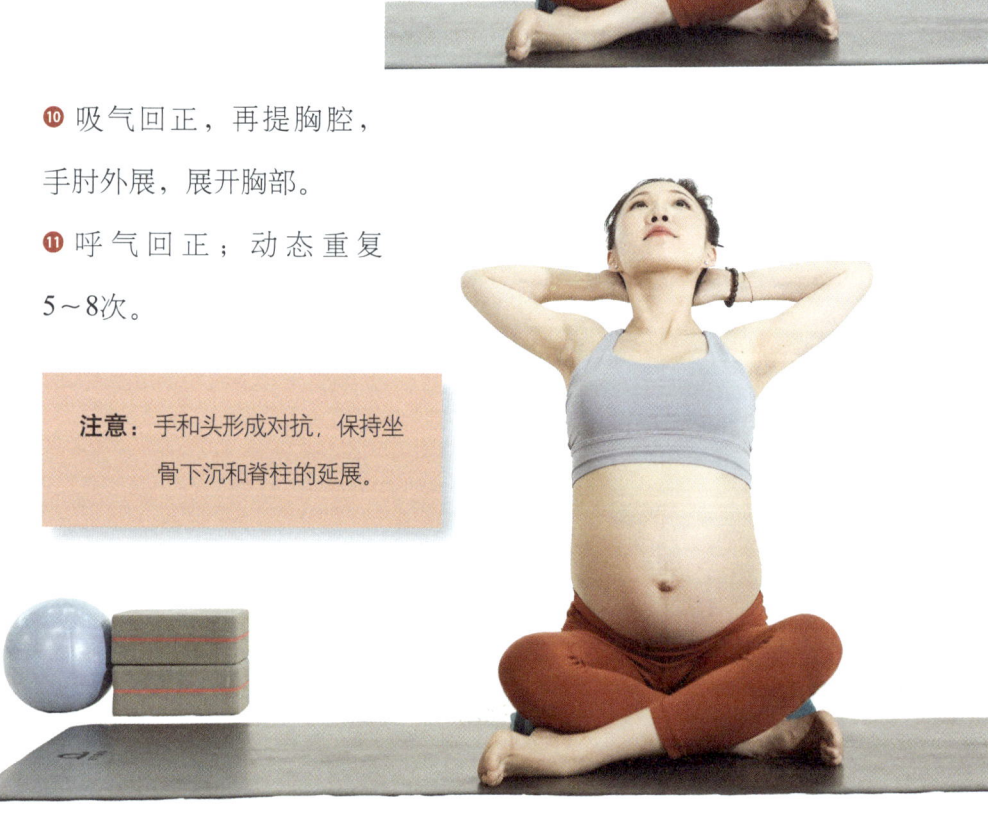

⓬ 双腿打开向两侧，脚跟、小腿压地，脚趾回勾；上身前倾，手指抓地。

⓭ 右手指尖点地，吸气，抬高左臂经体前向上、向后画大圈，眼随手动；呼气，左臂经体上向后、向下、向前画大圈；动态画圈5~8次。

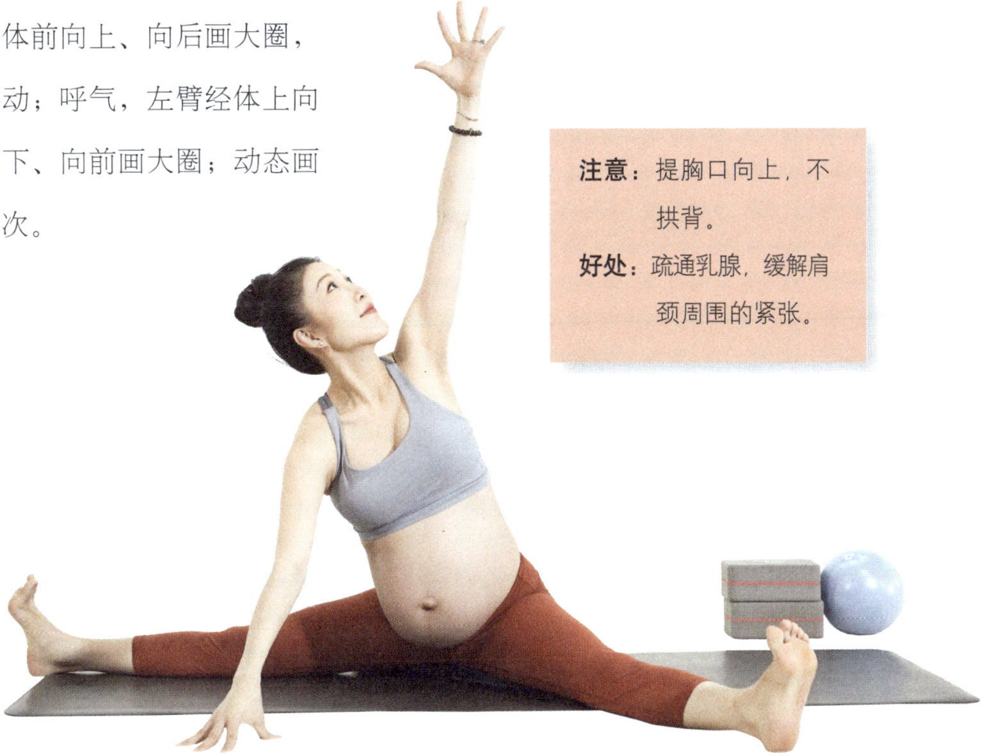

注意：提胸口向上，不拱背。
好处：疏通乳腺，缓解肩颈周围的紧张。

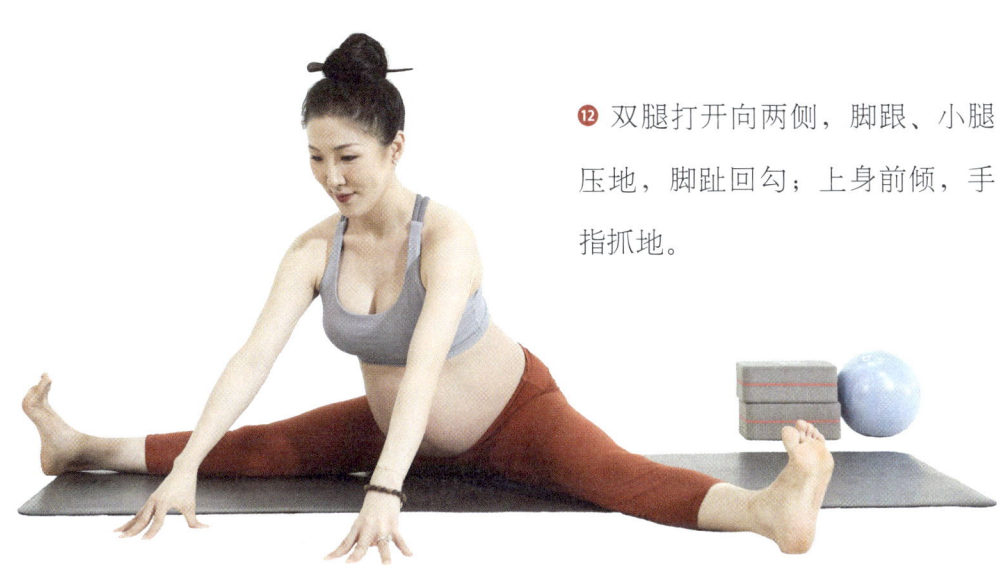

缓解耻骨联合区域疼痛 ▶

❶ 坐姿，双手置于臀部后侧至舒适的位置，胸口上提，下颌微收，脚跟踩地，脚趾回勾有力，注意大腿不压腹部。

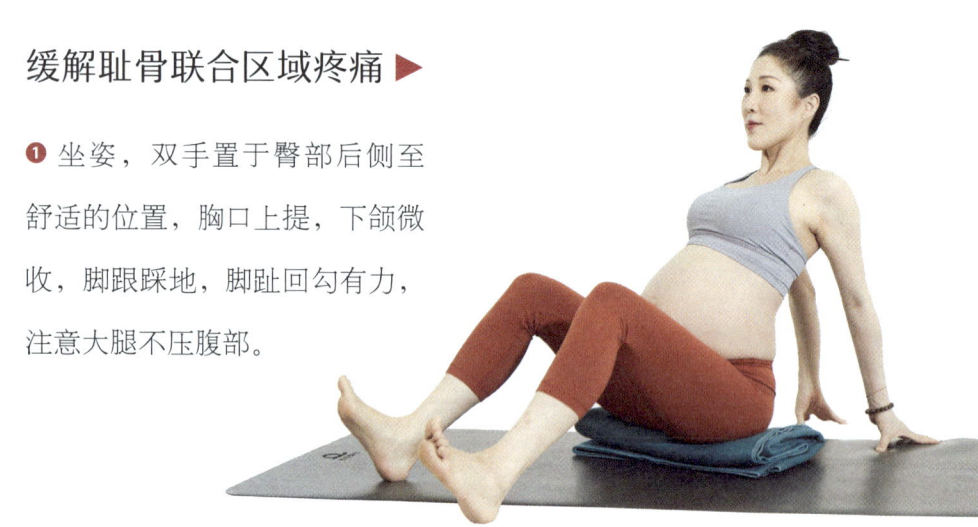

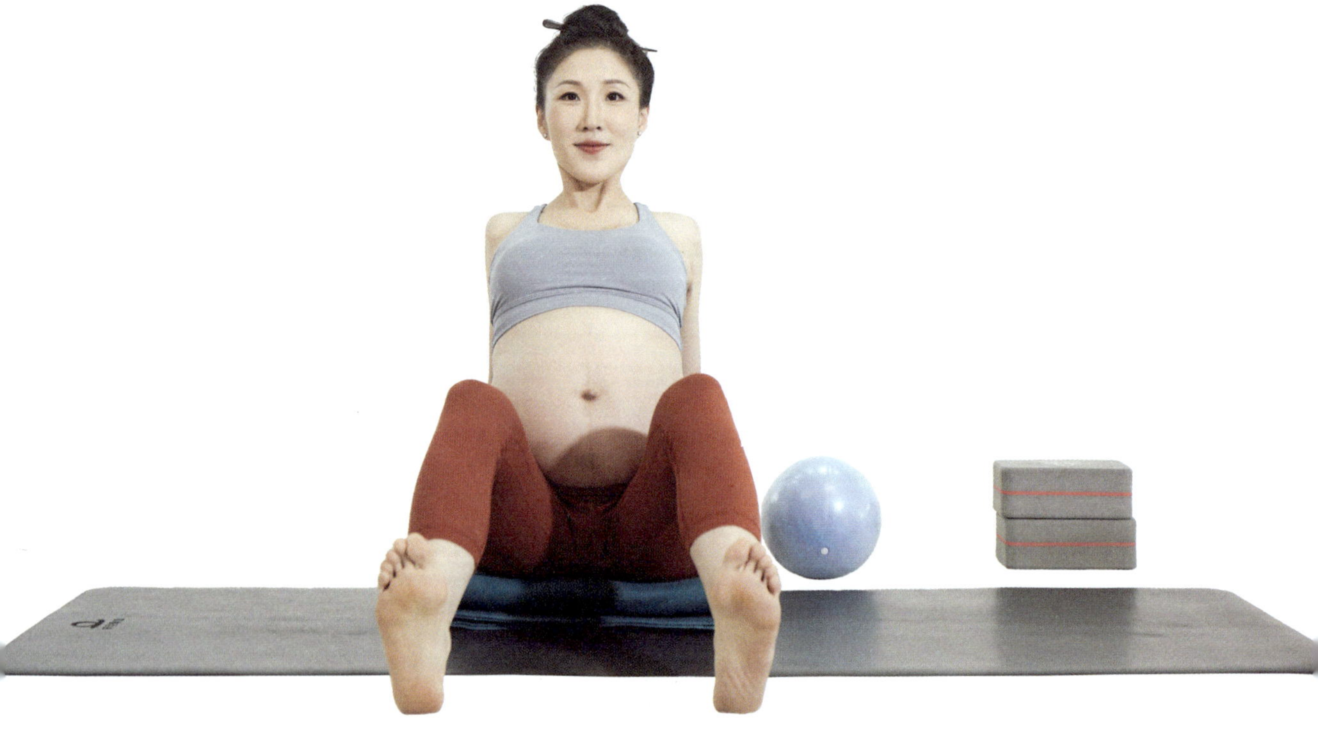

❷ 吸气，肚脐、胸口向上提，呼气，臀部发力带动双膝自然外展。

❸ 吸气，大腿发力带动双膝回正向上至膝盖指向天空，呼气，臀部发力带动双膝外展；动态重复5～8次。

注意：保持胸口上提，坐骨始终压向地面，不要过度打开双膝，保持舒适，不憋气。

好处：缓解耻骨肌紧张引起的耻骨区域疼痛感。

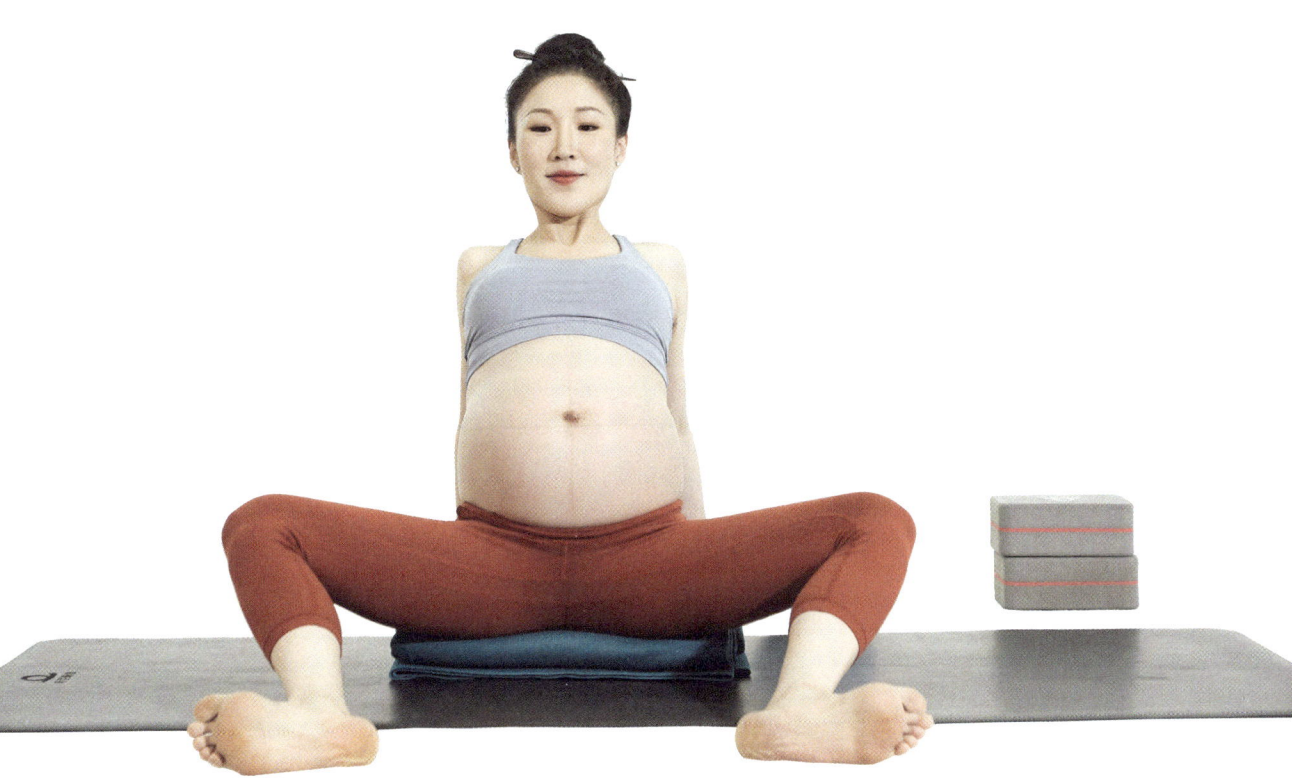

● **跪立侧伸展**

❶ 双腿打开与骨盆同宽，膝盖在骨盆的正下方，脚趾回勾，脚掌踩地，调整手腕在肩膀的正下方，手掌心压实地面，手指延展，后背舒展放平。

❷ 右脚向右侧打开，右脚脚趾指向正右方，脚后跟对准左侧膝盖，左大腿垂直地面，双手指腹推地。

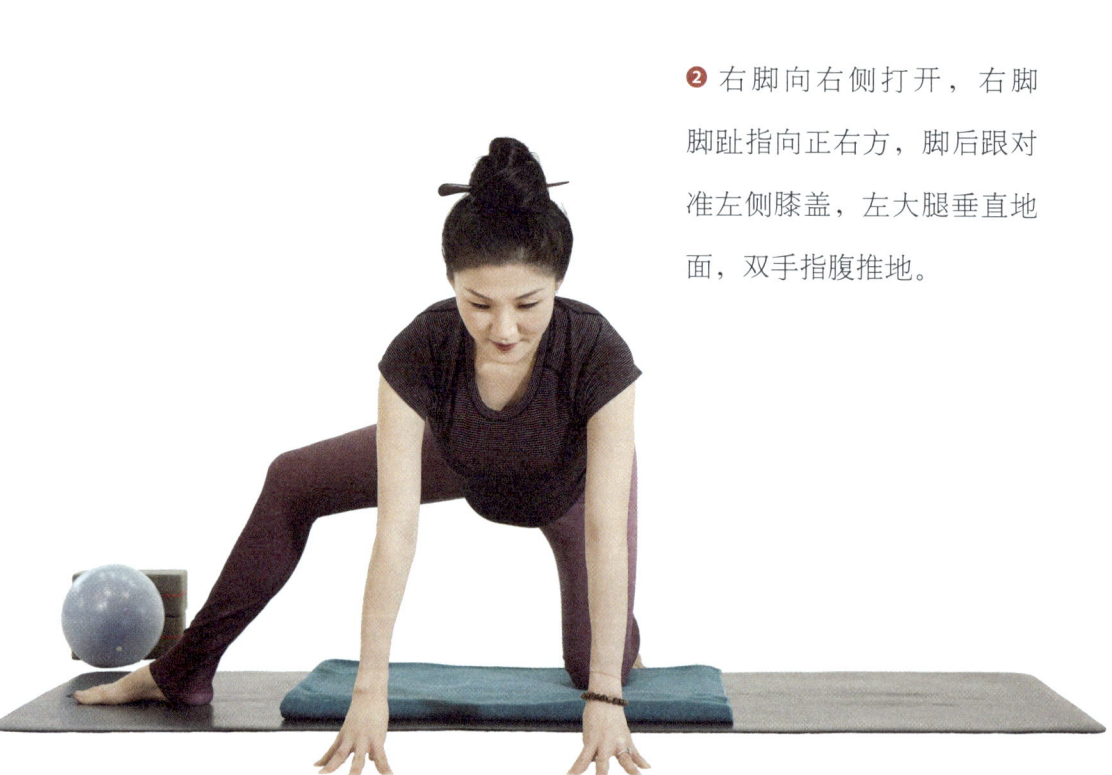

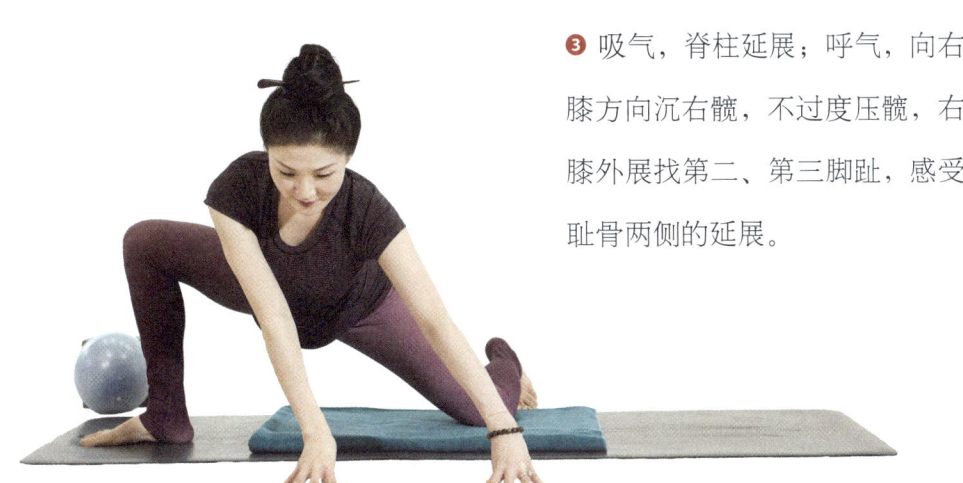

❸ 吸气，脊柱延展；呼气，向右膝方向沉右髋，不过度压髋，右膝外展找第二、第三脚趾，感受耻骨两侧的延展。

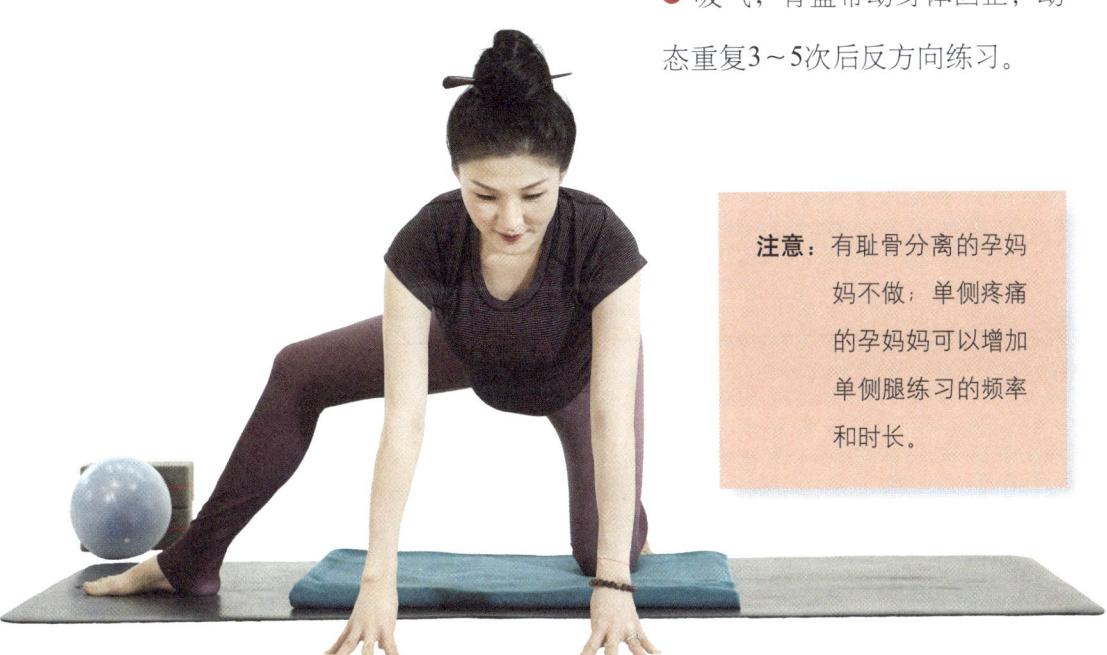

❹ 吸气，骨盆带动身体回正；动态重复3～5次后反方向练习。

注意：有耻骨分离的孕妈妈不做；单侧疼痛的孕妈妈可以增加单侧腿练习的频率和时长。

❺ 吸气，双手扶髋，直立上身至后脑勺、后背、臀部在一个平面上。

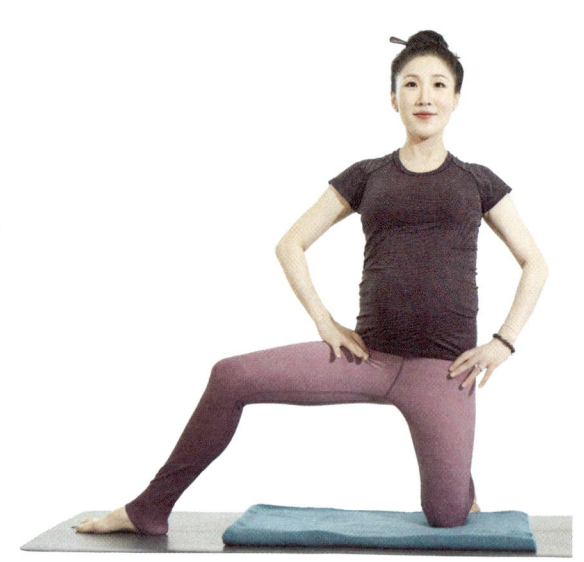

❻ 转动右脚指尖向前，脚内侧压向地板，蹬直右膝盖；呼气，身体向左倾，左手指尖压地。

注意：调整左手在左肩的正下方，手肘不锁死，胸口展开向上提。

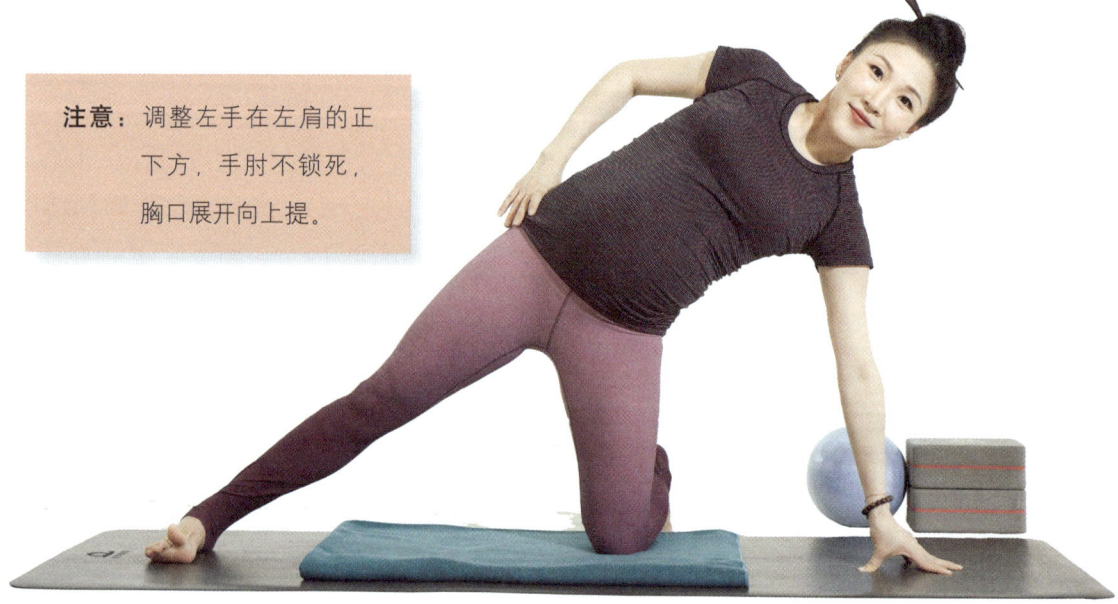

❼ 吸气，右臀部发力，带动右腿向上抬高，使右脚踝、膝盖、右髋在一条直线上；呼气，放松右腿向下，吸气，抬高；动态重复5～8次，最后吸气时抬高右腿向上，停留3～5次呼吸。

注意：保持右腹股沟的展开和胸腔的延展，单侧腹股沟或耻骨区域疼痛的增加单侧练习的时长和频次。

好处：增强单侧大腿区域的力量，舒展臀部、大腿周围的肌肉群，预防和缓解单侧耻骨紧张和疼痛；缓解单侧骨盆、肋骨、侧腰的疼痛。

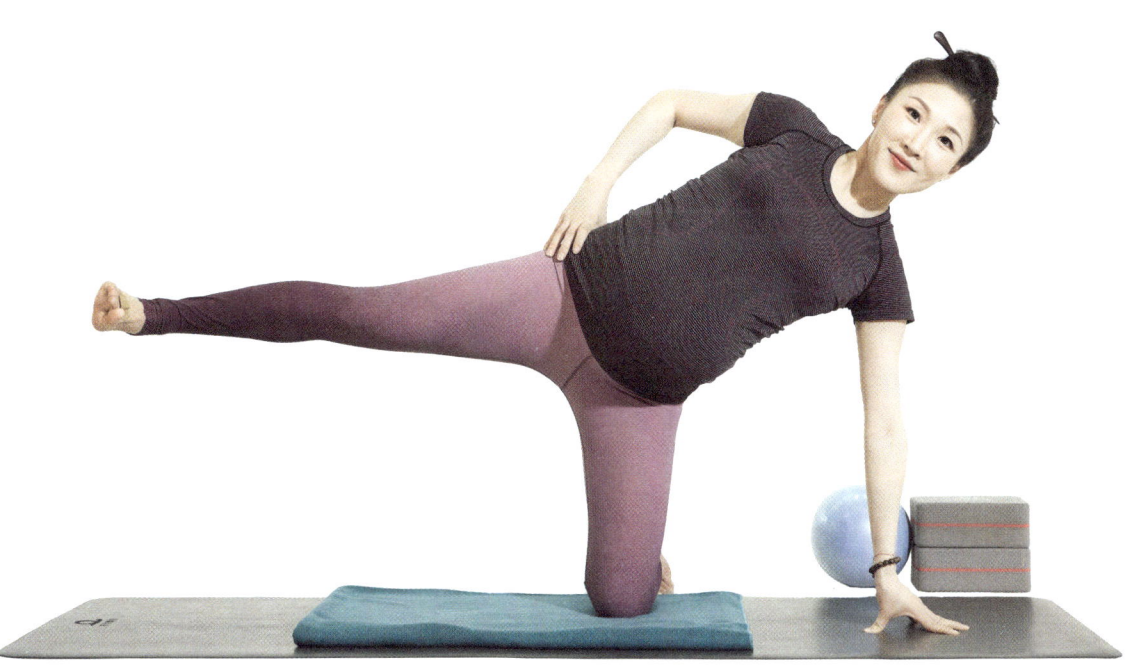

幻椅式

❶ 山式站姿，双脚打开与骨盆同宽，大拇指、小拇指根端和脚跟中央压实地面，寻找双脚要拨开大地的感觉；保持膝盖窝柔软，大腿有力向上；耻骨向上提，肋骨内收，双手扶髋。

> **注意**：孕晚期双脚开得可以比骨盆略宽。

❷ 呼气，屈膝，臀部往后推，身体微向前倾，膝盖对准脚尖或脚掌位置，后背拥抱腹中胎儿；吸气，臀部有力蹬直双腿；动态做3～5次。

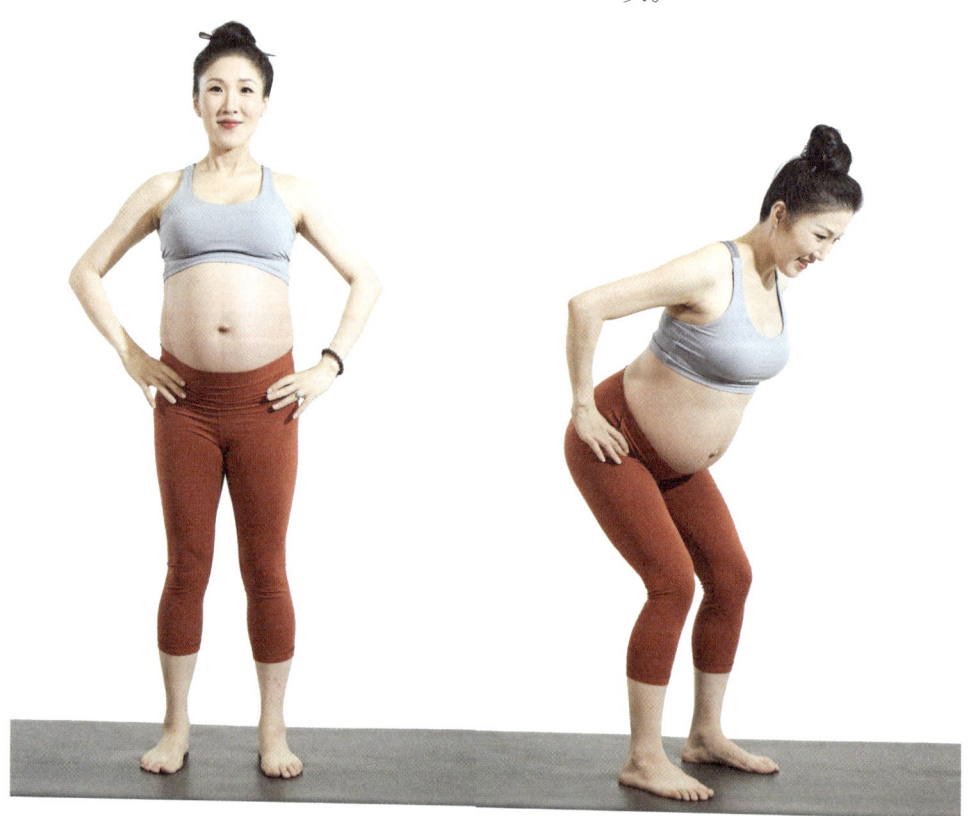

加强版

吸气,手臂抬高经体前向上高举过头顶,掌心相对,后脑勺在后背的延长线上;保持顺畅的3～5次呼吸;吸气,臀部用力,蹬直双膝。

注意:微收肋骨,不塌腰,臀部、后背、后脑勺在一条延长线上,双腿之间可以夹瑜伽小球。

好处:锻炼臀部、大腿内外侧、后背的肌肉力量,稳定骨盆和耻骨;缓解耻骨分离的疼痛。

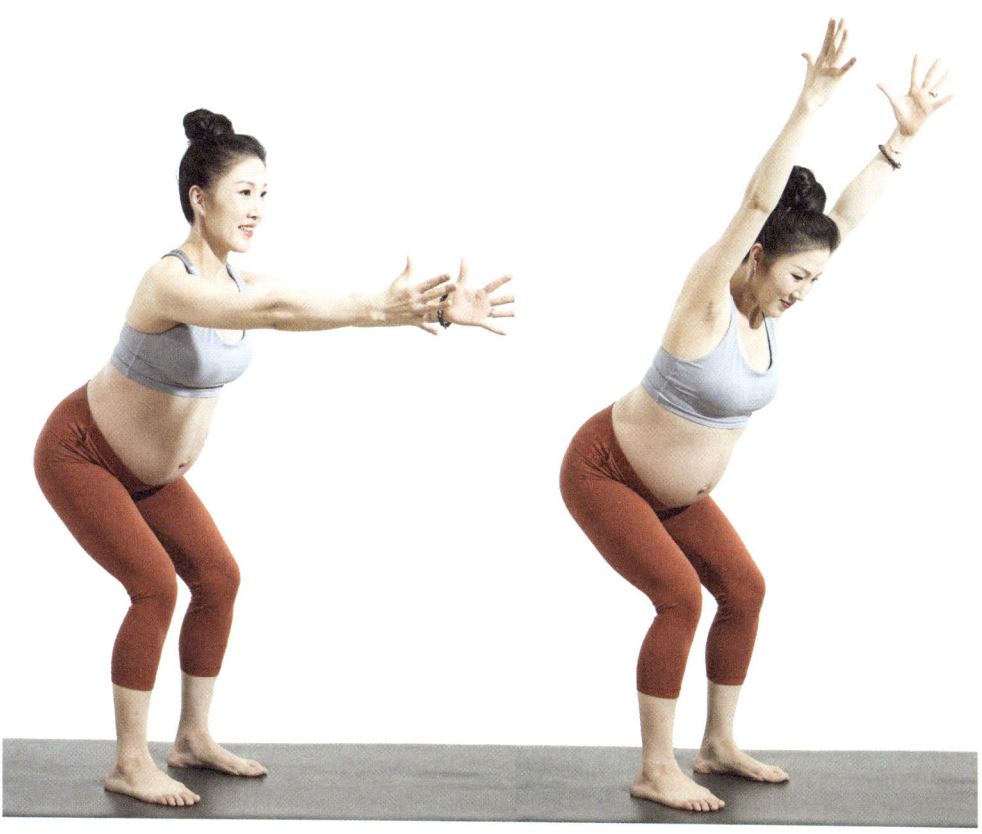

猫伸展

❶ 四脚板凳式,双腿打开与骨盆同宽,膝盖在骨盆的正下方,脚背自然贴地,调整手腕在肩膀的正下方,手掌心压实地面,手指延展,后背舒展放平。

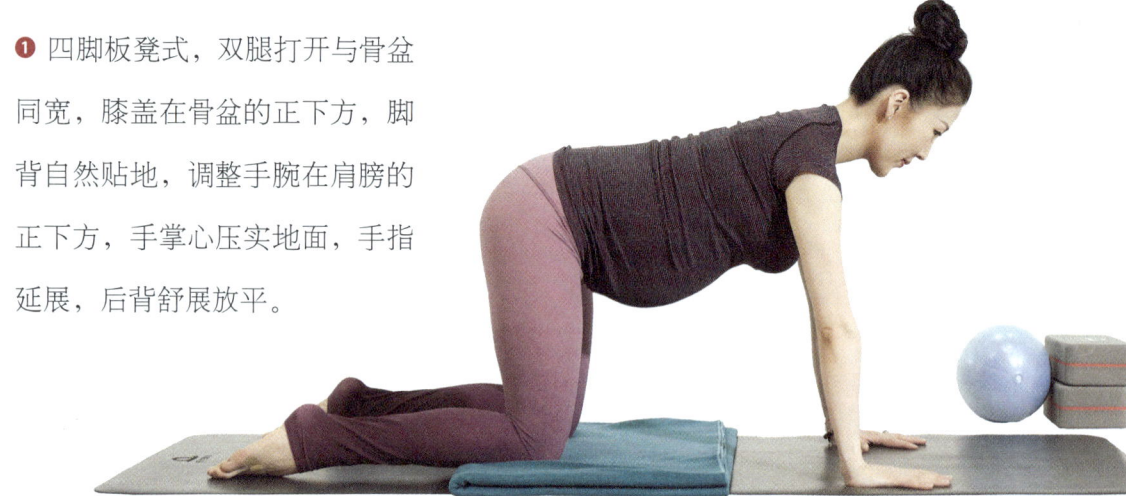

❷ 双脚回勾,前侧脚掌踩地,吸气,脊柱从尾骨开始逐节后弯,坐骨延展向后,翘臀,腹部向下放,提胸口,抬头向上看,身体前侧拉长。

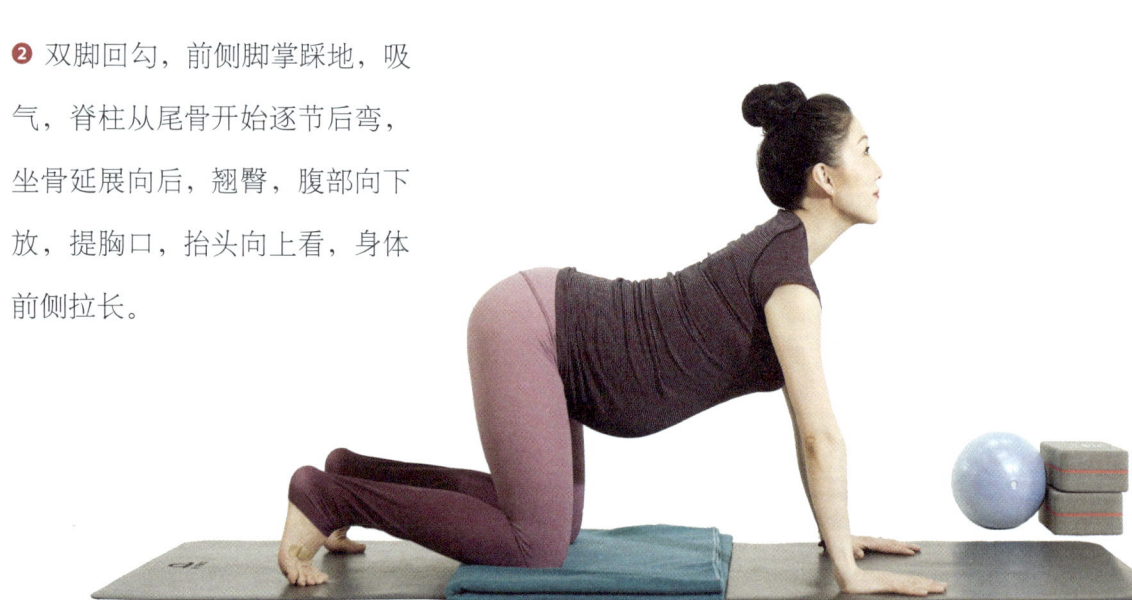

❸ 呼气，耻骨上提，卷尾骨、腰椎、胸椎，低头看向腹中胎儿，背部高高拱起向上，释放后背的压力；随着呼吸，动态练习5～8组。

注意：双腿之间可以夹瑜伽小球。

好处：稳定耻骨，促进骨盆带的血液循环，预防耻骨分离引起的疼痛。

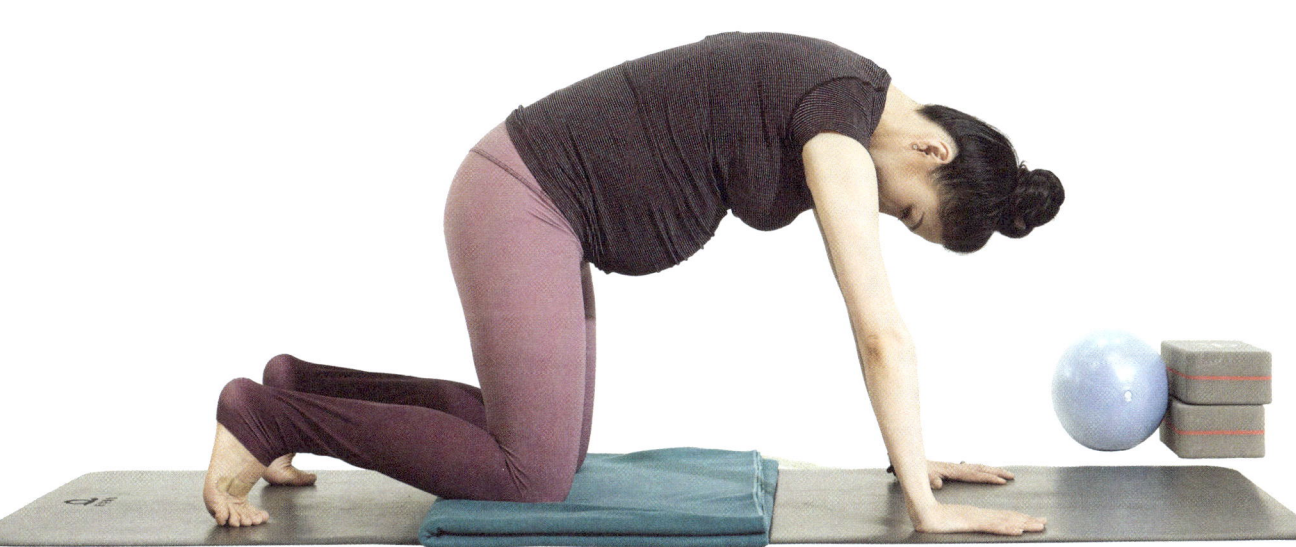

桥式

❶ 仰卧,屈双膝,双脚踩地,趾尖向前,双脚打开与骨盆同宽;双手掌心推地,指尖向前,双膝之间可以夹瑜伽小球或小抱枕,稳定骨盆。

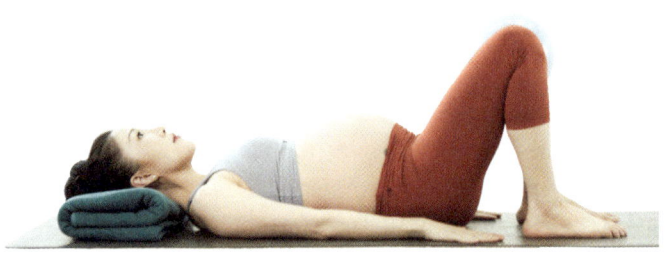

❷ 吸气,卷尾骨,耻骨上提找肚脐,依次抬高臀部、腰椎、胸椎向上,展开腹股沟。

❸ 呼气,逐节放松胸椎、腰椎,臀部找地板;动态重复3~5次。

注意:有仰卧综合征的孕妈妈不能做。

好处:建立大腿内侧的力量,稳定骨盆。

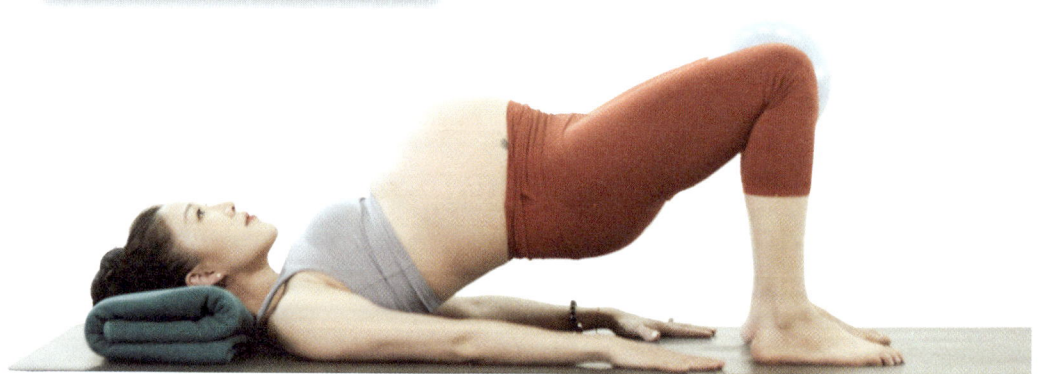

缓解臀部区域疼痛 ▶

● 猫摆尾

❶ 四脚板凳式，保持膝盖位于骨盆的正下方，双手位于肩膀的正下方。

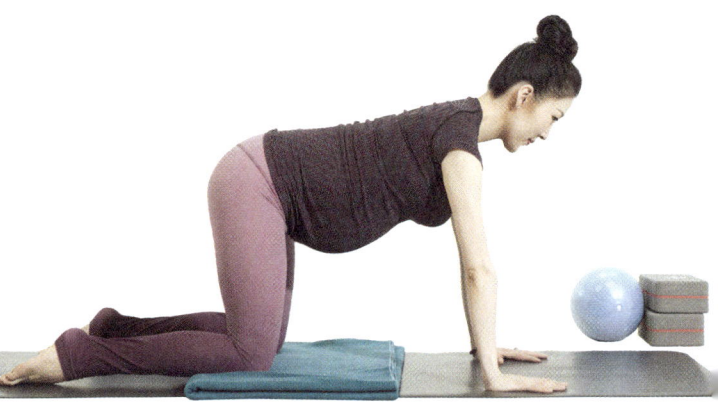

❷ 呼气，右臀找右肩，右肩找右臀，眼睛看向右侧臀部，感受左侧躯干的延展。

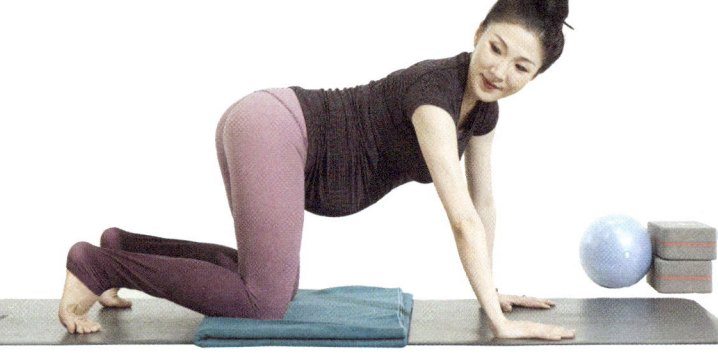

> **注意**：做的过程中保持腹部微收，不塌腰。
> **好处**：灵活臀部周围肌群，促进骨盆区域血液循环。

❸ 吸气，回到正中，呼气，反方向练习；动态重复5~8次。

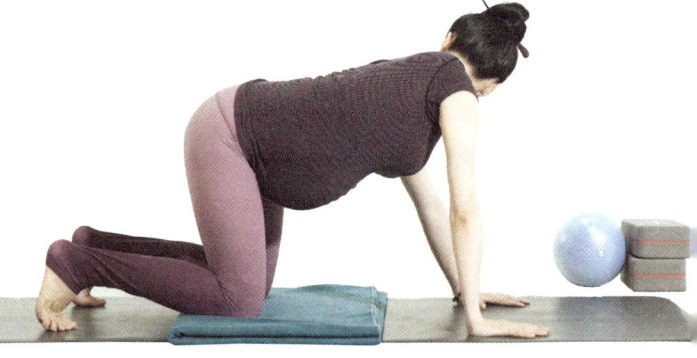

蚌式

❶ 侧卧位,双膝并拢,稳定耻骨,调整脚跟、膝盖、后背在一条直线上,右手支撑太阳穴,左手扶左髋,稳定骨盆。

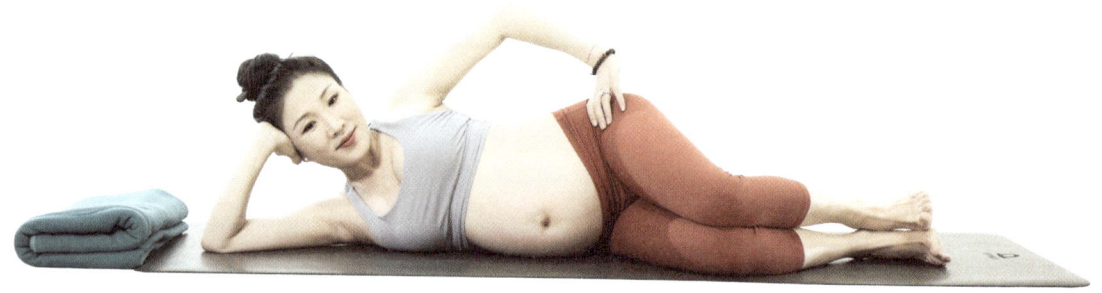

❷ 吸气,臀部带动膝盖外展向上,呼气,膝盖向下;动态重复10次左右。

注意:微收腹部,左手扶左髋,稳定骨盆不前后摇摆,双脚内侧边缘始终相触。

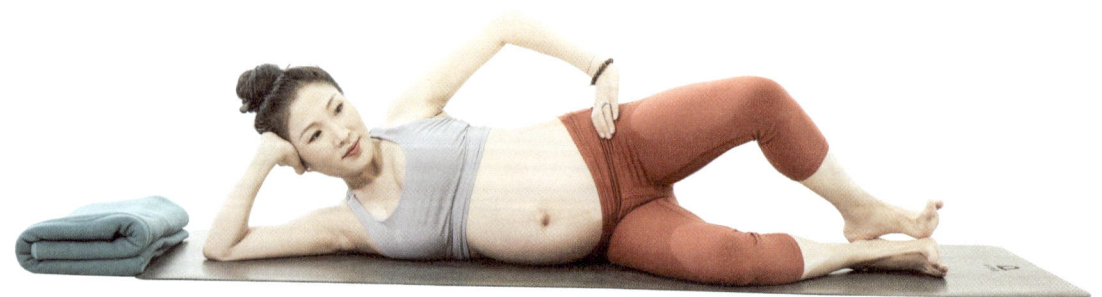

❸ 左腿沿着髋关节的方向向外侧伸出去，脚后跟、臀部、后脑勺在一条直线上。

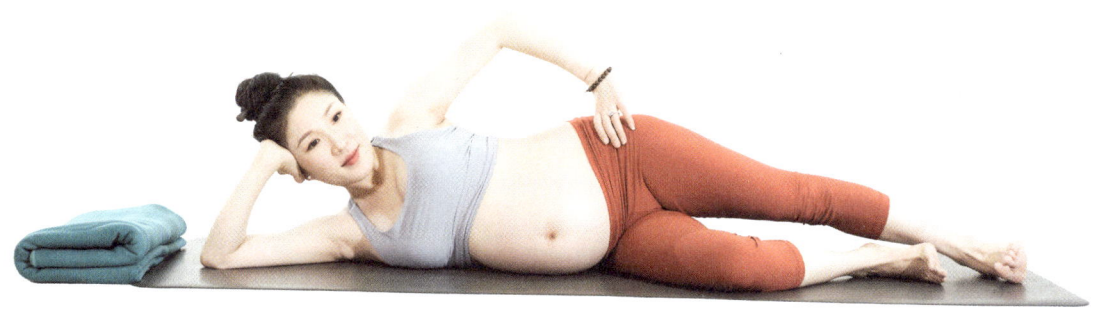

❹ 吸气，左臀部发力，抬高左腿向上与左髋同高；呼气，落脚向下；动态重复10次左右后，反方向练习。

注意：左腿抬高不超过髋关节，腹部微收，不塌腰。

好处：锻炼臀部力量，缓解单侧臀部区域疼痛。

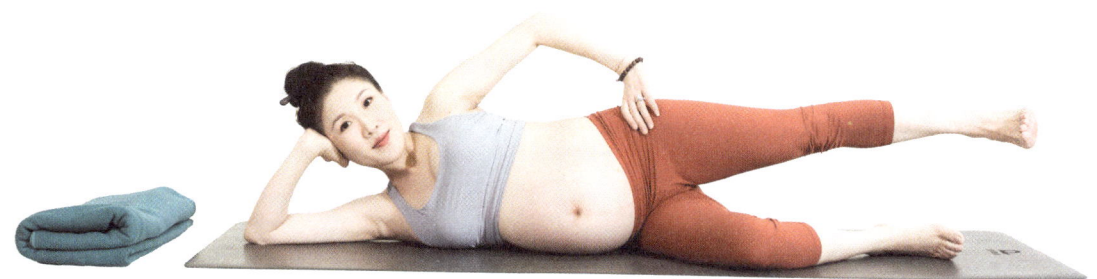

仰卧雨刷式

❶ 仰卧，双腿打开与垫子短边同宽，脚趾、双膝自然外展。

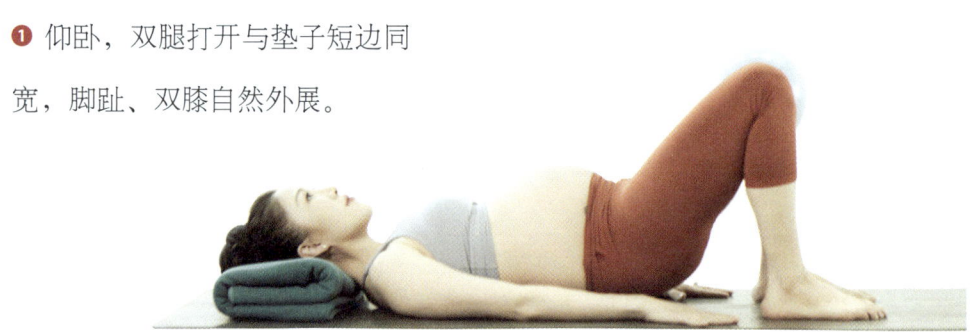

❷ 呼气，臀部带动双膝向左，左大腿外侧与右膝盖内侧找地面。

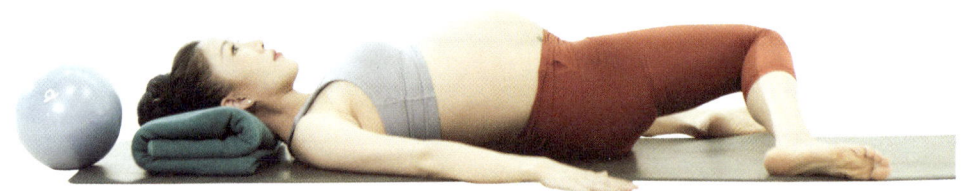

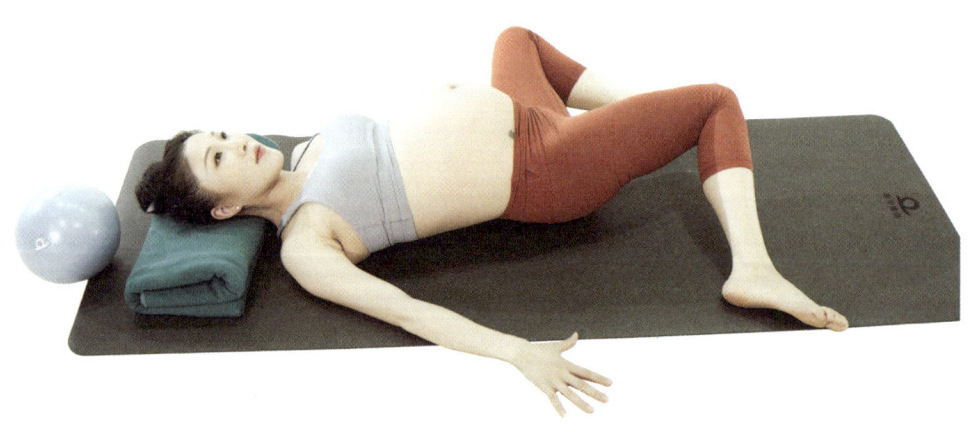

❸ 吸气，回正；呼气，反方向练习。

注意：耻骨分离的孕妈妈可双膝夹球。
好处：充分伸展骶髂区域，促进臀部区域的血液循环。

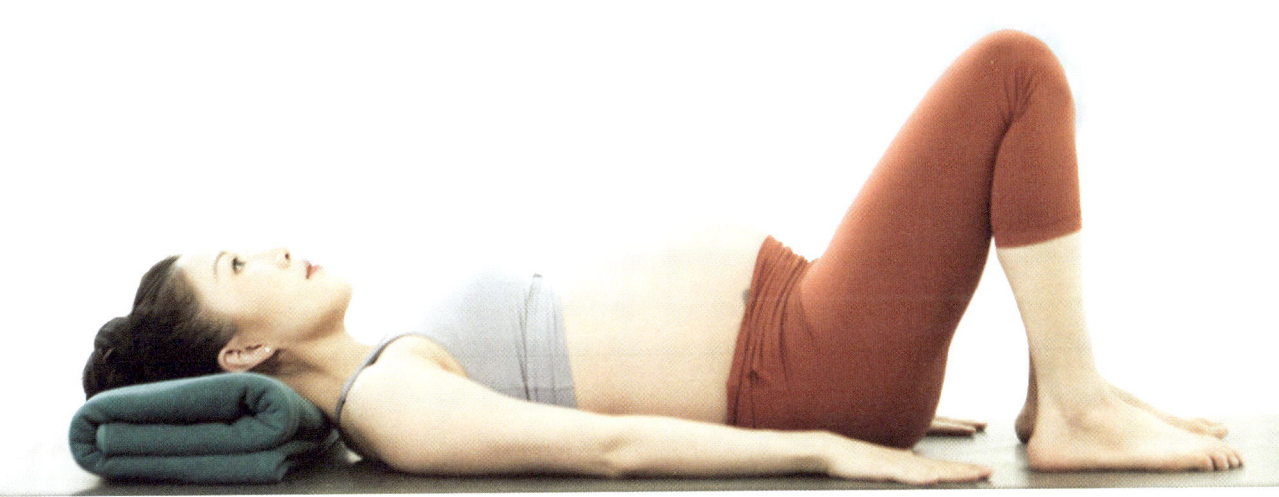

针眼式

❶ 仰卧，屈膝，双脚指向正前方；弯曲左膝盖，勾起左脚掌，将左脚置于右膝盖的上方。

❷ 呼气，左手扶左膝帮助倒向身体的右侧；右手推左膝，左手展开成平举状，充分伸展左侧臀部梨状肌区域，缓解该区域的疼痛，停留3~5次呼吸。

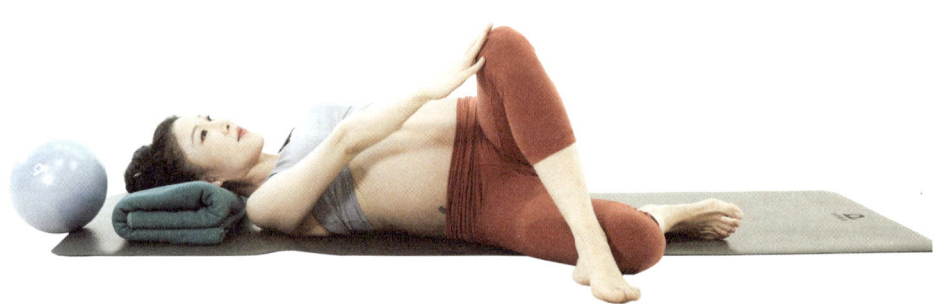

❸ 吸气，手松开，回正；呼气，反方向练习。

注意：在不舒适的区域停留的时间长久些，充分感受该区域的伸展。

好处：缓解骶髂区域和坐骨神经痛。

加强版

❶ 仰卧，屈膝，双脚指向正前方；弯曲左膝盖，勾起左脚掌，将左脚置于右膝盖上方。

❷ 吸气，屈右膝盖，右脚离地，大腿与小腿呈90°，脚趾回勾；右手扶右膝窝拉向身体，左手推左膝盖向前，形成对抗；臀部向下压地面；在此处停留3~5次呼吸；呼气，回正，吸气，反方向练习。

注意：微收腹部，沉双肩。
好处：缓解骶髂区域和坐骨神经痛，放松腰背部。

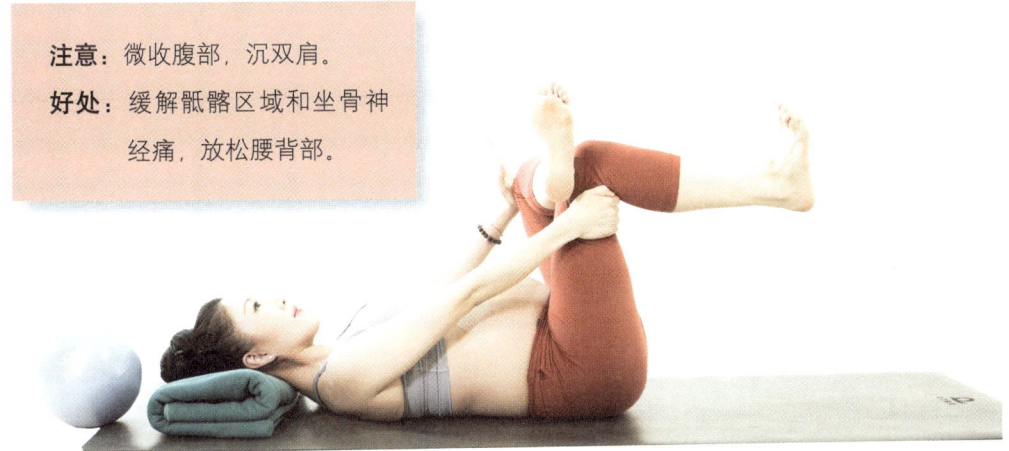

缓解脚疼 ▶

● **虎式脚跟伸展式**

❶ 四脚板凳式，脚掌回勾，保持膝盖在骨盆的正下方，双手在肩膀的正下方，手掌推地。

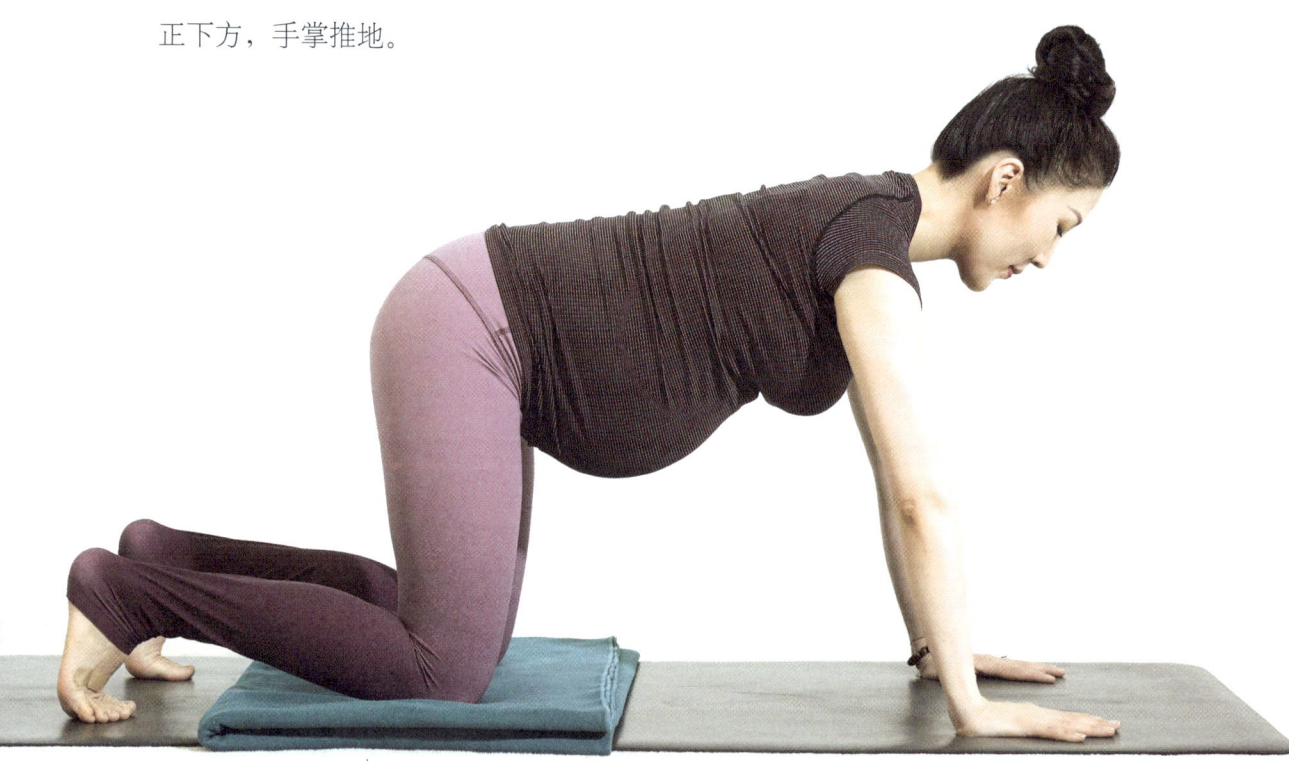

❷ 吸气,右脚向后撤一大步,脚跟上提,脚趾点地;呼气,脚跟向后找地板,感受小腿后侧的延展;吸气,重心向前;动态重复5~8次后反方向练习。

注意:整个过程不塌腰,始终用后背拥抱腹中胎儿。

好处:拉伸小腿及脚踝周围的肌肉和韧带组织,预防和改善孕期足踝疼痛及小腿抽筋的现象。

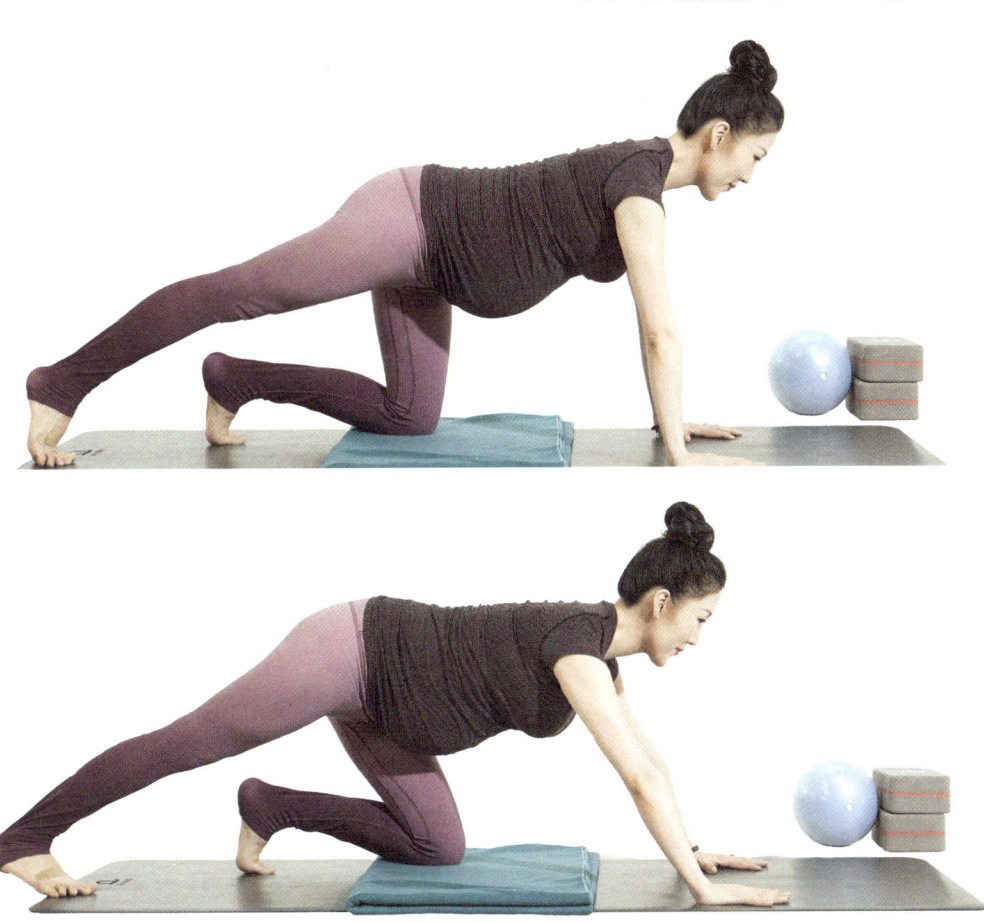

下犬式

❶ 四脚板凳式，双脚打开与骨盆同宽，双手置于肩膀下方，掌心压地；保持自然呼吸，脊柱、臀部向后找脚跟，眼睛看向手指尖；膝盖慢慢离开地面，推高坐骨，臀部向上找天花板。

❷ 抬头，微屈膝，将脚跟抬高向上，同时将臀部推至身体的最高点；呼气，低头收下颌，逐渐蹬直

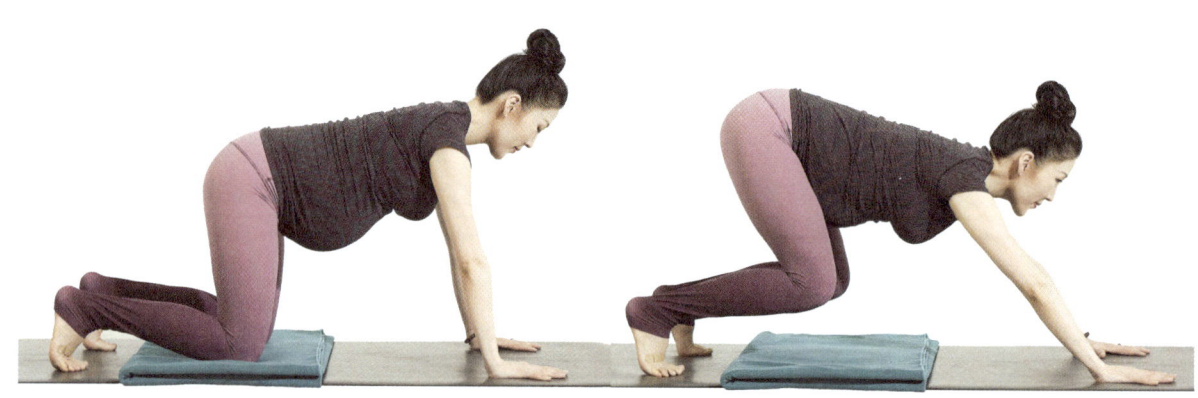

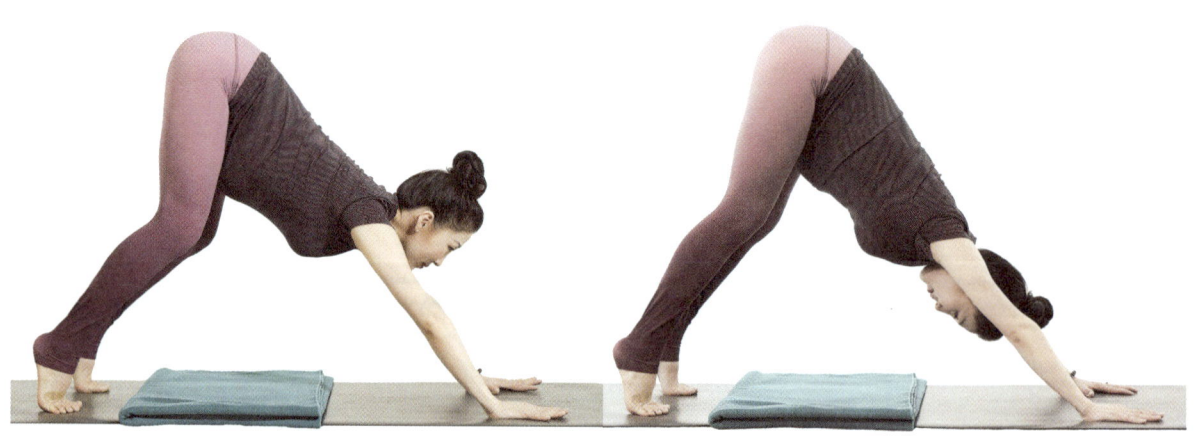

双膝，延展臀部、后背、头颈。

❸ 自然呼吸，沉肩膀，交替屈双膝，重复5~8次。

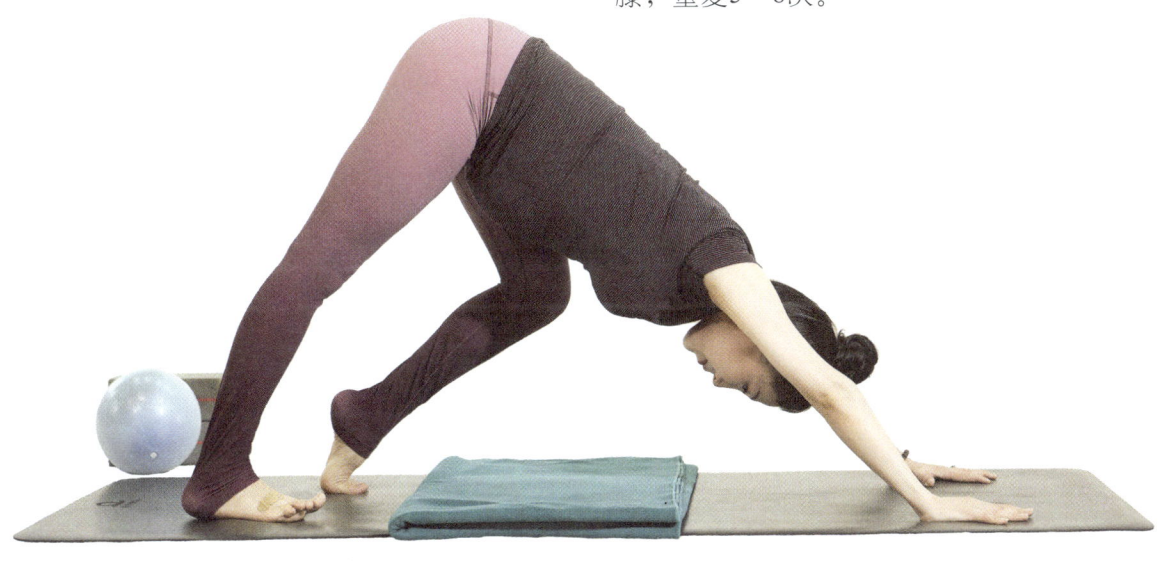

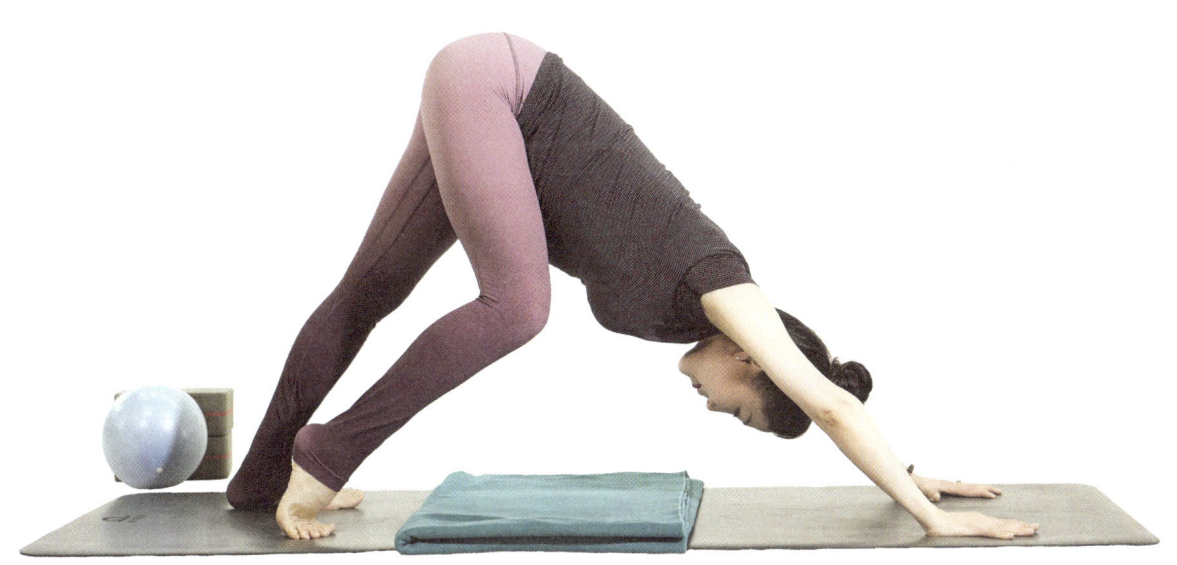

强化版

屈双膝,坐骨指向天花板;尝试随着呼气,让双膝伸直,脚后跟找向地面,感受双腿后侧、臀部、下背部更多的伸展;眼睛看向双脚,自然呼吸,保持3~5次呼吸的时间。

注意:脐带绕颈超过两圈的孕妈妈不做此练习。血压不稳定的孕妈妈始终微抬头,眼睛看手指。

好处:伸展足、踝、膝、髋关节,改善脚跟疼痛、下肢水肿及坐骨神经痛的现象。

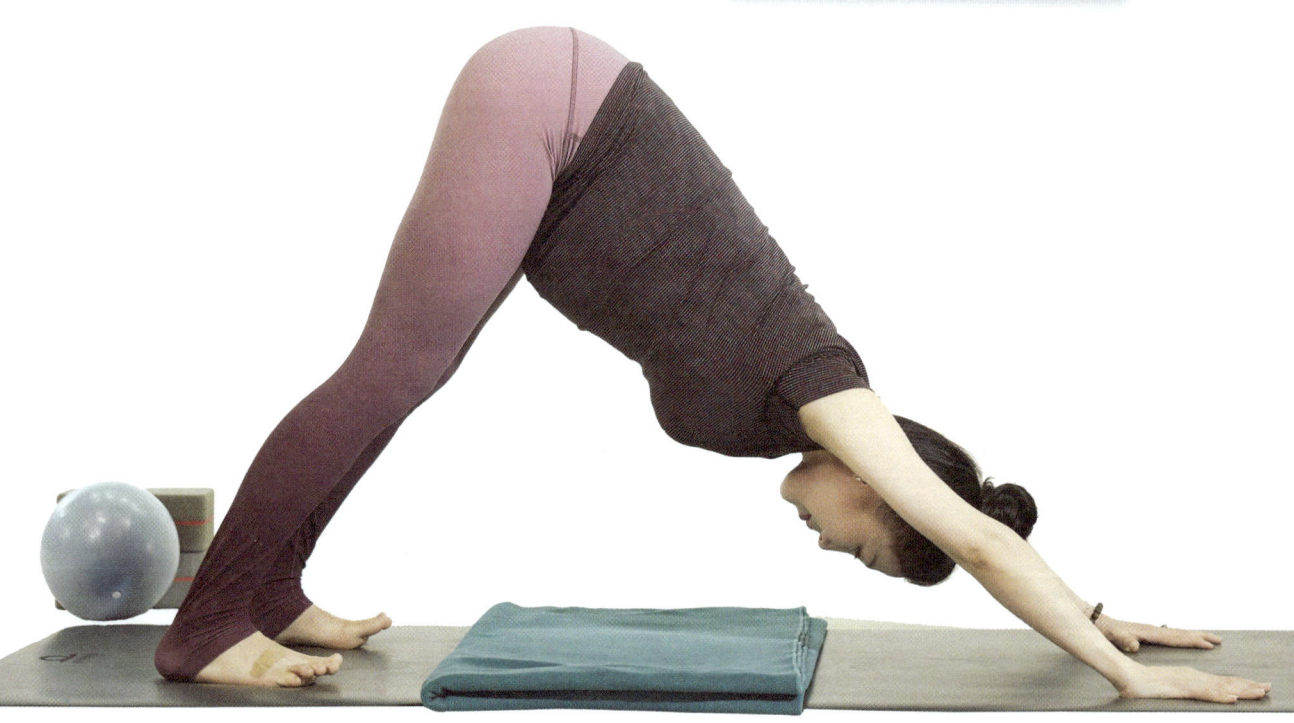

● **脚部伸展**

❶ 臀部坐在毛毯上，双手指尖点地，双腿向两侧展开，保持臀部、双肩、后脑勺在一条直线上；吸气，勾脚趾，脚跟努力向前蹬；呼气，绷脚背；动态重复5~8次。

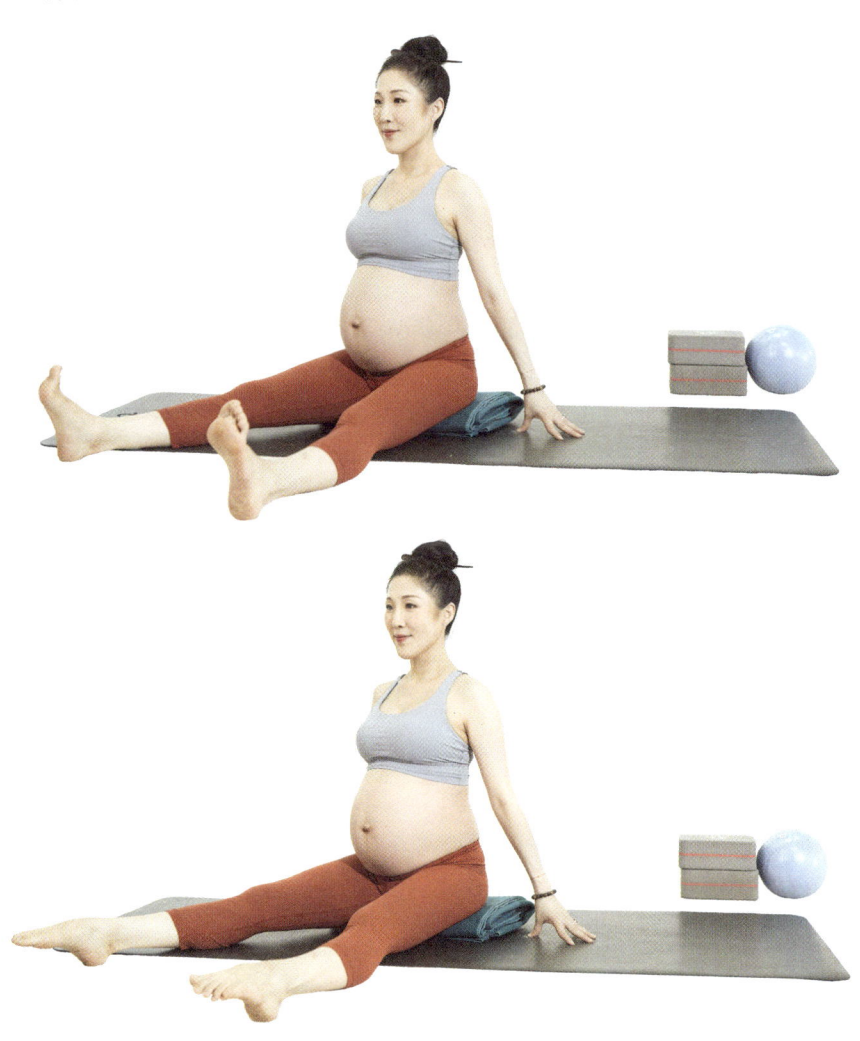

❷ 绷脚背，吸气，旋转脚踝与小腿，趾尖向内；呼气，趾尖向外展开；重复5~8次。

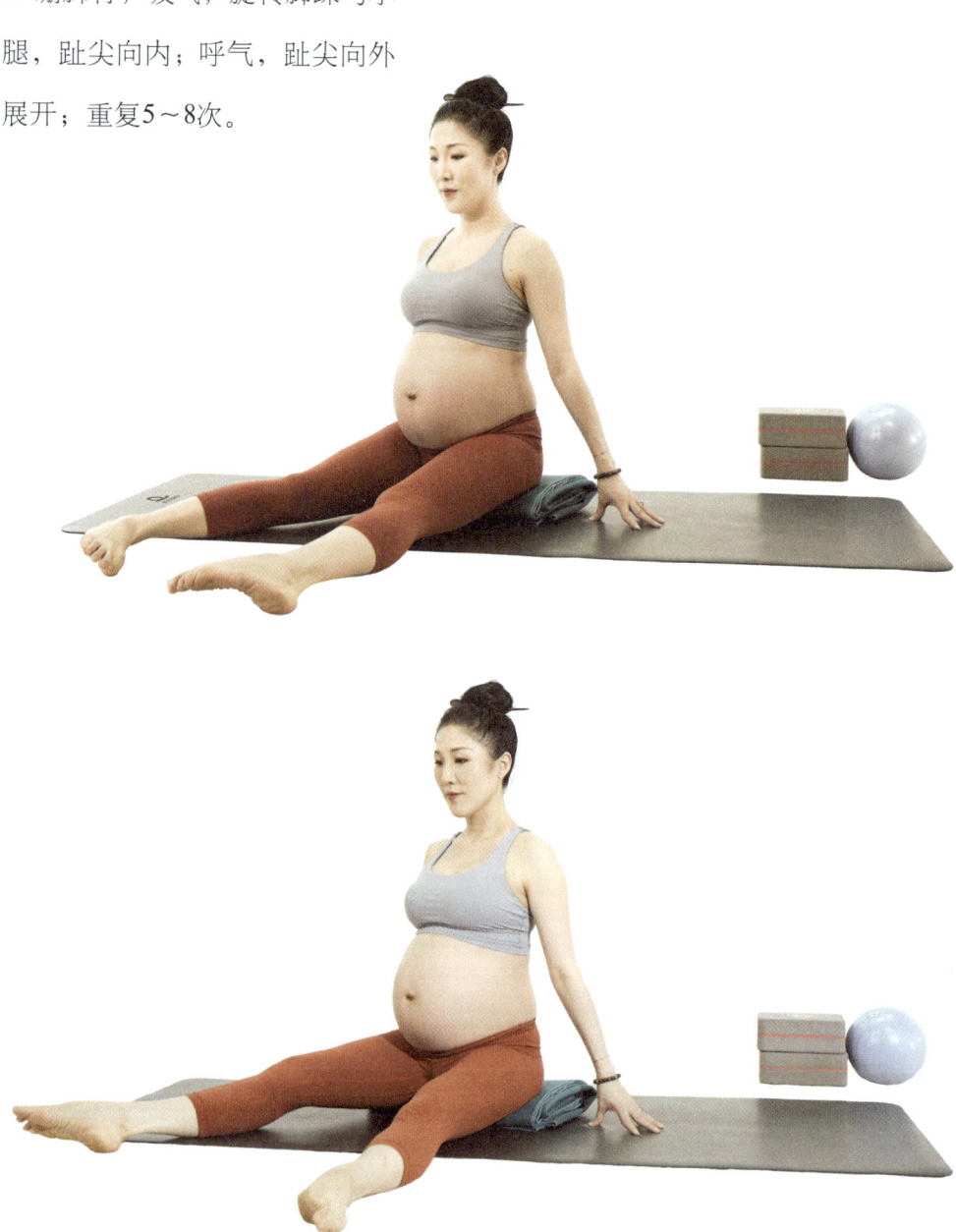

❸ 分别顺时针、逆时针旋转脚踝，最后吸气回正。

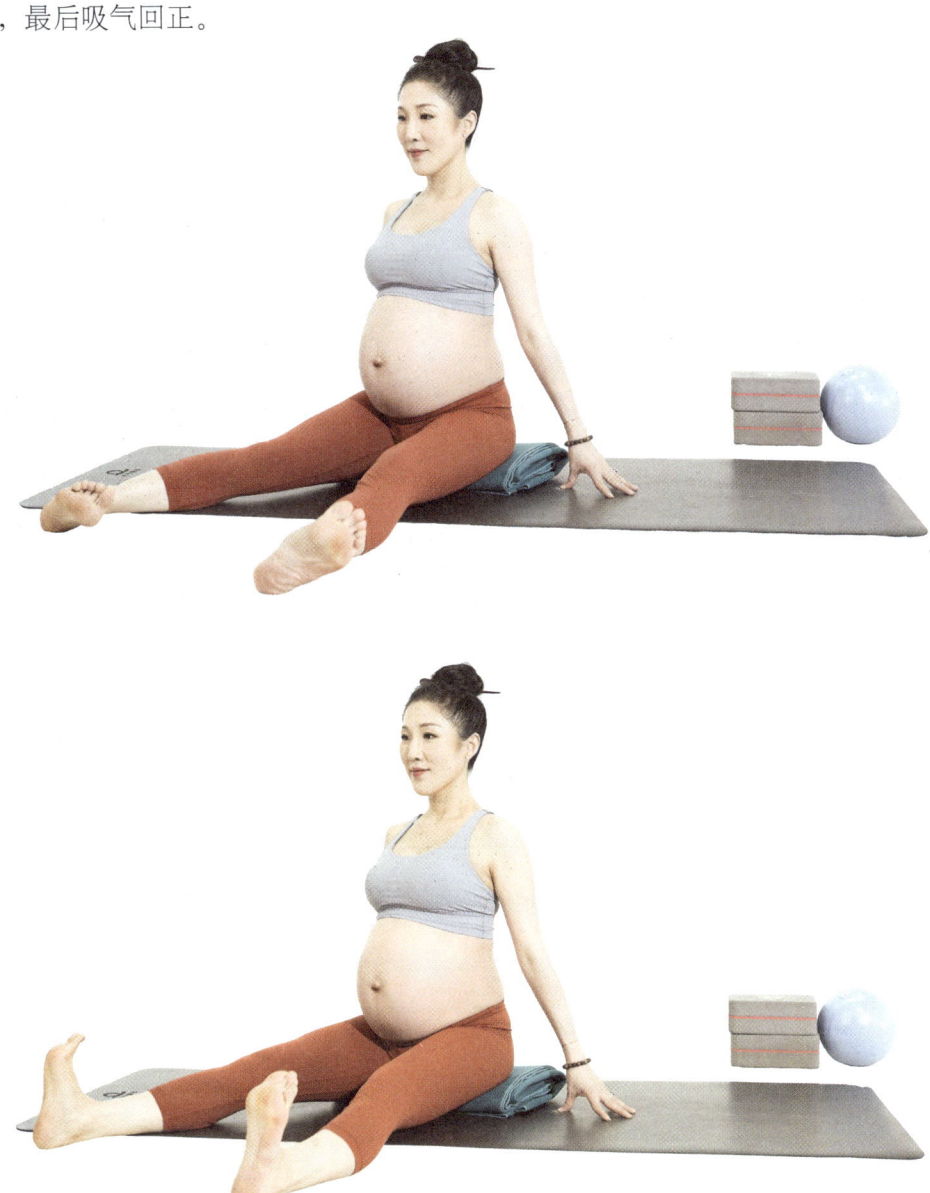

Yoga

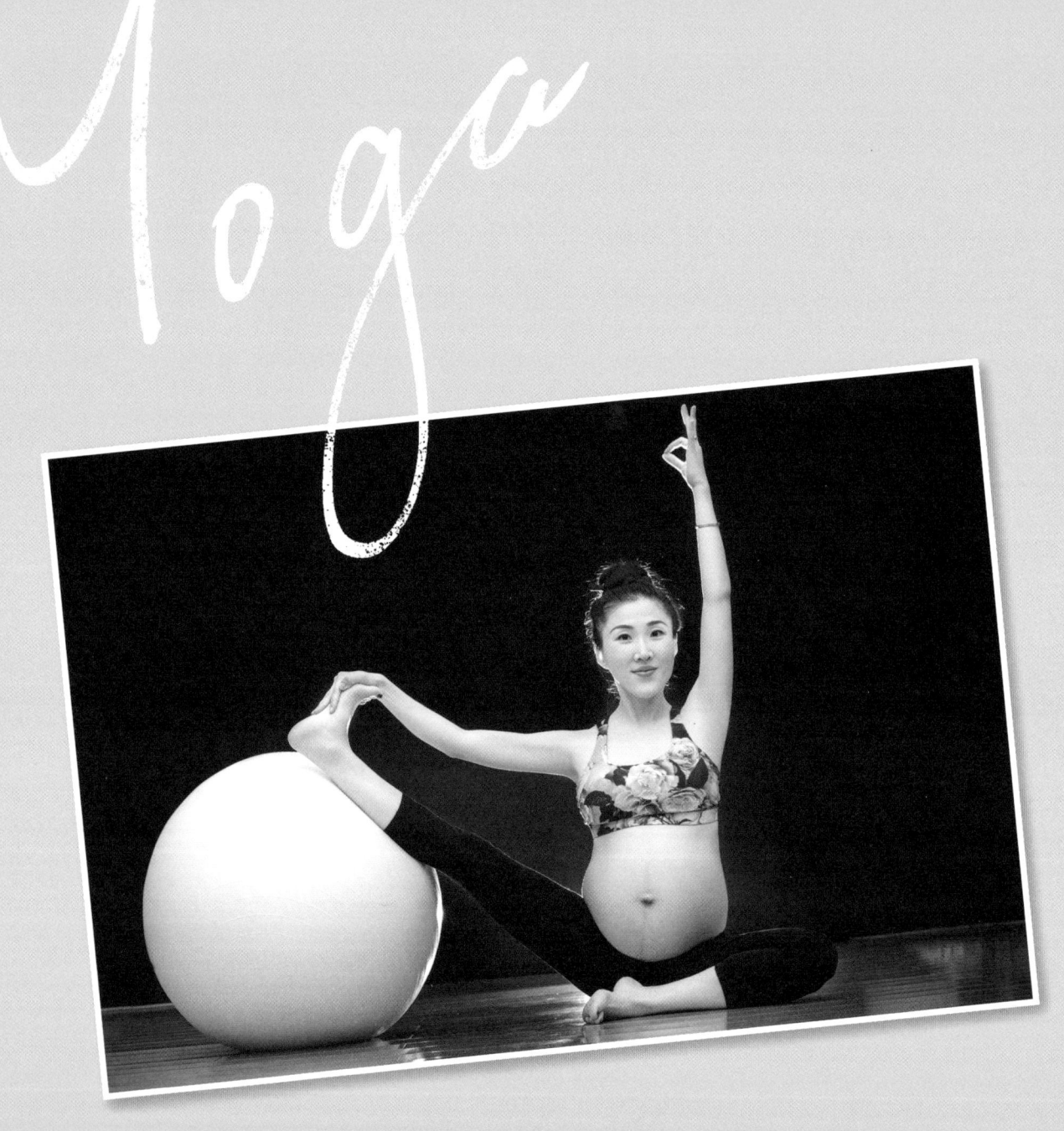

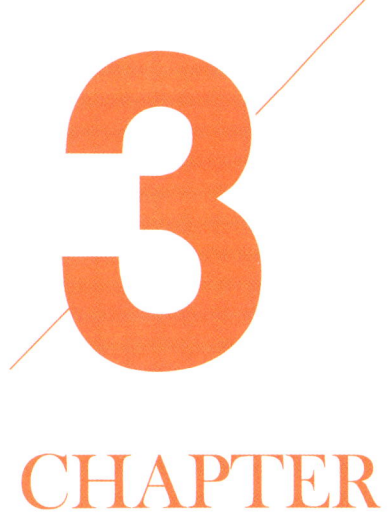

CHAPTER

生产必须注意的事项

产程中与医护人员的配合

十月怀胎，一朝分娩，即将见到那个虽未谋面，却爱了很久的人——宝宝，是不是有点激动，又有点紧张？

激动的是马上要和宝宝见面了，紧张的是面对未知的产程，以及对产痛的恐惧。说到分娩，大家脑海中立马浮现的画面就是：产妇在产床上大汗淋漓，疼到面部扭曲，双手紧抓床单，撕心裂肺的喊声回荡在整个走廊……影视剧中现在还常见这样的桥段。很多孕妈妈被吓得不轻，甚至因此出现产前焦虑。

产房是女人一生最危险，但也应该是最温暖、最特殊的地方。

孕妈妈要相信，只要跟医护人员配合好，绝大多数的分娩过程都很顺利、很安全。很多妈妈产后都不禁感叹：真是痛并快乐着！

孕妈妈和产科医护之间需要互相了解、沟通，并互相尊重、配合。融洽的医患关系会大大减少孕妈妈分娩过程中的恐惧、痛苦和危险。

我有很多产科的医生、护士朋友，更有很多孕妈妈朋友，双方的辛苦、焦虑、担忧我都知道，所以才更确信沟通和理解是多么重要！你给予温暖，对方一定会回报更多的温暖。

任何一家大型三甲医院，妇产科每天都会有很多产妇在生孩子。一位医生或一位助产士同时负责好几位产妇，而且每位产妇的状况都不一样，医护人员要根据情况变化应对，他们可能会忙到连喘口气的时间都没有，更别说吃饭休息了。孕妈妈和家属也是，哪怕不是头胎也依然会紧张、担忧，任何风吹草动都焦虑，急着想问医生、护士怎么办。

孕妈妈常会问我："生孩子的时候，医护人员是不是都很凶？"产科的医护朋友则经常向我倾诉有多累，遇到了什么样的紧急情况。

其实，绝大部分的医护人员都是非常认真负责的，绝大部分的家属也都是善良客气、通情达理的。互相理解彼此的不容易，就能宽容看待很多事情，耐心对待很多问题。

建议孕妈妈第一次见接生的医护人员时，主动打招呼："×大夫，一会儿是不是您给我接生？我是第一次生孩子，没什么经验，待会我要是又喊又叫的，麻烦您了。"客客气气地留个礼貌的好印象。他们忙得不行时，语气会重一点，但不是凶你，只是着急，希望你和孩子都是健康、安全的。他们也常会安抚孕妇："没事，生孩子都这样，辛苦了，我会多来看看你。"

分娩过程中，发生任何问题，孕妈妈千万不要闷不作声。

在国外生产，医生都鼓励发声，这样才有反馈，能及时知道孕妇是不是得到了帮助。主动开口寻求帮助的孕妇产程会更顺利，愈合也更好。所以我会鼓励我的学员勇敢发声，大胆寻求帮助。你只有说出来，医生才能知道你的需求和现状，从而更好地制订和调整你的生产计划。

无论发生什么情况，在整个分娩过程中，孕妈妈都要高度相信和配合医护人员，相信他们可以顺利帮你将宝宝带到这个世界上。

分娩是一个孕妈妈和医护人员都辛苦的过程，有时候只需要一句话，就能让彼此心里都有力量，过程也会顺利、舒服很多。

顺还是剖，谁说了算

迎接一个新生命的到来，看似简单，实际上却有很大风险。女性为了生孩子，付出了多少疼痛和汗水，能够理解和明白的只有亲身经历过的人。每一对母子，都是生死之交。

生产时，选择顺产还是剖宫产，到底谁说了算？

很多人会想当然，以为自己希望怎样就能怎样。

实际执行中，分娩方式主要由孕妈妈和胎儿当时的身体条件和医疗诊断决定。

若想要自然分娩、顺产，至少需要满足以下条件：孕妈妈产力、产道、胎儿和心理因素都符合一定的条件；自由体位、重力作用、骨盆稳定性等都要达到标准；产检时所在医院的医疗水平良好；等等。这些都会影响最终是否能自然分娩、顺产。医疗上也有明确的剖宫产指征：胎心、胎动、羊水有异常，宫颈问题，胎盘异常，胎位异常……

分娩时，医生会根据每位孕妇

的情况，建议分娩方式。要听从、相信专业人员，破除迷信和误区。

一部分孕妈妈因为惧怕产痛，一心想剖宫产，以为进去躺半小时，宝宝就出来了，很轻松。其实麻药散去之后，痛苦是一样不少的。还有部分孕妈妈抗拒顺产，因为担心侧切后阴道难恢复。这是个很大的误区，不要谈"切"色变，医生绝不会无缘无故侧切。如果出现胎儿过大、娩出困难，甚或羊水混浊、胎儿窘迫、胎心下降等情况，侧切就是必要的。即便侧切，也不会影响产后修复、性生活以及下次的妊娠和分娩。现代医疗手段和人体自身的修复能力，都会帮助你恢复。

所以，请相信医生、护士的专业和医德，也请相信自己分娩的本能！虽然顺产对孕妈妈身体恢复和胎儿发育都有好处，也可以说是妈妈送给宝宝的第一份珍贵礼物，但需要剖宫产的时候，也应遵医嘱，不强求，母婴安全永远都是第一位的！

另外，生孩子这事，急不得！

很多人标榜自己的产程短，导致有些孕妈妈认为快就是好，这也是一大误区。急产是一件很危险的事情。中国初产妇第一产程普遍需要14～16小时，经产妇需要6～8小时；初产妇第二产程需要1～3小时，经产妇需要0.5～1小时。之所以需要这么长的时间，是为了给子宫、骨盆和孩子更多的时间去适应这个过程。欲速则不达，不要盲目追求快。

生产过程中所有的选择，都是为了孕妈妈和宝宝的安全。因此，不要盲目坚持顺产，也不要任性选择剖宫产，听从、相信专业人员的建议和选择，互相理解和信任，宝宝到来的旅程就会更顺利！

胎儿娩出后，妈妈要做的事

不管是顺产还是剖宫产，当宝宝娩出后，妈妈就可以在助产士或家人的帮助下，开始与孩子建立良好的亲密关系。

分娩的四个产程

第一产程，有规律地宫缩到宫口全开；
第二产程，宝宝娩出；
第三产程，宝宝娩出后半小时之内，胎盘娩出；
第四产程，产后2小时，产房观察。

现代医学提倡，晚断脐、早接触、早吮吸。这就是说，如果宝宝一切正常，第二产程后先把宝宝放到妈妈裸露的腹部或胸口，让孩子感受妈妈的体温、听妈妈的心跳，寻找并吮吸妈妈的乳头，开始早接触、早吮吸。若条件允许，有些医院会在胎盘娩出之后再断脐。

在第三、第四产程，身体条件允许的妈妈，就可以跟宝宝说说话："妈妈终于见到你了，妈妈爱你。你是因为爱而来的，爸爸妈妈都特别欢迎你……"可以说任何你想告诉孩子的话。同时，只要宝宝醒着并有吮吸的意愿，就让孩子吮吸乳头，这对实现纯母乳喂养、给宝宝建立安全感都有着重大的意义。

我对我的宝宝都是这样做的，孩子们不仅都实现了纯母乳喂养，他们和妈妈、爸爸的分离焦虑感也比别的孩子少很多。因为工作关系，我每个月至少要出差一周左右，孩子们都能很好地跟我道别。他们的安全感很足，这和产程中的早期亲密接触密切相关，当然更和成长中后期的陪伴有关。

孩子娩出后，还有很重要的第三产程——胎盘娩出。

还记得腹式呼吸吗？这个时候边吸气边将肚子向外推，然后呼气向内收。可以通过腹式呼吸来按摩子宫，刺激宫缩，帮助胎盘娩出。

在第四产程，通过深长有力的腹式呼吸，可以减少产后大出血发生的概率，并帮助子宫复位。

孕期瑜伽的学习，让妈妈们对生产有了足够的了解，可能对疼痛就不会那么紧张了，也能冷静、周全地应对各种状况。分娩时，孕妈妈保持有条不紊，精神上重视，行动上放松，就能在轻松愉悦的氛围中，迎接宝宝到来。

一个身体、精神、知识储备都充足的孕妈妈，一定会有一个充实、健康、有力的孕期，也一定会有一个健康、开朗、亲子关系融洽的幸福宝宝！

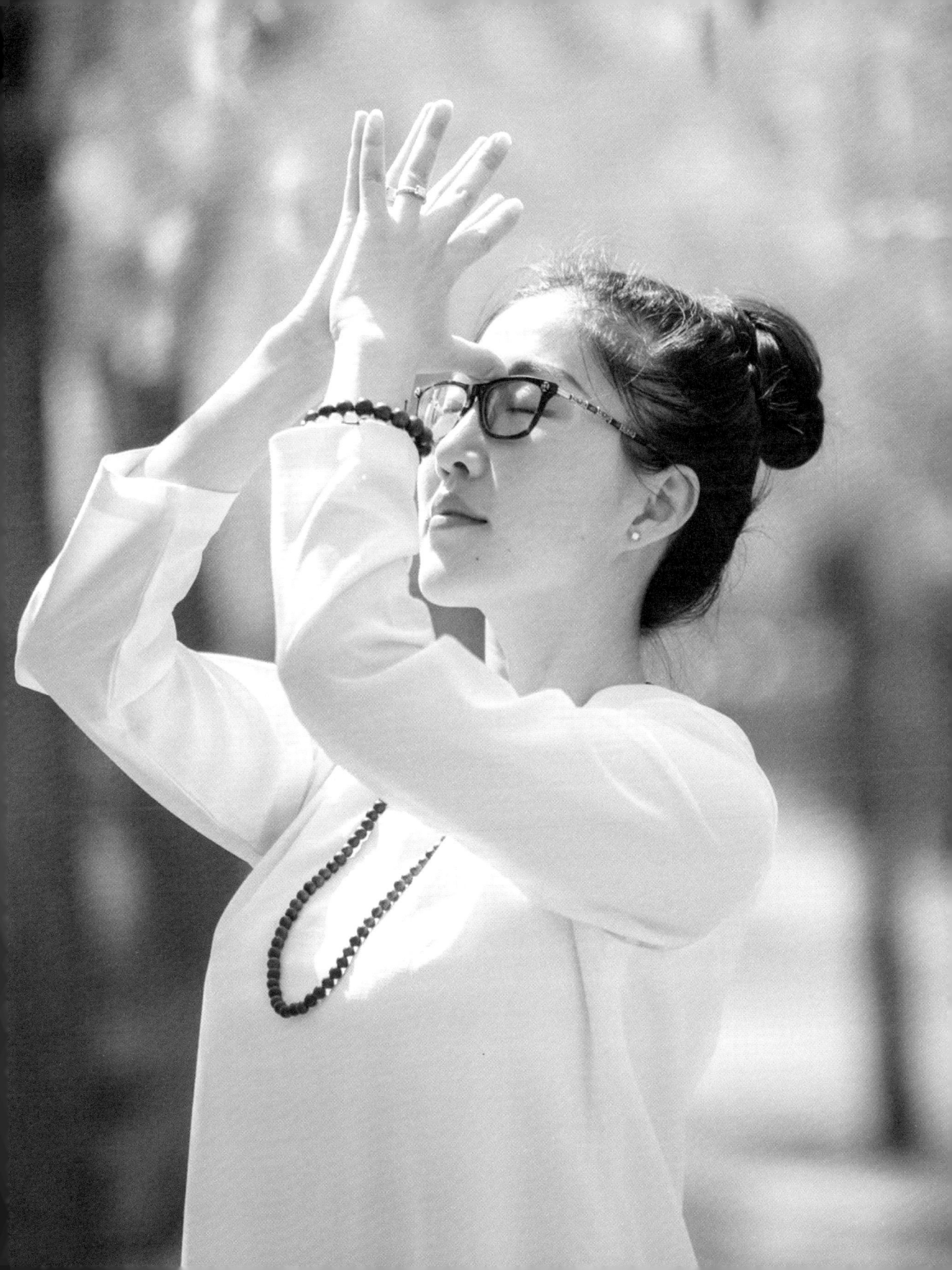

祝每一位孕妈妈都能安全、舒适地度过孕期,享受孕期瑜伽带给自己的稳定能量。

附录1
孕期瑜伽必备工具及挑选方法

瑜伽辅助工具是有生命和温度的,它的初衷就是为了让身体受到局限的人也能享受瑜伽,避免不必要的危险和伤害。对处在孕期的妈妈们来说,瑜伽辅具尤为重要,能帮她们安全地完成体式,避免危险,也让孕期运动更舒适、和缓。

孕期瑜伽工具的选择标准更高一些,一定要安全防爆、舒适、无味、无添加,孕妇专用当然最好。

瑜伽服

孕期瑜伽服是必需的，因为其可以随时反映孕妇身体的状态。最好穿成套孕妇专用的瑜伽服、运动服。专业瑜伽服、运动服是专业运动面料制成，轻柔亲肤、速干吸汗、舒适高弹、透气性强，比如，瑜伽内衣有良好的支撑力又自由舒服；托腹瑜伽裤贴合孕妇身材，提臀护腰，无压托腹，给孕期全方位的保护。

也可以穿日常的抹胸、运动内衣，面料柔软的背心、裤子，只要是贴身的、可以伸展的、上下分开的就行。不要怕暴露身材，只有穿贴身的衣服，老师才能观察到你动作做得对不对。不建议穿随便、宽松的居家服、棉麻衣服，这些都不适合做体式，老师也看不见动作，还容易造成危险。也不建议穿流行的瑜伽袜。瑜伽袜真防滑的不多，防滑也是袜子与地面防滑，但是袜子跟脚之间依然是滑的，脚有可能在里边滑来滑去，反倒容易造成危险。

先在衣服上重视起来，才能对课堂的内容重视、对自己的身体重视。孕期运动不能瞎凑合，要对孕妈妈和胎儿都负责。

瑜伽垫

最好使用防滑的孕妇专用瑜伽垫。

好的瑜伽垫是天然橡胶底的，缓冲好，排汗防滑，有纹理，抓力强，轻盈易收纳。瑜伽垫分为单面使用和双面使用两种。

瑜伽毛毯

孕期瑜伽练习中，瑜伽毛毯是最常见、功能最多的辅具之一。

专业瑜伽毛毯不同于日常毛毯，它面料挺实，软硬、厚度适中，支撑力强，平整易折叠，能在不同的体式中折叠成需要的不同厚度，让身体得到更好的支撑、缓冲、延伸、放松等，冥想时还能盖在身上保暖，辅助深度休息。孕期上课，孕妈妈尤其需要瑜伽毛毯的多功能呵护。

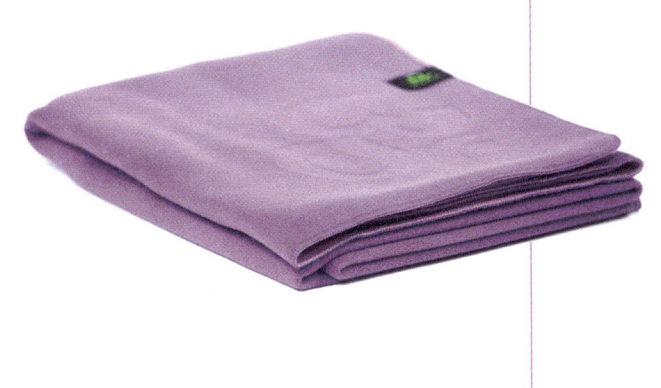

瑜伽砖

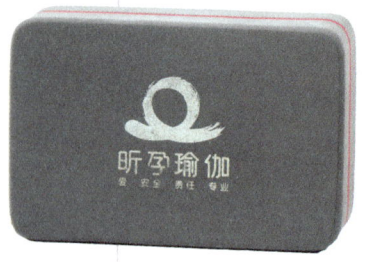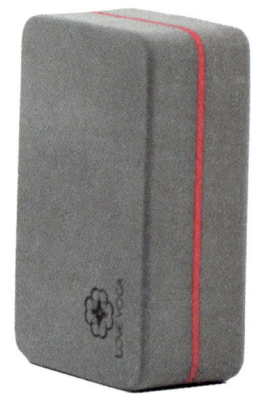

瑜伽砖是为初级习练者和柔韧性稍弱的习练者提供的辅助工具。身体当下的力量和柔韧性还没有准备更好、更稳定地进入某个体式时,用瑜伽砖来支撑身体,可以帮助身体达到一些理想体式。这样可以降低受伤的概率,并在安全的基础上,把每一个体式都做到完美,进而强化塑身效果。

瑜伽抱枕

大抱枕,通常用于支撑背部、腰部肌肉,或用于放松阶段的瑜珈姿势,增加舒适度并减少运动伤害。在做背脊的延伸练习、复健治疗动作、深呼吸休息时,它是提供稳定支撑与放松的辅具,平常亦可当作小腿的支撑垫,对放松腿部肌肉也很有帮助。

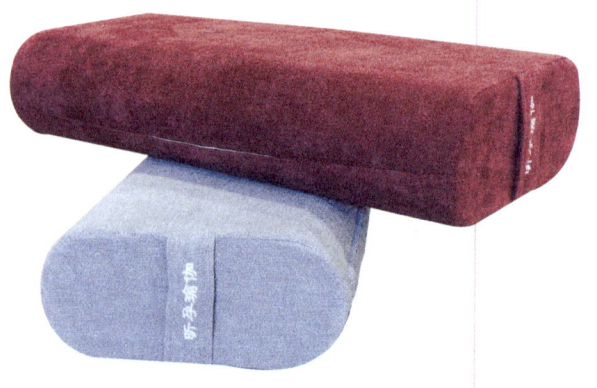

瑜伽小球

瑜伽小球也叫麦管球、迷你普拉提球，是瑜伽众多轻器械中的一种。它自带一根麦管，用的时候通过麦管吹起来，但不要吹得过满。在气没有吹足的时候，它还可以做支撑垫来使用。

麦管球可以做花样繁多的练习，如颈部按摩、胸部按摩、腹部肌肉训练、盆底肌肉训练和按摩等，是锻炼柔韧度、力量和耐力的好帮手。麦管球的按摩功效也非常适合放松和深度放松身体。

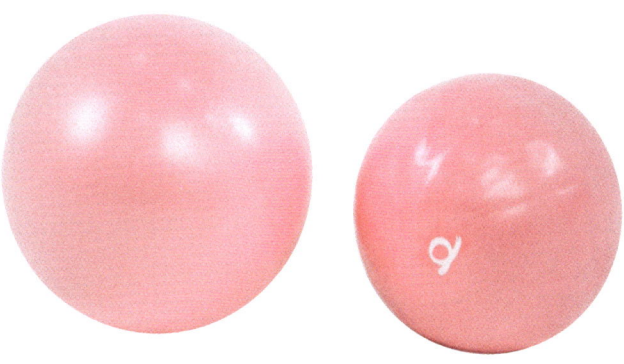

平衡垫

平衡垫是一个厚的橡皮垫子，空心，一面光滑，另一面有很多按摩颗粒。根据材质的不同，使用前有的需要灌水，有的需要充气，但水或气都不要充得太足。

平衡垫是锻炼内核心的重要辅具。有按摩颗粒的一面可以进行按摩治疗，有水肿、抽筋现象的孕妈妈，可以坐在上面按摩缓解。

瑜伽分娩球

瑜伽分娩球也称健身球、瑜伽大球，多是柔软、安全无毒、无异味的PVC（聚氯乙烯）材料。它是助产工具之一，也是日常健身、瑜伽的常见辅具。主要配合针对腰腹、脊背、骨盆等重要部位的瑜伽体式，练习时要结合缓慢、有节奏的呼吸进行伸展、挤压。它有按摩作用，可以促进人体血液循环，达到放松和消耗脂肪的功效。分娩球还能提高专注力，减轻精神压力，增强四肢和脊椎的承受力。

一般根据使用者身高，选择不同大小的分娩球：140～155厘米的，选择直径45厘米的分娩球；155～165厘米的，选择直径55厘米的分娩球；165～175厘米的，选择直径65厘米的分娩球；175～185厘米的，选择直径75厘米的球；超过185厘米的，选择85厘米的分娩球。使用分娩球要注意，打气的时候打到"八分饱"，这样球身更有弹性，方便做动作。练习时要注意安全和平衡，可以在地上铺瑜伽垫或大毛巾，既能保持清洁，也不易打滑。

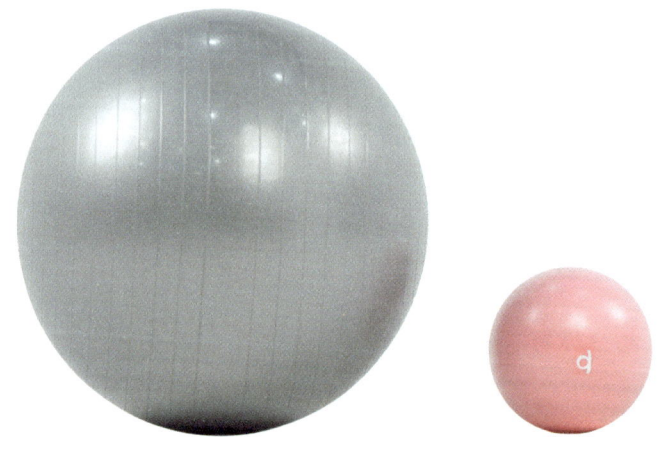

腹枕

腹枕、小方枕，是小小的、软软的一个小枕头，专门给孕妈妈的大肚子准备的。做一些瑜伽体式时，孕妈妈的腰腹可能是悬空的，或可能会有压迫时，就可以给腰腹垫一个小腹枕，支撑腰腹，缓解悬空或压力。

除了以上辅具，孕期锻炼还可以借助固定的椅子、墙壁、长围巾等，用作依靠、支撑。辅具可以分为训练和按摩两大类，按摩类可以按摩僵硬的身体，放松运动后的肌肉，两者结合使用，练习将更加安全、有效。

附录2
孕期瑜伽常规课表

阶段	项目	目的	适用人群
孕中期	脊柱调理	改善面色,缓解增大的胎儿及子宫对脊柱的压力,纠正不良姿态造成的肩及腰背部疼痛,预防腰背脂肪囤积	孕13~28周无医学限制问题的准妈妈
	产力训练瑜伽	增强分娩所需要的肌肉力量,提高耐力,适应日益增大的胎儿及子宫重量,稳定子宫,为自然分娩及产后修复做好准备	

续表

阶段	项目	目的	适用人群
孕晚期	骨盆调理	针对盆底肌练习，预防缓解压力性尿失禁，预防产后阴道及盆底松弛；帮助打开骨盆，稳定骨盆及子宫位置，缓解孕期腰、背、臀部疼痛，帮助顺产	适合孕29周~宝宝入盆
	乳腺调理	缓解孕期胸部胀痛，疏通乳腺，为产后泌乳做好准备，同时预防哺乳期乳房下垂	适合孕14~40周的准妈妈
	助力顺产	学习产程中的呼吸与放松技巧，提前熟悉产程，应对产程中可能出现的种种问题，增加盆底肌弹性，帮助胎儿入盆，同时也可增进夫妻感情	适合孕35周后的孕妈妈和准爸爸共同练习
	孕期伸展	预防并缓解妊娠期水肿、静脉曲张、妊娠纹等问题，同时学习预防妊娠纹的按摩方法等内容	适合身体健康、胎盘着床稳定的孕14~36周的准妈妈练习
	孕期综合分娩球	集伸展、力量、平衡与稳定于一体的综合练习	
	放松功	适合在孕期的任何阶段，因身体疼痛不适、压力大、激素分泌等造成的身心问题	
孕期水中瑜伽		借助水的浮力，缓解腰背压力，改善水肿抽筋，预防妊娠纹。水中瑜伽让练习更容易，孕期练习效果更明显	孕16~36周的准妈妈
孕产普拉提		集伸展、力量、平衡与稳定于一体的综合练习	孕16~36周的准妈妈

后 记
一切为了母婴健康

24岁，我从医院辞职，决心以瑜伽为自己的职业。一年后，我开始专攻孕产瑜伽，决定把它作为终生的事业来做。

进入孕产瑜伽领域，纯属机缘巧合。

没有从医院辞职时，我是一名护士，兼职做瑜伽老师。当年有个区卫生局，想找有医学卫生知识的瑜伽老师录一个内部示范教学视频，我就去拍了。那是卫生局内部网站的节目，没想到拍完示范教学视频半年后，就有母婴机构找我做他们的孕产瑜伽老师。我初生牛犊不怕虎，虽然还有很多不懂的地方，但是边教边学，遇到问题就厚着脸皮请教以前医院妇产科的专家老师们。

一个人一个人地教，一点一点地积累实践经验，当我教到二十几名孕妇的时候，我就越来越想好好地教孕产瑜伽。来学习的妈妈在我很简单的帮助下，身体、分娩都能舒服、顺利，所以我就想，自己能不能做得更好呢？

  那时候，一周只有一节课，其他时间，我开始找会孕产瑜伽的老师学习。当时国内的瑜伽市场刚兴起，孕产瑜伽领域根本没有专家。我几乎试遍了国内老师的课，发现了该领域的空白与不足。我认为，在孕产瑜伽中，妈妈和孩子的安全一定也永远是第一位的！这是孕产瑜伽最基本的职业要求，也是目的——我们所做的一切都是为了母婴健康。

  我开始看瑜伽运动更普及的欧美国家的课程，但他们也没有专门针对孕期的孕产瑜伽体系，有的只是孕期可以练习的瑜伽。我还去了美国、印度，以及欧洲一些国家，学习他们的实践经验，充实我的瑜伽体系；回国后，再根据我的教学经验和中国妈妈的特质，调整、融合成适合我们体质、习惯的课程内容。越来越多的孕妈妈跟我上课，看着她们因为练习孕产瑜伽，分娩顺利、疼痛减少、恢复良好，一个个变得越来越自信、美丽，我高兴、自豪，有种特别的幸福和成就感。

我是山东人，骨子里有种敢干、耿直、倔强的冲劲儿。我既然做就想做到最好，要对得起来学习的孕妈妈的信任。唯有不断学习，持续教学，才能回报这份幸福感和成就感。我开始常常出去学习，一出去就是10天左右，然而一般孕妇能练习孕期瑜伽的时间只有五六个月，我走了就要停课，错过了珍贵的孕期时间是没有办法补回来的。没有人教我的学员，我学习就特别不踏实。怎么才能找到别的老师来帮我，不停课且对孕妇负责呢？

2010年，我开始做孕产瑜伽老师的培训，把我的知识和经验分享给其他瑜伽老师。

我把孕产医疗的知识、孕产瑜伽教学的知识和经验全部写下来，编成教案，拿给不同的妇产科大夫看，让老师们指导、改正后，形成培训教材。刚开始上培训课，只有两三个人，慢慢有七个人，后来因为教学质量、口碑好，人多了起来。教着教着，我在瑜伽圈子开始小有名气。

2012年，我刚刚30岁，单身，没有结婚、没生过孩子，因为常年运动，人也显得年轻、稚嫩，却因为教孕产瑜伽小有成就。那时候，我受邀参加一个国际性的瑜伽大会，有些人认为我还太年轻，对我有偏见，看到我和我的专业就会问："你的优势在哪里？"潜台词就是，你没有结婚生子，更没有孕产经验，凭什么能把孕产瑜伽做好？

我从来都严肃回答："我喜欢瑜伽，当我发现孕产瑜伽真的可以帮助孕产期的妈妈们时，我更喜欢了。虽然我没有生过孩子，但是我教学严谨、专业。我学过医，我可以咨询很多医疗界的朋友和老师，使我的孕产临床知识更扎实；我学过各种各样的瑜伽课程，我擅长利用它们丰富我的教学内容、我的孕产瑜伽体系。"

当时，我心里就默默发誓：一

定要变成最好、最专业的孕产瑜伽老师，我要让我的学生感受到我是这个领域最全面、最好的老师。我把它记在心里，并且一直向着这个方向努力。

术业有专攻，每个人都有他的局限性，但不断学习，就能打破局限。我一边教学、培训，一边不断地出去学习、练习，既学习瑜伽知识，也学习医学知识，参加各种前沿科学、医学和运动学的大会……

不管工作还是学习，我常常出差。我妈妈看见我整理行李就会直接问："你是去花钱，还是去挣钱？"有阵子外出学习多了，总花钱，她老数落我。我有一天认真地跟她说："妈妈，你看着我是去花钱，但我也学了别人好几十年的经验，少走了十年、几十年的弯路呢！国外好多70多岁的老太太，都是母婴或者孕产方面的专家，还满世界地出差讲课呢。妈妈，我跟她们学，你说值不值？"老太太想了半天："也值。"

是真的值得！

自从我30岁发誓，要做中国最好的孕产瑜伽老师，迄今又过去了几年。这几年，即使结婚、生子，我也一直在这条路上努力着，没有停歇。我们每次培训教学，口号都是"一切为了母婴健康，我们永远在一起"。我不敢说这个领域没有人做得比我好，但我一定是最用心、最认真的一个。我们专攻孕产瑜伽的教学和培训，大量的孕妇来上课，实践实战，积累出符合中国女性的经验和知识，解决实际的问题，帮助妈妈们成为自己想要的样子。

成长从来没有捷径，只有通过不断地教课来实现。成绩也从来不属于一个人，而属于所有的参与者。从我开始做孕妇的私教课，到做孕产瑜伽的教学培训，迄今为止十多年过去了，要感谢很多人的信任和支持。

首先，最感谢的，是第一批跟我学习的孕妇学员和第一批跟我学习孕产瑜伽的瑜伽老师。回想当年，我还是稚嫩、不成熟的，和现在比有很多局限、不够专业，但是感谢她们一直信任我，跟我学习。后来她们其中有一部分人走了，又回来了，不断地跟着我的学习来学习，跟着我的成长而成长。非常感谢她们的信任和陪伴，没有她们，就没有现在专业、全面的我和"昕孕瑜伽"。

其次，很感谢我妈妈。我生完孩子后还能继续上课，都是因为有她在帮我照顾孩子，解了我很多后顾之忧。虽然她脾气不太好，但是我非常爱她。

还要特别感谢我老公金先生。不管我怎样做他都特别支持我。他不会认为我忙于工作，就不是一个好太太、好妈妈。他看到我上课，认为我的事业是"造福子孙后代的事"，所以他全力支持我。唯一让他不高兴的，是他认为我讲课太多、太辛苦，生病、不舒服时，他会心疼。他心疼的表现就是生气、数落我："不许去讲课了！"我非常感谢和爱他。

我更感谢我的孩子，他们不嫌弃我这个妈妈有很多不尽如人意的地方——脾气不太好、陪伴有点少。他们让我当他们的妈妈，他们让我的人生变得丰富，让我经历了孕产的一切困难，带着这些困难经历，我可以更好地教学生。

感谢协和这个大平台，感谢很多医护人员给我的帮助。特别感谢中国妇幼保健协会的宋岚芹副秘书长，把我介绍给全国的医护工作人员。特别感谢来到我课程当中的和即将来到我课程当中的所有妇产科的医护工作人员，他们的正确影响是远远大于瑜伽老师的。他们正确的学习和知识传播，可以促进整个行业、整个社会的发展和认知提升。就像中国妇幼保健协会第九届年会的口号一样："母亲强，儿童强，国家强。"

感恩，也期待大家都能为了母婴健康多出一分力。

大健康时代，知识改变时代，

运动改变基因。全社会多多关注孕产瑜伽，就会让孕产健康从小种子长成参天大树。大树底下好乘凉，未来无数后代的健康靠它荫庇。

感谢所有学习孕产瑜伽的老师，希望大家带着爱和责任从事这个行业。感谢每一个读完这本书的读者，希望想要宝宝的育龄女性都能好好生、好好美，阖家幸福。

母亲强，儿童强，国家强。这条路很长，希望你们陪我一直走下去。

图书在版编目（CIP）数据

好好生　好好美：跟王昕学孕期养护瑜伽 / 王昕著. -- 北京：中国妇女出版社，2021.7
ISBN 978-7-5127-1988-0

Ⅰ.①好… Ⅱ.①王… Ⅲ.①产妇-瑜伽 Ⅳ.①R161.1

中国版本图书馆CIP数据核字（2021）第098973号

读者请注意：本书所涉及的所有运动、健康相关内容均非医疗诊断，但其中提供了何时及怎样就医的建议。出版方对任何声称从本书内容或建议中受到的损害或损伤，不负有任何责任和义务。

好好生　好好美——跟王昕学孕期养护瑜伽

作　　者：	王　昕　著
责任编辑：	李一之
封面设计：	季晨设计工作室
责任印制：	王卫东
出版发行：	中国妇女出版社
地　　址：	北京市东城区史家胡同甲24号　邮政编码：100010
电　　话：	（010）65133160（发行部）　65133161（邮购）
网　　址：	www.womenbooks.cn
法律顾问：	北京市道可特律师事务所
经　　销：	各地新华书店
印　　刷：	北京中科印刷有限公司
开　　本：	185×235　1/16
印　　张：	20
字　　数：	300千字
版　　次：	2021年7月第1版
印　　次：	2021年7月第1次
书　　号：	ISBN 978-7-5127-1988-0
定　　价：	89.80元

版权所有·侵权必究　（如有印装错误，请与发行部联系）